Wilson / Kohm
Verbandmittel, Krankenpflegeartikel, Medizinprodukte

Reihe „Paperback PTA"

Herausgegeben von Doris Grimm, Hemmingen/Hannover, und Vera Herbst, Braunschweig

Derendorf/Schmidt, Arzneimittelkunde, 7. Aufl., 2003

Fischer/Kaufmann/Kircher/Wunderer, Apothekenpraxis für PTA, 2. Aufl., 2002

Grimm, Chemie, 7. Aufl., 2003

Holm/Herbst, Botanik und Drogenkunde, 7. Aufl., 2001

Lawaczeck, Physik, 2. Aufl., 1997

Schöffling, Arzneiformenlehre, 4. Aufl., 2003

Schumann (Hrsg.), PTA-Prüfung in Fragen und Antworten, 3. Aufl., 2001

Spegg, Ernährungslehre und Diätetik, 7. Aufl., 2001

Wilson/Kohm, Verbandmittel, Krankenpflegeartikel,

Medizinprodukte, 8. Aufl., 2003

Vorwort zur 8. Auflage

Seit der letzten Auflage hat sich vor allem der Verbandmittelmarkt stark verändert. Das Prinzip der feuchten Wundbehandlung hat sich etabliert, die Produkte dafür wurden verbessert und weiterentwickelt. Die Langzeitversorgung einer Wunde mit verklebenden Materialien gilt als obsolet.

Durch Veränderungen in der Firmenlandschaft erscheinen viele Namen der 7. Auflage jetzt unter neuen Herstellern. Oftmals hat sich auch das Produkt in seinem Aufbau und seinen Eigenschaften verändert, obwohl der Name der gleiche geblieben ist.

Trotz aller Bemühungen, den Medizinproduktemarkt, wie er für die Apotheke relevant ist, aktuell zu erfassen und zu analysieren, können die Autoren bezüglich der genannten Produktbeispiele nicht mehr als eine Momentaufnahme wiedergeben.

Zur Frage der Apothekenüblichkeit von Medizinprodukten – in erster Linie ging es um Kompressionsstrümpfe – gab es seit der letzten Auflage einige wichtige Entscheidungen. Erfreulicherweise hat nach dem Landessozialgericht Nordrhein-Westfalen auch der Bundesgerichtshof im Jahr 2000 höchstrichterlich entschieden, dass Kompressionsstrümpfe Krankenpflegeartikel im Sinne der Apothekenbetriebsordnung sind. Im September 2001 hat das Bundessozialgericht in Kassel diese Entscheidung bestätigt.

Damit unsere Neuauflage gelingen konnte, gebührt unser herzlicher Dank Herrn Dr. E. Scholz und allen Mitarbeiterinnen und Mitarbeitern des Deutschen Apotheker Verlags, die uns wertvolle Hinweise gegeben und uns mit viel Geduld unterstützt haben.

München / Stuttgart, im Frühjahr 2003

F. Wilson
B. Kohm

Teil I – Verbandmittel (F. Wilson)

TEIL II – MEDIZINPRODUKTE (B. Kohm)

3 Hilfsmittel zum Sammeln von Ausscheidungen / Stoma-Versorgung

7   Hilfsmittel zur Kälte- und Wärmebehandlung

8   Hilfsmittel zum Schutz und Halt von Körperteilen

Abkürzungen

Au	Dr. Ausbüttel & Co., GmbH, 58453 Witten
B	Beiersdorf AG, 20245 Hamburg
BB	B. Braun Petzold GmbH (Wound Care u. a.), 34212 Melsungen
BB	B. Braun Medicare GmbH (Inkontinenz u. a.), 34212 Melsungen
Br	Brinkmann Verbandmittel GmbH, 45472 Mühlheim
BSN	BSN medical GmbH & Co. KG, 20253 Hamburg
Co	Coloplast GmbH, 22045 Hamburg
Cv	Convatec GmbH, 80809 München
DAB	Deutsches Arzneibuch 2002
De	DePuy Casting (Orthopädie) / Ethicon GmbH, 40474 Düsseldorf
DW	DEWE+CO., Dr. Wüsthoff GmbH & Co. KG, 42929 Wermelskirchen
Er	Erena Verbandsstoffe, 91257 Pegnitz
Ph. Eur.	Europäisches Arzneibuch 1997 bis Nachtrag 2001
Go	Gothaplast GmbH, 99867 Gotha
Hh	Holthaus Medical GmbH & Co. KG, 42899 Remscheid
HK	Hakle Kimberley GmbH, 55120 Mainz
J&J	Johnson & Johnson (Wound Management), 22844 Norderstedt
Kr	Chem. Fabrik Kreussler & Co., GmbH, 65176 Wiesbaden
LR	Lohmann & Rauscher GmbH & Co. KG, 56579 Rengsdorf
3M	3M Medica GmbH, 41453 Neuss
Mi	Fritz Osk. Michallik GmbH & Co. KG, 75417 Mühlacker
Mö	Mölnlycke Health Care (Tendra), 40699 Erkrath-Unterfeldhaus
No	NOBA Verbandmittel, Danz GmbH & Co. KG, 58300 Wetter-Wengern
PH	Paul Hartmann AG, 89522 Heidenheim
SCA	SCA Hygiene Products, 68305 Mannheim
S & N	Smith & Nephew GmbH, 34253 Lohfelden
Sö	W. Söhngen GmbH, 65232 Taunusstein
Te	W. Jul. Teufel GmbH & Co. KG, 73117 Wangen
Ty	Tyco Healthcare GmbH / Kendall, 93333 Neustadt/Donau
Ug	URGO GmbH, 66280 Sulzbach
We	Wero-medical, W. Michallik GmbH & Co. KG, 65224 Taunusstein

TEIL I

Verbandmittel

Friedlinde Wilson

1

EINLEITUNG

Dieser Teil des Buches befasst sich mit Verbandmitteln.

Man versteht darunter einerseits Gegenstände, die dazu bestimmt sind, oberflächengeschädigte Körperteile zu bedecken oder deren Körperflüssigkeiten aufzusaugen. Hierzu zählen Mullkompressen und Wundschnellverbände. Andererseits gehören zu den Verbandmitteln Gegenstände, die zum Fixieren der Wundauflagen oder zum Stützen bzw. Komprimieren von Körperteilen dienen. Heftpflaster, Fixierbinden, Idealbinden usw. sind Beispiele dafür.

Nach § 25 der Apothekenbetriebsordnung gehören Verbandmittel zu den apothekenüblichen Waren.

Sie unterliegen den Vorschriften des Medizinproduktegesetzes, MPG.

Enthalten Verbandmittel Arzneistoffe, so unterliegen sie dann dem MPG, wenn ihre Wirkung hauptsächlich auf physikalischem Weg erfolgt, ansonsten unterliegen sie dem Arzneimittelgesetz, AMG. Zinkleimbinden unterliegen demnach dem MPG, Nebacetin-Gaze dem AMG.

Da früher Verbandmittel zur Wundversorgung im AMG als »Verbandstoffe« aufgeführt waren, wird dieser Begriff weiterhin häufig verwendet.

Für einige Verbandmittel gibt es Arzneibuch-Vorschriften bzw. Deutsche Industrie-Normen, die maßgebend für die Qualität der in der Apotheke auf Rezept abgegebenen Ware sind.

Folgende Arzneibuch-Vorschriften gibt es:
- Verbandwatte aus Baumwolle
- Verbandwatte aus Viskose
- Verbandwatte aus Baumwolle und Viskose
- Hochgebleichter Verbandzellstoff.

Das Arzneibuch enthält zudem Monografien über Fäden, die als Nahtmaterial Verwendung finden.

Zusätzliche Deutsche Industrie-Normen gibt es für Verbandmull, Mullbinden, elastische Fixierbinden, Idealbinden, Tamponadebinden, Trikotschlauchbinden und Verbandkästen mit ihrem Inhalt.

1

MATERIALKUNDE

1.1 Rohstoffe

Verbandmittel werden sowohl aus **Naturfasern** wie auch aus **Synthesefasern** hergestellt.

Als Naturfasern aus Cellulose werden verwendet:

- die Samenhaare der Baumwollpflanze. Diese sind die Rohstoffe für die Watte- und Gewebeherstellung;
- die Cellulosefasern der Bäume. Sie sind Rohstoff für Zellstoff-Produkte und Ausgangsmaterial für die Herstellung von Viskosefasern und Acetatseide.

Als weitere Fasern natürlicher Herkunft werden Leinenfäden und Seide als chirurgisches Nahtmaterial verwendet.

Natürlichen Ursprungs ist auch Latex, der Milchsaft des Gummibaums. Er wird zu Kautschuk und Gummi weiterverarbeitet. Daraus werden hochelastische Gummifäden, elastische Schaumgummi-Polstermaterialien sowie Haft- und Klebemassen hergestellt.

An synthetischen Materialien werden vor allem Polyacrylate, Polyamid, Polyester, Polyethylen, Polypropylen, Polyurethan, Syntheselatex und Synthese-Kautschuk in unterschiedlichsten Einsatzbereichen verwendet. Synthesefasern können Bestandteil elastischer Binden sein oder von Wundauflagen, die kaum mit der Wunde verkleben. Schaumstoff oder Folien, die als Pflaster Bedeutung haben, bestehen aus synthetischen Materialien. Auch eine Klebemasse, die oft bei den Pflastern verwendet wird, ist synthetischer Herkunft. Syntheselatex ersetzt heute in vielen Artikeln das Naturprodukt.

1.1.1 Cellulosefasern

Baumwollfasern

Unter Baumwolle (engl. cotton, Abk. CO) sind die Haare zu verstehen, die an den Samen der Baumwollpflanze hängen und zur Zeit der Reife aus den aufgesprungenen Fruchtkapseln quellen. Verschiedene Gossypiumarten aus der Familie der Malvengewächse liefern Baumwollfasern mit unterschiedlicher Länge, Dicke, Farbe und Eigenschaft.

Voraussetzung für den Anbau der Baumwollpflanzen ist ein warmes, frostarmes Klima mit Feuchtigkeit nur während des ersten Entwicklungsstadiums der Pflanze. Die Haupterzeugerländer sind China, USA und Indien.

Die Baumwollpflanze ist eine strauchartige Pflanze mit linsengroßen, ölhaltigen Samen, die zu je 3 bis 5 in einer 3- bis 5-fächerigen Fruchtkapsel enthalten sind (Abb. 1).

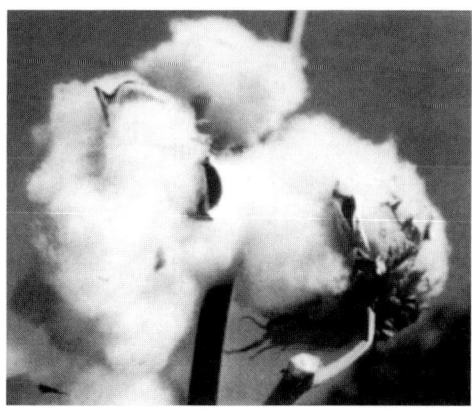

Abb. 1: Baumwoll-Fruchtkapsel

Aussehen und Aufbau der Fasern

Die Fasern sind etwa 13 bis 50 mm lang und bestehen aus einzelnen langgestreckten Zellen, die im frischen Zustand zu einer Spitze auslaufend und mit Protoplasma ausgefüllt sind. Beim Reifen und Trocknen fallen sie zu einem flachen Band mit vielen Verwindungen zusammen. Diese verleihen der Faser hohe Festigkeit beim Verspinnen und guten Zusammenhalt des Fasermaterials. Die verschiedenen Gossypiumarten zeichnen sich auch durch unterschiedliche Zahl von Windungen und den damit verbundenen Eigenschaften aus.

Chemisch besteht die Baumwollfaser überwiegend aus Cellulose. Die natürliche Faser enthält daneben in der Außenschicht Wachs und Fett. Die Rohbaumwolle hat deshalb wasserabstoßende Eigenschaften. Bei der Aufarbeitung zur Verbandwatte müssen Wachs und Fett entfernt werden. Ein Verfahren dazu hat 1870 der Tübinger Professor Victor von Bruns entwickelt.

Übersicht über die Herstellung von Watte

Pflücken – Entkörnen – mechanische Reinigung (Entfernen von Pflanzenteilen) – chemische Reinigung (Entfernen der Wachsschicht) – Bleichen – Kardieren (die Fasern werden auf der Krempel, auch Karde genannt, ausgekämmt und parallelisiert) – Abnehmen der Watteflore und Zusammenlegen zu Wattevliesen.

Cellulosefasern der Bäume

Cellulose bildet die Zellwände der Pflanzen. Im Holz sind die Cellulosefasern hauptsächlich mit Lignin verkrustet. Sie werden durch verschiedene Aufschlussverfahren isoliert.

Die Cellulosefasern unterscheiden sich in Form und Länge je nach ihrer Herkunft. Für die Zellstoffherstellung geeignet sind die im Fichten-, Kiefern-, Buchen- und Pappelholz vorhandenen Cellulosefasern, aber auch Stroh. Längere Fasern, die nicht zum Brechen neigen, erzeugen bessere Zellstoffqualitäten und stauben weniger als poröse, unstabile Fasern.

Übersicht über die Herstellung von Zellstoff

Entrinden von Holz und Zerkleinern zu Spänen – Aufschlussverfahren zur Entfernung der Begleitsubstanzen und zur Isolierung der Cellulosefaser – mechanische Reinigung – Bleichen – Nachbehandeln – Trocknen des Faserbreis (dabei erfolgt Verfilzung der Fasern) – Abnahme des Faservlieses und Kreppung (darunter versteht man die mechanische Wellenbildung, die für elastisches Verhalten einerseits und eine größere Oberfläche und damit größere Saugkapazität andererseits sorgt) – Schichtung mehrerer Einzellagen.

Holzschliff

Isolierte Cellulosefasern liefern hochwertige Zellstoff-Produkte und Verbandzellstoff. Daneben gibt es eine Möglichkeit, preisgünstigen Zellstoff herzustellen: Mit Schleifern, die eine rauhe Oberfläche besitzen, wird mit hoher Drehzahl nach verschiedenen Verfahren Holz abgeschliffen.

Der dabei gewonnene Faserstoff ähnelt im Aussehen dem Zellstoff. Da er aber Lignin und andere Begleitstoffe des Holzes enthält, saugt er weniger und ist durch Faserbruchstücke, die beim Schleifen entstehen, rauher und staubiger.

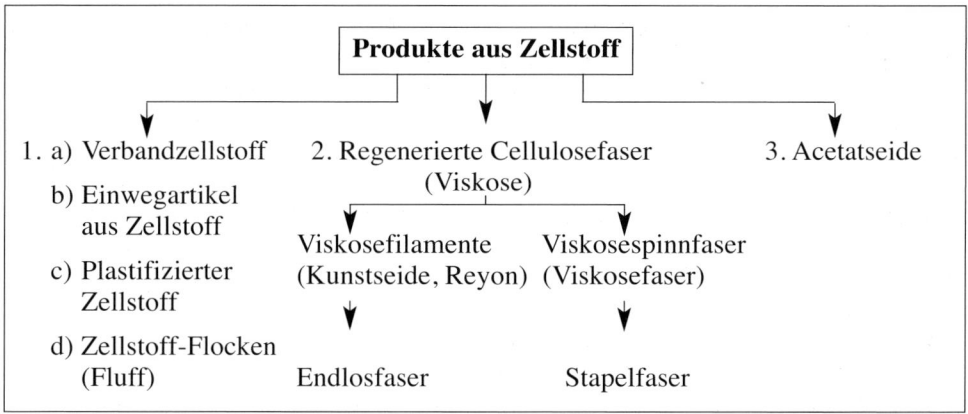

Produkte aus Zellstoff

1. a) Verbandzellstoff   2. Regenerierte Cellulosefaser   3. Acetatseide
   (Viskose)

    b) Einwegartikel
       aus Zellstoff   Viskosefilamente   Viskosespinnfaser

    c) Plastifizierter   (Kunstseide, Reyon)   (Viskosefaser)
       Zellstoff

    d) Zellstoff-Flocken
       (Fluff)   Endlosfaser   Stapelfaser

Produkte aus der Cellulosefaser der Bäume

1. Zellstoff-Produkte

a) Verbandzellstoff

Die isolierten, hochgebleichten Cellulosefasern dienen der Verbandzellstoff-Herstellung. Dieser wird als hochwertiges Saug- und Polstermaterial verwendet. Er kann außerdem Bestandteil von Wundauflagen, Krankenunterlagen oder Saugwindeln sein.

b) Einweg-Artikel aus Zellstoff

Besonders weiche, strapazierfähige Zellstoff-Sorten finden als Einweg-Artikel im Hygiene-Bereich vielseitige Verwendung, z. B. als Taschentücher, Toilettenpapier, Wisch- und Trockentücher, aber auch als Waschhandschuhe und Schutzauflagen für Untersuchungsliegen (Tab. 1.1). Mindere Qualitäten, die Holzschliff enthalten, werden in Krankenunterlagen und für Reinigungszwecke im Krankenhaus, der Arzt-Praxis sowie in Laboratorien verwendet.

c) Plastifizierter Zellstoff

Zellstoff kann untrennbar mit einer Folie verbunden werden oder einen flüssigkeitsundurchlässigen Auftrag erhalten und da-mit eine saugende und eine nichtsaugende Seite bekommen. Auch die Einbettung einer undurchlässigen Barriereschicht zwischen zwei Saugschichten ist möglich.

Aus plastifiziertem bzw. foliiertem Zellstoff werden Schutzauflagen für Untersuchungsliegen, Krankentragen oder Gipstische hergestellt. Auch Bettservietten, Waschhandschuhe oder Schutzmäntel können daraus hergestellt werden (Tab. 1.2).

Tab. 1.1: Beispiele für Wasch- und Trockentücher aus Zellstoff

Handelsbeispiele	Hersteller
Einmalwaschhandschuhe	
TENASET washglove ohne Folie SCA	
Schutzauflagen »Ärztekrepp«	
Scott div. Ärzterollen	HK
Tork Mediroll	SCA
Wasch- und Trockentücher	
TENASET cellduk	SCA
Tork Cell-Tork	SCA
Tork Soft Wash	SCA
Valatex div.	PH
Firmenverzeichnis siehe unter Abkürzungen	

Tab. 1.2: Beispiele für Produkte aus plastitiziertem Zellstoff

Handelsbeispiele	Hersteller
Einmalwaschhandschuhe	
TENASET mit Folie	SCA
Valaclean plus	PH
Schutzlätzchen / Bettservietten	
MEPROTEC Schutzserviette	SCA
Valafit div.	PH
Schutzlaken / Tragelaken	
MAXI Laken Schutzauflage	SCA
Sentina	LR
• Schutzauflage	
• Schutzlaken	
• Tragelaken	
• Tragelaken »Recy« / »Eco«	
TENA Hygienelaken	SCA
Valaplast div.	PH
Firmenverzeichnis siehe unter Abkürzungen	

d) Zellstoff-Flocken (Fluff)
Ein trocken zerfaserter Zellstoff liefert Zellstoff-Flocken, die sehr weich, voluminös und saugfähig sind. Sie finden Verwendung als Füllmittel von Flockenwindeln, Krankenunterlagen und Kompressen.

2. Regenerierte Cellulosefasern
Die Cellulosefasern des Holzes können durch chemische Beeinflussung in Cellulosefasern mit einem anderen Polymerisationsgrad überführt werden. Diese haben ein verändertes Aussehen und unterschiedliche Eigenschaften. Man spricht deshalb auch von Chemiefasern aus natürlichen Polymeren. Ein Herstellungsverfahren dazu wird wegen des viskosen Zwischenprodukts als Viskose-Verfahren bezeichnet, die entstehende Faser heißt **Viskosefaser** (Abkürzung nach DIN: **CV**). Ihre frühere Bezeichnung war Zellwolle (Abk. ZW).

Die bei der Herstellung erzeugten endlosen Einzelfasern werden Filamente, die aus mehreren Filamenten bestehenden Garne Filamentgarne genannt (frühere Bezeichnung: Reyon, Rayon, Kunstseide). Gekürzte Fasern nennt man Spinnfasern.

Bei der Herstellung der Viskosefaser ist es möglich, Fasern mit unterschiedlichem Querschnitt herzustellen. Auch auf die Stärke der Kräuselung und die Länge der Einzelfasern kann bei der Herstellung Einfluss genommen werden.

Übersicht über die Herstellung der Viskosefaser
Überführung des Zellstoffs mit Natriumhydroxid-Lösung in die Natriumverbindung der Cellulose – Zerkleinerung und Reifung – Versetzen mit Schwefelkohlenstoff ergibt Natrium-Cellulosexanthogenat – der Zusatz weiterer Natronlauge führt zu einer zähflüssigen Lösung (»Viskose«) – nach Filtern und Nachreifen wird diese durch Düsen in ein salzhaltiges Schwefelsäurebad gepresst, in dem die Filamente ausgefällt werden.

3. Acetatseide
Hierzu wird die Cellulose mit Essigsäure in Celluloseacetat überführt. Diese Faser kann nicht als regenerierte Cellulosefaser bezeichnet werden.

Fasermasse (Titer)
Wie bei allen textilen Fasern wird bei der Viskosefaser die Fasermasse in tex bzw. dtex (»decitex«) oder mtex (»millitex«) angegeben.

• tex: die Masse von 1000 m Faser in Gramm
• dtex: die Masse von 10 000 m Faser in Gramm
• mtex: die Masse von 10 000 m Faser in Milligramm.

Z. B. bedeutet die Angabe 1,8 dtex:
10 000 m Faser wiegen 1,8 Gramm.

Stapelfasern/Stapellänge
Im Gegensatz zu den Endlos-Filamentfasern sind Stapelfasern solche, die auf eine bestimmte Länge zugeschnitten sind. Die Länge der kurzen Einzelfasern wird als Stapellänge bezeichnet. Die Viskosefaser hat z. B. eine Stapellänge von 25 – 50 mm.

1.1.2 Chemiefasern aus synthetischen Polymeren

Polyacrylnitril Abkürzung: PAN (PAC)

Die Polyacrylnitrilfaser selbst wird zur Herstellung von Verbandstoffen nur selten verwendet. Als Polyacrylat-Klebemasse und flüssiges Verbandmaterial haben die Mischpolymerisate aus Acrylsäure und Acrylester dagegen große Bedeutung. In vielen Saugprodukten ist heute ein so genannter Superabsorber enthalten, dessen chemischer Grundbaustein die Polyacrylsäure ist (SAP = Super Absorbent Polymere).

Herstellung von Polyacryl:

$$\left[\begin{array}{c} CH_2 - CH \\ \qquad | \\ \qquad C \equiv N \end{array} \right]_y:$$

Polymerisation von Acrylnitril
$(CH_2 = CH - C \equiv N)$

Polyamid Abkürzung: PA
Die wichtigsten Polyamidfasern sind Polyamid 6, bekannt unter dem Namen Perlon, und Polyamid 6/6 als Nylon.

Die Fasern haben eine äußerst geringe Saugfähigkeit. Aus diesem Grund werden Polyamidfasern zur Herstellung von Wundauflagen mit nichtsaugender Oberseite verwendet.

Außerdem haben Polyamidfäden eine hohe Zugfestigkeit, eine glatte Oberfläche und sind stärker dehnbar als die Baumwollfasern. Diese Eigenschaften führen zur Verwendung als chirurgisches Nahtmaterial.

Durch ein besonderes Verfahren können die sehr glatten Fasern gekräuselt werden. Man spricht dann von texturiertem Polyamid bzw. Helanca. Kräuselpolyamidfäden sind gut dehnbar. Aus ihnen werden elastische Fixier-, Stütz- und Kompressionsbinden gefertigt.

Herstellung von Polyamid 6:
$[HN - (CH_2)_5 - CO - NH - (CH_2)_5 - CO]_y$:
Polymerisation von $\varepsilon \cdot$ Caprolactam.

Herstellung von Polyamid 6/6 :
$[HN - CO - (CH_2)_4 - CO - NH - (CH_2)_6]_y$:
Polykondensation von Hexamethylendiamin und Adipinsäure.

Polyester Abkürzung: PES (PET)

Aus der Textilindustrie ist Polyester als Diolen oder Trevira bekannt. Auch diese Fasern sind hydrophob, gut reißfest und elastisch. Sie werden als chirurgisches Nahtmaterial verwendet und sind Bestandteil hydrophober Wundauflagen. Texturierte Polyesterfasern, das sind thermofixierte gekräuselte Fasern, sind sehr bauschig und werden als Polstermaterial verwendet. Wegen ihres guten Warmhaltevermögens stellt man aus texturierten Polyesterfasern auch Einziehdecken für Unfall- oder Isolierstationen her.

Herstellung von Polyester:

$$\left[O - CH_2 - CH_2 - OOC - \langle\bigcirc\rangle - CO \right]_y:$$

Polykondensation von Dicarbonsäuren und zweiwertigen Alkoholen.

Polyethylen Abkürzung: PE
Polyethylenfasern sind sehr leicht und nehmen keine Feuchtigkeit auf. Sie sind reißfest und gut dehnbar.

Aus Polyethylen hergestellte Folien finden in der Pflasterherstellung Verwendung oder dienen als feuchtigkeitsundurchlässige Schicht in Krankenunterlagen, Höschenwindeln u. a.

Herstellung von Polyethylen:

$[CH_2 - CH_2 - CH_2]_y$:
Polymerisation von Ethen ($CH_2 = CH_2$).

Polypropylen Abkürzung: PP
Polypropylen ist eine hydrophobe, sehr elastische Faser mit geringem Fasergewicht. Die Faser findet sich hauptsächlich in hydrophoben Wundauflagen und in Polsterbinden.

Herstellung von Polypropylen:

$[CH - CH_2 - CH - CH_2]_y$:
   | |
  CH_3 CH_3

Polymerisation von Propen
($CH_2 = CH - CH_3$).

Polyurethan Abkürzung: EL (PUR)
PUR ist das Kurzzeichen für vernetztes Polyurethan. EL ist das Kurzzeichen für die hochelastische Faser, die auch als *Elasthan* bekannt ist.

Polyurethan wird als Faser wie auch als Schaumstoff hergestellt. Lycra oder Dorlastan sind Handelsbezeichnungen für die elastische Faser, Moltopren für den Schaumstoff.

Elasthan ist elastischer und haltbarer als Gummi. Elastische Polyurethanfäden werden deshalb vor allem für Kompressionsbinden mit hoher Dehnbarkeit verwendet. Der Schaumstoff zeichnet sich durch dreidimensionale Elastizität aus, da neben Längs- und Querelastizität auch eine vertikale Elastizität vorliegt. Polyu-

rethan-Schaumstoff wird als Kompressionsbinde, Druckpolster oder Material zur Verhütung von Wundliegen (Decubitus) verwendet.

Neuerdings werden Polyurethan-Folien hergestellt, die luft- und wasserdampfdurchlässig, aber wasserdicht sind. Sie werden als transparenter Kanülenverband, aber auch als transparenter Wundverband verwendet.

Herstellung von Polyurethan:

$[O - R' - O - OC - NH - R'' - NH - CO]_y$:
Polyaddition von Diisocyanat und mehrwertigen Alkoholen.

Polyvinylchlorid Abkürzung: CLF (PVC) (Chlorine fibres / chloro fibre)

Polyvinylchloridfasern haben für die Verbandstoffherstellung keine Bedeutung. Die Einmalhandschuhe, z. B. in den Auto-Verbandkästen, bestehen aus Polyvinylchlorid-Folie. Vereinzelt werden noch Pflaster daraus hergestellt.

Herstellung von Polyvinylchlorid:
$[CH_2 - CHCl - CH_2 - CHCl]_y$:
Polymerisation von Vinylchlorid
($CH_2 = CHCl$).

Zusammenfassung
Im Vergleich zu den Naturfasern sind die Synthesefasern weniger saugfähig. Einige werden deshalb zur Herstellung von Wundauflagen mit geringer Verklebungstendenz verwendet (Polyamid, Polyester, Polypropylen).

Als elastisches Material in Fixierbinden werden texturierte synthetische Garne verwendet. Texturierte Garne sind solche, die ursprünglich glatt sind, durch besondere Verfahren aber Kräuselungen erhalten und damit dehnbar werden. Möglich ist dies z. B. bei Polyamid oder Polyester. In Kompressionsbinden können auch Elastomere, wie z. B.

Elasthan, Gummifäden (Abk. LA) oder synthetisches Gummi, so genanntes Elastodien (Abk. ED), verarbeitet sein.

Als Elastomere werden hochelastische Materialien bezeichnet, die sich sofort in ihre Ausgangslage zurückziehen, wenn eine mechanische Verformung aufgehoben wird.

Aus Polyurethan kann zudem Schaumstoff und eine sehr dünne flexible Folie hergestellt werden.

Meist dient jedoch Polyethylen der Folienherstellung. Folien können Trägermaterial für Pflaster sein oder dienen als Abdeck- und Okklusionsfolien für luft- und wasserdichte Verbände. Damit lösen sie die früher verwendeten wasserdichten »Batiste« wie *Billroth-Batist* oder *Mosetigbatist* sowie *Guttaperchapapier* ab. Während Billroth-Batist ein mit Öl oder fettsaurem Blei imprägniertes Baumwollgewebe ist, hat Mosetigbatist um das Baumwollgewebe beidseitig eine wasserundurchlässige Kautschukschicht. Guttaperchapapier wird aus einem Pflanzen-Milchsaft (Palaquiumarten) gewonnen und ähnelt einer bräunlichen, dünnen Folie, die aber – wie auch die Batiste – nicht alterungsbeständig ist.

Als Klebemasse werden Polyacrylate und Synthese-Kautschuk neben dem Natur-Kautschuk verwendet.

Nicht beschriebene Synthesefasern, wie z. B. Polytetrafluorethylen (Abkürzung: PTFE; Handelsnamen z. B. Gore-Tex-Fibers, Teflon) oder Polyvinylalkoholfasern (Abkürzung: PVAL), werden vereinzelt für die Verbandstoff-Herstellung verwendet.

1.2 Textile Flächengebilde

Aus den in 1.1 genannten Rohstoffen werden textile Flächengebilde wie Vliesstoff, Gewebe, Gestricke und Gewirke hergestellt.

1.2.1 Vliesstoffe

Nach DIN 612210 versteht man unter Vliesstoffen (engl.: non-wovens, bonded fabrics) »flexible Flächengebilde, die durch Verfestigung von Faservliesen hergestellt sind«.

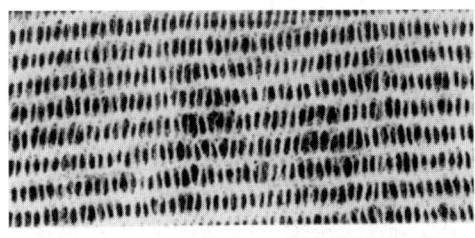
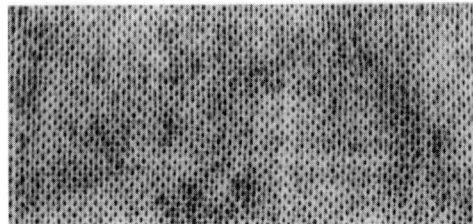

Abb. 2: Vliesstoff-Kompresse mit Mull-Struktur

Faservliese selbst sind Flächengebilde aus Textilfasern natürlicher oder synthetischer Herkunft, deren Zusammenhalt durch die den Fasern eigene Haftung gegeben ist.

Die Vliesstoffherstellung erfolgt deshalb im Allgemeinen in zwei Schritten:
1. Bildung eines Faservlieses
2. Verfestigung des Vlieses mechanisch und/oder chemisch oder thermisch.

Das Faservlies, das auf trockenem oder nassem Weg hergestellt wird, hat noch keinerlei Festigkeit und könnte einfach auseinandergezogen werden. Die notwendige Verfestigung kann auf verschiedenen Wegen erfolgen.

Eine mögliche Vorstufe ist die

• **Mechanische Verfestigung**
Dabei entsteht ein sehr lockerer Faserverbund. Die dabei entstehenden Vliesstoffe haben eine Polsterwirkung und bei Verwendung von Cellulosefasern Saugwirkung. Eine mechanische Verfestigung erfolgt durch

• **Vernadeln**
Hierbei werden die Fasern mit häkelnadelähnlichen Instrumenten sehr locker ineinander verschlungen. Für Wundauflagen sind sie nicht geeignet.

• **Verfestigung mit Wasserstrahlen**
  (Spunlaced-Vliesstoffe)
Die bei den Vernadelungstechniken eingesetzten Nadelwerkzeuge lassen sich auch durch feine Wasserstrahlen mit hohem Druck ersetzen. Bevorzugt werden Faservliese aus Synthesefaser, besonders Polyester mit dieser Technik verfestigt, da die Synthesefasern ein geringes Wasseraufnahmevermögen haben. Die Technik kann aber auch bei Cellulosefasern oder einer Mischung aus Cellulosefasern und Synthesefasern angewendet werden. Bei dem Verfahren kann ein Mustereffekt erzielt werden, der an gewebten Mull erinnert.
    Da Spunlaced-Vliesstoffe keine Bindemittel enthalten, sind sie gut verträglich und werden als Wundkompressen verwendet.

• **Schrumpfen**
Einige Synthesefasern (Polyester, Polypropylen, Polyamid) sind in der Lage, bei bestimmten äußeren Einwirkungen – wie Wasserdampf oder Wärme – zu schrumpfen. Dabei erfolgt eine Kringelbildung, die ebenfalls zu einem lockeren Faserverbund mit Polsterwirkung führt.
Je nach Verwendungszweck können Faservliese direkt dem Verfestigungspro-

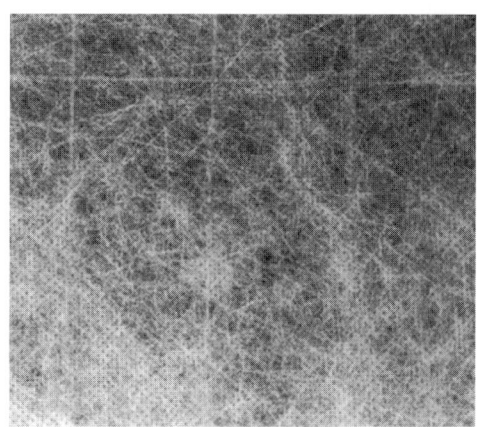

Abb. 3: Vliesstoff mit Thermoplasten

zess unterworfen oder nach einer mechanischen Verfestigung einem weiteren Verfestigungsverfahren unterzogen werden. Hierzu zählen die

Adhäsive Verfestigung
• **durch Applikation flüssiger Bindemittel**
Durch Besprühen oder Imprägnieren des Faservlieses mit Bindemitteln werden Vliesstoffe mit gutem Zusammenhalt erzielt.
    Verwendung: OP-Kleidung, Waschhandschuhe.

• **durch Zugabe thermoplastischer Pulver oder Bindefasern**
Thermoplastische Pulver oder ein geringer Zusatz thermoplastischer Fasern verschweißen unter Druck oder beim Erhitzen die übrigen Fasern. Je nach Anteil der Thermoplasten werden gut saugende oder weniger saugende Vliesstoffe erzielt, die von der Säuglingswindel bis zur Wundauflage vielseitige Verwendung finden.

Kohäsive Verfestigung

- **durch Verschweißen von Thermoplasten**

Besteht der überwiegende Faseranteil aus Thermoplasten, so führt eine punktuelle Verschweißung oder die Verwendung zweier Spinnmassen – die eine wird erhitzt und verschweißt die andere, die nicht erhitzt wird – zu Vliesstoffen, die z. B. als Wundauflagen mit geringer Verklebungstendenz Verwendung finden.

Eine weitere preisgünstige Herstellungsmöglichkeit von Vliesstoffen ist die **Vliesbildung aus Elementarfäden** mit gleichzeitiger oder anschließender Verfestigung. Die entstehenden Vliesstoffe werden als **Spinnvliesstoffe** bezeichnet.

Als Rohstoffe kommen Viskosefasern oder schmelzspinnbare Polymere, wie z. B. Polyamid oder Polyester, in Frage, bei denen in einem Herstellungsgang die aus den Spinndüsen austretenden Filamente mit Luftströmen abgezogen, zu einem Vlies gelegt und verfestigt werden.

Vliesstoffprodukte und ihre Verwendung

Reiner Vliesstoff wird im Krankenhaus- und Pflegebereich vielfach verwendet (siehe Tab. 1.3). Daneben werden Vorlagen für Säuglinge und Inkontinente, Polsterbinden unter Gips- und modernen Starrverbänden (Tab. 2.3) oder Wundauflagen ähnlich dem Verbandmull (Tab. 3. 6 – 7) aus Vliesstoff gefertigt. Diese Produkte werden in den jeweiligen Kapiteln besprochen.

Die Kombination von Vliesstoff mit Zellstoff und Zellstoff-Flocken wird zur Fertigung von Wundauflagen gewählt, aber besonders auch zur Herstellung von Saugprodukten in der Säuglings- und Inkontinentenversorgung (Tab. 2.6).

Aluminiumbedampfter Vliesstoff

Durch Bedampfen von Vliesstoff im Hochvakuum verliert saugender Vliesstoff an Saugfähigkeit. Aluminiumbedampfte Materialien sorgen für ein besonders keimarmes Milieu und verkleben weniger mit der Wunde. In der Versorgung von Verbrennungen spielen sie eine große Rolle.

Aluminiumbedampfter Vliesstoff wird als Wundauflage in Kompressenform (Tab. 3.8), in Wundschnellverbänden (Tab. 3.12), als Verbandtuch (Tab. 3.9) oder auch als Bett-Tuch für großflächige Brandverletzungen verwendet.

Plastifizierter Vliesstoff

Wie beim plastifizierten Zellstoff ist die Unterseite oder Mittelschicht mit einem feuchtigkeitsundurchlässigen Auftrag versehen. Die Oberseite ist saugend. Verwendung findet plastifizierter Vliesstoff als Schutzlaken auf Untersuchungsliegen, als Esslätzchen, Schutzkittel oder OP-Abdeckmaterial (Tab. 1.3).

Bei dreischichtigem plastifizierten Vliesstoff können Vliesstoff, wasserundurchlässige Schicht und auch Zellstoff miteinander kombiniert sein.

Feuchtigkeitsgetränkter Vliesstoff

Kleine Vliesstoffabschnitte, die mit verschiedenen Flüssigkeiten getränkt und meist einzeln verpackt sind, kommen mit vielseitiger Verwendung in den Handel. Mit Alkohol getränkt dienen sie der Hautdesinfektion vor Injektionen. Mit Desinfektionsmittelauftrag können je nach Zusatz Haut und Hände, Flächen oder Wunden desinfiziert werden. Weitere Feuchttücher werden bei Hämorrhoiden angeboten sowie zur Reinigung und Pflege von Babys und Inkontinenten bzw. zur Allgemeinhygiene.

Tab. 1.3: Beispiele für reine Vliesstoff-Produkte im Krankenhaus- und Krankenpflegebereich

Produkt	Handelsbeispiele	Hersteller
OP-Hauben (diverse Formen)	BEEM Hauben Carpex Hauben Medinette Hauben NOBA- OP- Hauben Sentinex OP- Hauben Surgine Hauben	BB BSN PH No LR Mö
Mundschutz • einfach	Bambino Mundschutz BEEM Hygiene- Mundschutz NOBAMASK Valamask	LR BB No PH
• für OP- (Gesichtsmasken) (teilw. diverse Ausführungen)	Aseptex OP-Masken BEEM Visma Gesichtsmasken Carpex Masken Medimask OP-Gesichtsmasken NOBA-OP- Masken Sentinex OP-Masken Surgine Einmal-Gesichtsmasken Tie-on OP-Masken	3M BB BSN PH No LR Mö 3M
OP-Kleidung (div. Ausführungen)	Barrier OP-Kittel Foliodress 3M Einmal-OP-Mäntel Sentinex OP-Mantel standard	Mö PH 3M LR
Waschhandschuhe	BONLINE Einmal-Waschhandschuh BONSOFT Einmal-Waschhandschuh Sentina Waschhandschuh Valaclean Einmal-Waschhandschuh normal und soft	J&J J&J LR PH
Mehrzwecktücher	BONLINE Mehrzwecktuch BONSOFT Körpertuch Sentina Universaltuch	J&J J&J LR
Einmalslip	Bontex Einmalslip	J&J
Augenstäbchen	Pro-ophta Augenstäbchen	LR
Dreiecktuch	amicus Dreiecktuch Vlies Dreiecktuch-V Senada Dreiecktuch YPSISAVE Dreiecktuch Vlies	Mi Sö Er Hh
Vorlage bei Analleiden	Pomild Aftervorlagen	Te

Tab. 1.3: Beispiele für reine Vliesstoff-Produkte (Fortsetzung)

Produktgruppe	Handelsbeispiele	Hersteller
plastifizierter Vliesstoff		
OP-Kleidung teilweise plastifiziert	Foliodress E special	PH
	Foliodrape Armschützer, Beinschützer	PH
	3M Einmal-OP-Mantel PE-verstärkt	3M
	Sentinex OP-Mäntel Spezial PE	LR
OP-Abdecktücher div. Ausführungen teilweise plastifiziert, teilweise zusätzl. Zellstoff	BARRIER Abdecktücher	J&J
	Foliodrape	PH
	3M diverse Abdecktücher und Sets	3M
	NOBADRAPE	No
	Raucodrape	LR
Firmenverzeichnis siehe unter Abkürzungen		

1.2.2 Gewebe

Man versteht darunter Flächengebilde mit sich rechtwinklig kreuzenden Fäden. Die Längsfäden werden als Kettfäden, die Querfäden als Schussfäden bezeichnet. Die Art der Bindung wird beim Mullgewebe als Leinwandbindung bezeichnet. Sie ist die häufigste Bindungsart.

Fadenzahl (Fadendichte) ist die Anzahl der Kett- und Schussfäden pro Quadratzentimeter. Mit steigender Fadenzahl steigt das Flächengewicht. Die Saugkapazität nimmt zu, die Luftdurchlässigkeit wird geringer (Abb. 4).

Übersicht über die Herstellung von Geweben

Spinnen (das ist das Herstellen von Garnen aus Einzelfasern) – Zwirnen (Verdrehen von zwei oder mehr Garnen zur Erhöhung der Festigkeit) – Weben auf automatischen Webstühlen, bei Binden mit Webkanten auf so genannten Bandwebstühlen.

Beispiele für Gewebe

• **Mullgewebe** (Abb. 4) sind Gewebe aus Baumwolle mit unterschiedlichen, aber geringen Fadenzahlen. Gewebe aus Baumwolle haben eine höhere Verschiebefestigkeit der Fäden und höhere Nassreißfestigkeit gegenüber Viskosegeweben. Deshalb gibt es für Viskosemull keine Arzneibuch- oder DIN-Vorschriften mehr.

Verwendung: Kompressen, Mulltupfer, Mullbinden, Tamponadebinden.

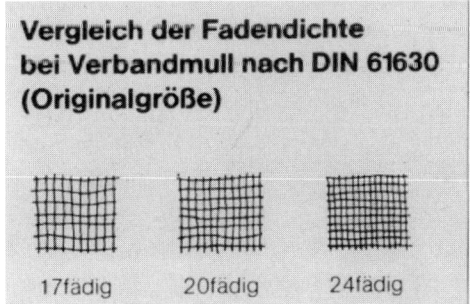

Abb. 4: Mull mit verschiedener Fadenzahl (aus »Verbandstoffe und moderne Wundversorgung«, Schriftenreihe der Paul Hartmann AG, Bd. 2)

• **Renforcé** ist ein feines oder mittelkräftiges Gewebe aus Baumwolle oder Viskose mit hoher Fadenzahl.
Verwendung: Dreiecktücher, Verbandtücher, Pflasterstoff.

Ein stark appretiertes Renforcégewebe, aus dem wasserabweisendes Pflaster hergestellt wird, ist unter der Bezeichnung **Shirting** bekannt.

• **Cambric** ist ein Gewebe aus Baumwolle oder Viskose mit bedeutend stärkeren Garnen für die Schussfäden im Vergleich zu den Kettfäden. Die daraus hergestellten Cambricbinden sind 6 – 15 cm breit und 4 m lang.
Verwendung: Früher als Stütz- und Kompressionsbinde.

1.2.3 Gestricke und Gewirke

Sie werden durch Maschenbildung auf Flach- oder Rundstrickmaschinen bzw. Wirkmaschinen hergestellt. Gestricke sind querdehnbar und passen sich als **Schlauchverband** (Abb. 5) gut den anatomischen Verhältnissen an. Die als **Netzverbände** (Abb. 5) verwendeten Gewirke sind durch die elastischen Garne in alle Richtungen gut dehnbar.

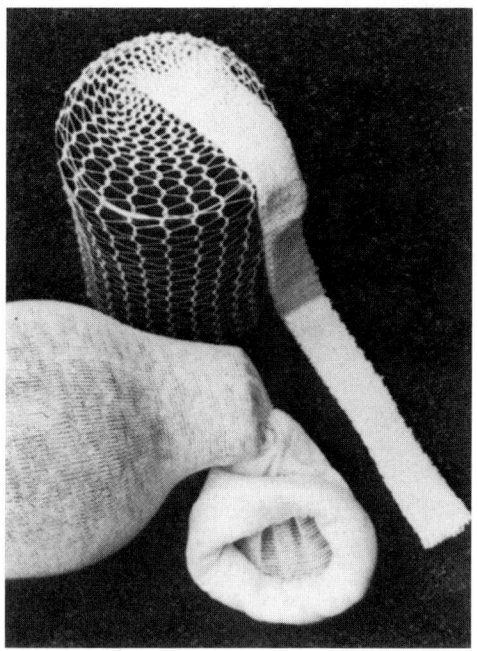

Abb. 5: Schlauch- und Netzverband

SAUG- UND POLSTERMATERIALIEN

2.1 Verbandwatte

Das Arzneibuch enthält folgende Monografien:

- Verbandwatte aus Baumwolle – Lanugo gossypii absorbens.
- Verbandwatte aus Viskose – Lanugo cellulosi absorbens.
- Verbandwatte aus Baumwolle und Viskose – Lanugo gossypii et cellulosi absorbens.

Angaben des AB

»**Verbandwatte aus Baumwolle** besteht aus gereinigten, entfetteten, gebleichten und sorgfältig kardierten Haaren, die von der Samenschale verschiedener Arten der Gattung *Gossypium* L. stammen. Sie ist aus neuer Baumwolle oder aus frischen Kämmlingen guter Qualität hergestellt. Verbandwatte darf keine Schönungsmittel enthalten.«

Eigenschaften

»Verbandwatte ist weiß. Sie setzt sich zusammen aus Fasern mit einer mittleren Länge von mindestens 10 mm, bestimmt mit Hilfe einer geeigneten Methode. Sie enthält nur Spuren von Blattresten, Frucht- und Samenschalen sowie anderen Verunreinigungen. Sie bietet beim Auseinanderziehen einen deutlichen Widerstand und darf bei leichtem Schütteln nicht merklich stäuben.«

»**Verbandwatte aus Viskose** besteht aus frischen gebleichten, sorgfältig kardierten Fasern regenerierter Cellulose, die nach dem Viskoseverfahren mit oder ohne Titandioxidzusatz hergestellt werden. Sie sind auf eine geeignete, einheitliche Sta-

pellänge geschnitten und weisen eine Fadenmasse von 1,7 bis 3,3 dtex auf. Verbandwatte darf keine Schönungsmittel enthalten.«

Eigenschaften

»Verbandwatte ist weiß bis sehr schwach gelblich und kann glänzend oder matt sein. Sie fühlt sich beim Berühren weich an und ist praktisch geruchlos.«

Viskosefasern haben normalerweise ein glänzendes Aussehen. Um die Fasern der Baumwollfaser im Aussehen anzupassen, kann bei der Herstellung der Viskosefaser der Spinnlösung feinstes Titandioxid zur Mattierung zugesetzt werden.

Verbandwatte aus Baumwolle und Viskose besteht aus einer Mischung gleicher Teile Baumwolle und Viskose.

Arzneibuchprüfungen bei Verbandwatten

1. **Identitätsprüfungen** (Übersicht)
Bei Baumwollwatte und Viskosewatte
A. Feststellung von Größe und Form der Fasern.
B. Cellulose-Nachweis: Die Fasern färben sich mit jodhaltiger Zinkchloridlösung violett.
C. Unterscheidung von Baumwollwatte und Viskosewatte:
Baumwollwatte löst sich in Zinkchlorid-Ameisensäure bei 40 °C nicht auf, Viskosewatte löst sich vollständig auf, ausgenommen die matte Qualität, bei welcher sich das Titandioxid nicht löst.
Bei Viskosewatte wird zusätzlich auf Titandioxid mit Wasserstoffperoxidlösung geprüft.

2. **Reinheitsprüfungen** (Übersicht)
Die Untersuchungen setzen sich zusammen aus Prüfungen
– auf fremde Fasern
– auf mögliche chemische Rückstände aus dem Herstellungsprozess
– auf mögliche chemische Zusätze zur Verbesserung des Aussehens.

Farbzusätze wie Bläuungsmittel oder so genannte optische Aufheller zur Verbesserung des Weißgrades könnten die Wundheilung irritieren und dürfen deshalb der Verbandwatte nicht zugesetzt sein.
Außerdem ist die Saugfähigkeit zu bestimmen.
Die Prüfung setzt sich aus der Bestimmung der Absinkdauer und der Bestimmung des Wasserhaltevermögens zusammen.
Die Absinkdauer wird mit einem Drahtkörbchen festgestellt, in das eine bestimmte Wattemenge eingewogen wird. Durch Ermittlung der Absinkdauer in einem Becherglas mit Wasser unter vorgeschriebenen Bedingungen wird die Schnelligkeit des Aufsaugevermögens bestimmt. Die Absinkdauer darf bei 5,0 g Baumwoll- und Viskosewatte nicht länger als 10 Sekunden dauern.
Das Wasserhaltevermögen von Watten wird durch Auswiegen der aufgenommenen Wassermenge nach dem Abtropfen des aus dem Wasser genommenen Korbes bestimmt.

1,0 g Verbandwatte aus Baumwolle hält mindestens 23,0 g Wasser,
1,0 g Verbandwatte aus Viskose mindestens 18,0 g Wasser.

Bei Verbandwatte aus Baumwolle wird zusätzlich auf Noppen geprüft. Man versteht darunter kleine Faserzusammenballungen.

Tab: 2.1: Handelsbeispiele für Verbandwatte

Watte DIN 61640 V – A
Zickzacklagen oder gerollt 10 g, 25 g, 50 g, 100 g, 250 g

Watte, DAB, DIN 61640 – V – CO
Zickzacklagen oder gerollt 50 g, 100 g, 250 g, 500 g, 1000 g

Watte, DAB, DIN 61640-V-CO/CV
Zickzacklagen unsteril 50 g, 100 g, 200 g, 250 g, 400 g, 500 g, 1000 g steril: 100 g gerollt (mit und ohne Papierzwischenlage): 10 cm, 20 cm, 40 cm ⌷ m x 6 / 8 / 10 / 12 / 15 cm

Watten für medizinische Zwecke nach DIN 61640

Die Wattesorten nach DIN 61640 entsprechen den Arzneibuch-Watten aus Baumwolle sowie der Mischung aus Baumwolle und Viskose. Zusätzlich ist eine besonders langfaserige Baumwollwatte mit geringer Noppenzahl aufgenommen, die der früheren Augenwatte entspricht. DIN 61640 –V – A

– Werkstoff: Baumwolle mit überwiegend mindestens 15 mm langen Fasern. DIN 61640 – V – CO
– Werkstoff: Baumwolle aus überwiegend mindestens 10 mm langen Fasern. DIN 61640 – V – CO / CV
– Werkstoff: Baumwolle und Viskose-Spinnfaser mit oder ohne Titandioxid.

Eigenschaften der Baumwollwatte

Hohe Bauschelastizität, gutes Saug- und Wasserhaltevermögen, gute Verspinnbarkeit.

Tab. 2.2: Spezialerzeugnisse aus Watte

	Aussehen	Verwendung	Handelsbeispiele	Hersteller
Watte-stäbchen	meist biegsame Träger mit einseitigem oder beidseitigem Wattekopf	Säuglingspflege, Kosmetik, in der Arztpraxis für Abstriche und zum Auftragen von Medikamenten	Bel Family Wattestäbchen Isabelle Wattestäbchen Johnson's Wattestäbchen Peha W. (steril und unsteril)	PH LR J&J PH
	mit Pflegezusätzen	in der Alten- und Krankenpflege	Pagavit Wattestäbchen Lemon-Glycerin-Sticks Lemon-Swabs	PH div. div.
Zahn-watte-rollen (Speichelrollen)	Watterollen teilweise mit Zellstoffkern Größen 1 – 4	Zahnarzt	Celluron Zahnwatterollen	PH
Tampons zur Monatshygiene	Wattepresslinge mit zugkräftigem Faden in diversen Ausführungen	Monatshygiene	Camelia Tampons o. b. Tampona	HK J&J HK
zu medizinischen Zwecken	Wattebäusche mit Mull- oder Netzumhüllung 1 g bis 10 g	zum Tamponieren von Körperhöhlen	Bellocq Tamponade samu-med Mull-Watte-Tampons Netz-Watte-Tampons	No PH No No
imprägniert	mit Clauden		Claudenwatte	LR
Firmenverzeichnis siehe unter Abkürzungen				

Eigenschaften der Viskosewatte

Hohe Bauschelastizität, gutes Saug- und Wasserhaltevermögen und gute Verspinnbarkeit, in allen Eigenschaften der Baumwollwatte etwas unterlegen, aber schnelleres Saugvermögen.

Verwendung von Verbandwatte

Für Saug- und Polsterzwecke, als Ausgangsmaterial für Spezialwatteerzeugnisse (Tab. 2.2), als hochwertige Kosmetikwatte. Da lose Fasern in der Wunde verbleiben können und die Wundheilung irritieren würden, darf Watte nie direkt auf die Wunde gebracht werden! Mit einer Umhüllung aus Mull oder Vliesstoff eignet sie sich jedoch als gut saugende und polsternde Wundauflage.

2.2 Kosmetikwatte

Sie muss im Gegensatz zur Verbandwatte den Anforderungen des Arzneibuchs oder den DIN-Vorschriften nicht entsprechen. Sie kann aus Baumwolle, Viskose oder einer beliebigen Mischung beider Komponenten hergestellt werden.

Kosmetikwatte kommt in Zickzacklagen wie die Verbandwatte in den Handel, aber auch in Form von Wattebällchen oder Wattepads.

2.3 Polsterwatte und Polsterbinden

Man unterscheidet
- Nicht saugende Polsterwatte (hydrophobe Watte) aus nicht saugender Baumwollwatte oder hydrophoben synthetischen Fasern.
- Saugende Polsterwatte aus Verbandwatte.

Polsterwatte (Tab. 2.3) kommt in 100 g- bis 1000 g-Rollen in den Handel. Heute üblicher sind Polsterbinden (Tab. 2.3) in Breiten von 4 – 40 cm in verschiedenen Längen. Die Polsterbinden aus Synthetikfasern zeichnen sich durch guten inneren Zusammenhalt aus und sind rutschfester als herkömmliche Polsterbinden. Die früher verwendete Tafelwatte und Wienerwatte haben an Bedeutung verloren. Sie zählten zu den geleimten Watten.

Nicht saugende Polsterwatte wird vor allem zum Polstern unter Gips oder den synthetischen Steifverbänden verwendet.

2.4 Verbandzellstoff

Das Arzneibuch enthält folgende Monografie:
- Hochgebleichter Verbandzellstoff – Cellulosum ligni depuratum.

Arzneibuchdefinition

»Hochgebleichter Verbandzellstoff besteht aus von Lignin und anderen Begleitstoffen befreiten, hochgebleichten, miteinander verfilzten Cellulosefasern in Form mehrerer übereinander liegender, gekreppter Einzellagen.«

Eigenschaften

»Hochgebleichter Verbandzellstoff ist weiß, weich und geruchlos.«

Arzneibuchprüfungen

Prüfung auf Reinheit (Übersicht)
a) Bestimmung der Flächenmasse: Sie darf nicht mehr als 25 g je m^2 betragen. Je höher das Flächengewicht ist, desto weniger weich ist der Verbandzellstoff.
b) Prüfung auf Saugfähigkeit: Mit dem Drahtkörbchen wird die Absinkdauer von 5,0 g Zellstoff ermittelt. Sie darf 10 Sekunden nicht übersteigen.
c) Prüfung auf Lignin: Im Verbandzellstoff darf kein Holzschliff, der ligninhaltig wäre, verarbeitet sein. Lignin reagiert mit Phloroglucin-Salzsäure unter Rotfärbung.

Mit zunehmendem Gehalt an Holzschliff vermindert sich die Saugfähigkeit, erhöht sich das Flächengewicht, und er wird rauher.

Wie bei Verbandwatte dürfen keine farbverbessernden Zusätze oder Rückstände aus der Herstellung im Verbandzellstoff vorhanden sein.

Eigenschaften

Verbandzellstoff aus 100 % Cellulose saugt gut. Da er beim Auseinanderreißen staubt, fusselt und beim Feuchtwerden schlecht zusammenhält, darf er nie direkt auf Wunden gebracht werden. Verbandzellstoff verliert beim Dampfsterilisieren stark an Saugfähigkeit.

Aufbewahrung

Verbandzellstoff ist in staubdichter Verpackung an einem trockenen Ort aufzubewahren.

Verwendung

Verbandzellstoff wird hauptsächlich als Saugmaterial verwendet. Zellstoff in Bindenbreite dient Polsterzwecken.

Tab. 2.3: Polsterwatte und Polsterbinden

	Verwendung	Material	Handelsbeispiele	Hersteller
Nicht saugende Polsterwatte sowie Polsterbinden	unter Gips und anderen Steifverbänden	nicht entfettete, ungebleichte Baumwollwatte (Spitalwatte)	Helios Polsterwatte	Ty
		Polyester	Artiflex soft	BSN
			Cellona-Synthetikwatte	LR
			DELTA-ROL	De
			-S (mit PUR-Tape)	De
			Erena Polsterwattebinde soft	Er
			Helios-Polsterbinde S	Ty
			NOBAPAD div.	No
			Rolta Synthetik-Watteb.	PH
			3M Polster-Wattebinde	3M
			sssss	BSN
			Soffband Plus (mit Triclosan)	BSN
			YPSIFORM Polsterbinde	Hh
		Polyester/ Polyamid	Helioflex	Ty
			Rolta-soft	PH
		Polyester/ Polypropylen	Artiflex Polsterbinde	BSN
Saugende Polsterwatte	zum Polstern von Schienen, Starrverbänden, schmerzhaften Wunden	saugende Watte aus Baumwolle und/ oder Viskose	Polsterbinde aus Watte für med. Zwecke	LR
			NOBAPAD-Natur	No
			Soffban Natur	BSN
			SPECIALIST Orthopädische Polsterb.	De
			VELBAND Orthopädische Polsterb.	De

Firmenverzeichnis siehe unter Abkürzungen

Hinweis: Häufig wird für Zellstoff noch der früher gebräuchliche DIN-Begriff »Zellstoffwatte« verwendet bzw. für schmale Ausführungen in Rollenform der Begriff »Zellstoffwattebinde«.

2.5 Zellstoff-Tupfer aus Verbandzellstoff

Sie werden in quadratischer oder rechteckiger Form, vorgestanzt auf Rollen, von denen sie abgetrennt werden können, oder geprägt als Einzeltupfer hergestellt.

Für die Rollen werden Spenderboxen angeboten.

Verwendung

Mit Alkohol getränkt dienen Zellstoff-Tupfer der Hautdesinfektion vor Injektionen und Blutabnahme oder zur Entfernung von Pflasterrückständen. (Tab 2.5)

2.6 Aufsaugende Hilfsmittel zur Inkontinenten-versorgung

Unter Inkontinenz versteht man die Unfähigkeit, die Ausscheidung von Urin und / oder Stuhl bewusst zu kontrollieren. Zur Versorgung Inkontinenter stehen je nach Inkontinenzgrad zur Verfügung:

bei leichter Inkontinenz
- Saugwindeln und Tropfenfänger für Männer. (Diese Hilfsmittel werden von der Krankenkasse nicht erstattet.)
- Vorlagen für Urininkontinenz

bei mittelschwerer bis schwerer Inkontinenz
- Inkontinenzvorlagen anatomisch oder rechteckig
- Windelhosen

Als Matratzenschutz in der Pflege von Kranken oder Inkontinenten werden vielfach **Krankenunterlagen** verwendet. Die Verwendung zum Auffangen von Urin oder Stuhl wird jedoch nicht mehr als zeitgemäß angesehen.

Neben den saugenden Hilfsmitteln, die Thema dieses Kapitels sind, gibt es die ableitende Versorgung Inkontinenter, z. B. mit Kathetern und Urinalen. Diese Art der Versorgung wird im 2. Teil des Buches behandelt.

Um Inkontinenzhilfen mit den Krankenkassen abrechnen zu können, müssen die Voraussetzungen für eine Verordnung zulasten der gesetzlichen Krankenversicherung gesichert sein. Zur Kostendämp-

fung werden im Zusammenhang mit dem Gesundheitsstrukturgesetz (GSG) die wichtigsten Inkontinenzhilfen in den Hilfsmittelindex als Gruppe 15 aufgenommen. Ziel und Zweck ist, auf dieser Grundlage Festbeträge für die Abrechnung zu Lasten der Krankenkassen zu erarbeiten.

Tab. 2.4: Handelsformen für Verbandzellstoff

Verbandzellstoff nach DAB
• in Breiten von ca. 10 bis 40 cm gerollt: 100 g, 250 g, 500 g, 1 kg, 5 kg • in Lagen ca. 30 x 40 cm: 1 kg, 5 kg in Lagen ca. 40 x 60 cm: 100 g, 250 g, 500 g, 1 kg, 5 kg, 10 kg, 15 kg • in div. quadratischen und rechteckigen Zuschnitten zu 1 kg, 5 kg, 10 kg
gebleicht / halbgebleicht / ungebleicht
• in Lagen 40 x 60 cm und div. Zuschnitte bis 15 kg
Im Allgemeinen kommt Verbandzellstoff nur in Verbindung mit dem Herstellernamen in den Handel. Ausnahme z. B. Askina Cel [BB], Pehazell [PH] und YPSIZELL [Hh].

Tab. 2.5: Handelsbeispiele für Zellstoff-Tupfer.

Vorgestanzte Tupfer	
• amicus Zellstoffwatte-Tupfer	Mi
• Askina Brauncel Z.	BB
• NOBAZELLTUPF	No
• Pur-Zellin	PH
• URGO Zellstofftupfer	Ug
• Zelletten	LR
Geprägte Tupfer	
• Zellstofftupfer geprägt	Au
Firmenverzeichnis siehe unter Abkürzungen	

Tab. 2.6.1: Aufsaugende Hilfsmittel: Krankenpflegeartikel/Pflegehilfsmittel zur Körperpflege/Hygiene

Produktgruppe	Material	Handelsbeispiele	Hersteller
Krankenpflege-artikel	Vliesstoff / Zellstoff / Folie		
Saugende Bett-schutzeinlagen (Krankenunter-lagen) Einmalgebrauch Hilfsmittelindex: 19.40.05.3/4/5 …		Attends div. Krankenunterl. Disposima Bettschutzeinlagen div. Hedwiga Krankenunterlagen div. Humanus Standard div. Molinea div. Krankenunterl. Param Krankenunterlagen div.	PAPER PAK LOHMANN-RAUSCHER MOLA NOBLE CARE P. HARTMANN PARAM
	– mit Zellstoff-flocken	Molinea Plus Krankenunterl. Molinea Plus-D Krankenunterl. Protea Krankenunterlagen Flockenfüllung TENA Krankenunterlagen div.	P. HARTMANN P. HARTMANN ID MEDICA SCA
	– mit Superabsorber	Humanus Premium div.	NOBLE CARE
Saugende Bett-schutzeinlagen, wiederverwendbar Hilfsmittelindex: 19.40.05.1/2 .. Pflegehilfsmittel zur Körperpflege / Hygiene: HI: 51.40.01.4 …	waschbar, wieder-verwendbar (mit PZN)	Medi-Safe div. Saugunterlage Famos div. Suprima Bettunterlage div.	MEYER, P. RUSSKA HERZLIEB
Weitere Hersteller von wiederverwendbaren Bettschutzeinlagen (ohne PZN): Domein, Fischermed, Frohn, Germed, Löning Hospitex, Neff, Nova Vita, Braun Petzold, Pevecette, Pfeiffer, Rentex, Spring, TEX-A-Med, Werkmeister			

Krankenunterlagen sind nicht den Inkontinenzhilfen zugeordnet, sondern bei den Krankenpflegeartikeln in Gruppe 19 aufgenommen. Sie sind auch im Pflegehilfsmittelkatalog bei den Pflegehilfsmitteln zur Körperpflege / Hygiene (Gruppe 51) und den zum Verbrauch bestimmten Pflegehilfsmitteln (Gruppe 54) zu finden.

Krankenunterlagen

Sie finden als Unterlagen in der allgemeinen Krankenpflege vielfach Verwendung. Ihre Oberseite besteht aus ribbelfestem Vliesstoff, die mittlere Saugschicht aus Zellstoff bzw. Zellstoff-Flocken.

Enthalten Krankenunterlagen (Tab. 2.6.1) einen »Superabsorber«, so können große Mengen an Flüssigkeit unter Gelbildung aufgenommen werden. Die Zahl der Zellstoff-Lagen kann dadurch verringert werden.

Die Unterseite der Krankenunterlagen besteht aus wasserundurchlässiger, rutschfester Folie. Um sicheren Wäscheschutz zu gewährleisten, sind die Krankenunterlagen meist rundum verschlossen.

Krankenunterlagen mit aluminiumbedampfter Vliesstoff-Oberseite werden zur Decubitusprophylaxe angeboten, da sie für ein trockenes, keimarmes Milieu sorgen. Da die meisten Krankenunterlagen heute eine Vliesstoff-Oberseite mit einem großen Anteil hydrophober Fasern besitzen, wird auch dadurch ein Trockeneffekt erzielt.

Krankenunterlagen werden in folgenden Größen angeboten:.

* 40 x 60 cm Mindestsaugvolumen: 150 ml
* 60 x 60 cm Mindestsaugvolumen: 225 ml
* 60 x 90 cm Mindestsaugvolumen: 337 ml

Bei abweichendem Format:
Mindestsaugvolumen 624 ml pro qm.

Krankenunterlagen können unter neutralen Pharmazentralnummern bestellt werden oder unter firmenspezifischen Handelsnamen (Tab. 2.6.1).

Krankenunterlagen aus waschbarem, wiederverwendbarem Material

Sie werden als Alternative zu den Wegwerfunterlagen angeboten. Das mehrschichtige, hautfreundliche Material hat eine flüssigkeitsaufnehmende Oberseite, eine Saugschicht und eine flüssigkeitsun-

Tab. 2.6.2: Aufsaugende Mittel zur Inkontinentenversorgung, nicht Hilfsmittelindex: Saugwindeln, Inkontinenzvorlagen für Männer

Produktgruppe	Material	Handelsbeispiele	Hersteller
a) Saugwindeln	Vliesstoff / Zellstoff / oft Zellstoff-Flocken	Coldex Endloswindeln Depend Zusatzeinlage	PAPER PACK HAKLE-KIMBERLY
	kein Wäscheschutz	HUMANUS Endloswindel ohne Folie Lohmann Flockenwindel und Hose Molinea Pads Suprima Endloswindeln	NOBLE CARE LOHMANN-RAUSCHER P. HARTMANN HERZLIEB
b) Inkontinenz-vorlagen für Männer in Taschenform oder Schiff-Form »Tropfenfänger«	Vliesstoff / Saugeinlage, teilweise Gelbildner, Folie, teilw. Haftstreifen	Conveen Tropfenfänger Heliorin M HUMANUS Herrenvorlage Molimed M TENA for Men	COLOPLAST TYCON-HEALTHCARE NOBLE CARE P. HARTMANN SCA

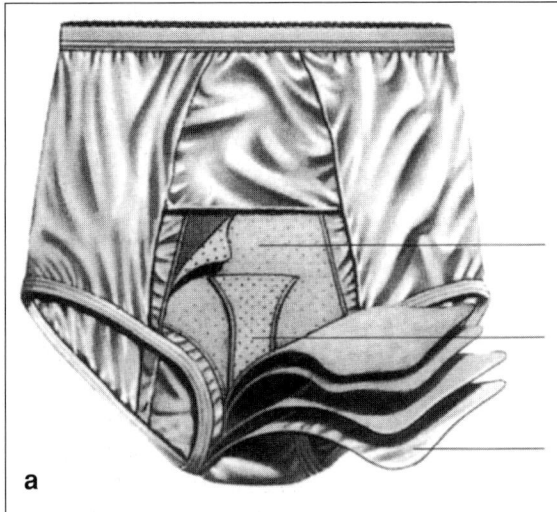

Verteiler-Vlies

Trocken-Einlage

Atmungsaktiver
Auslaufschutz

a

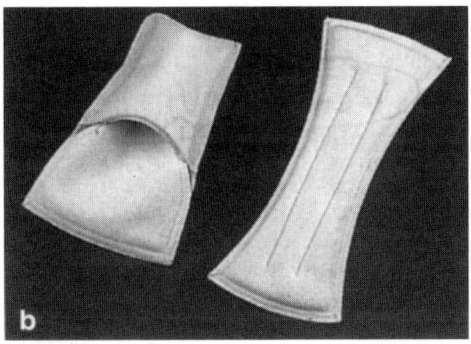

b

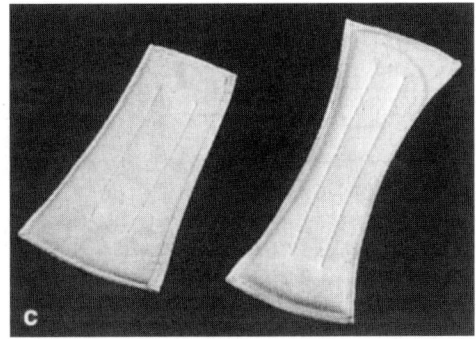

c

Abb. 6
a) Schemazeichnung eines maschinenwaschbaren CURITY-Slips zur Darstellung der Vlieskonstruktion.
b) CURITY-Tropfenfänger M5 (Männer) und Slipeinlage F5 (Frauen) für leichte Blasenschwäche.
c) CURITY-Slipeinlage M6 (Männer) und F6 (Frauen) für mittlere und schwere Blasenschwäche (außer Handel seit 2002).

durchlässige Unterseite. Sie müssen bei mindestens 90 °C waschbar sein.

Saugwindeln
(auch: Pads, Flockenwindeln, Endloswindeln)

Sie entsprechen im Aufbau den Flockenwindeln der Säuglinge. Innerhalb einer Vliesumhüllung befinden sich Zellstoff-

Flocken. Die Windeln (Tab. 2.6.2a) sind schmal und weich, aber mit dem Nachteil, dass bei höherem Inkontinenzgrad zusätzlich eine Krankenhose (Tab. 2.7.2) aus Plastik oder mit eingearbeitetem Plastikteil notwendig ist.

Die Länge der Erwachsenen-Saugwindel ist ca. 60 cm im Vergleich zu den ca. 36 cm langen Ausführungen für Säuglinge.

Die Verwendung von Saugwindeln wird meist notwendig, wenn die Versorgung mit Slipeinlagen oder Damenbinden nicht mehr ausreicht.

Saugwindeln ohne Folie sind im Hilfsmittelindex nicht aufgenommen und werden von den Krankenkassen nicht erstattet.

Inkontinenzvorlagen für die männliche Tröpfelinkontinenz

Diese Produkte (Tab. 2.6.2 b) haben alle eine Penistasche mit Vliesstoff-Oberseite. Die Saugeinlage kann aus cellulosischem Material bestehen, aber auch einen Gelbildner oder Aktivkohle zur Verbesserung der Saugkapazität und Geruchsbindung enthalten. Die Unterseite ist aus wasserundurchlässiger Folie, die ihrerseits mit Vliesstoff oder rutschfesterem Schaumstoff versehen sein kann. Oft ist ein Haftstreifen zur Fixierung in einer enganliegenden Unterhose oder Netzhose angebracht. Sie sind im Hilfsmittelindex nicht aufgelistet und werden von den Krankenkassen nicht erstattet.

Saugende Inkontinenzvorlagen

Diese Inkontinenzvorlagen (Tab. 2.6.3), auch als Inkontinenten-Einlagen, Formvorlagen oder Saugkissen bezeichnet, haben im Vergleich zu den Saugwindeln noch eine wasserundurchlässige Folie. Damit können sie ohne weitere Hilfsmittel mit einer enganliegenden Unterhose oder einer sehr elastischen Netzhose (Tab. 2.7.1) getragen werden. Einige Produkte haben auf der körperfernen Seite Haftstreifen zur sicheren Fixierung.

Für die Vliesoberseite kommen synthetische Fasern zum Einsatz, die für eine trockene Oberfläche sorgen (»Trockenvlies«).

Mit Ausnahme der Rechteckvorlagen haben die Produkte einen Gelbildner, der

allerdings nicht immer deklariert ist. Der Zusatz »ultra« zum Namen oder die Angabe »Superabsorber« deuten auf einen Gelbildner.

Unterschiede gibt es bei den Inkontinenten-Einlagen einmal darin, dass verschieden dicke Ausführungen angeboten werden, z. B. dünne für den Tag oder die leichte Inkontinenz, dicke für die Nacht oder die schwere Inkontinenz. Die Größenangaben 1 – 3 beziehen sich bei den anatomisch geformten Vorlagen vor allem auf die Saugleistung. Größe 1 hat eine Mindestsaugleistung von 450 ml, Größe 2 von 600 ml, Größe 3 von 900 ml. Ein weiterer Unterschied besteht im Format. Dieses kann rechteckig oder anatomisch geformt sein. Rechteckige Ausführungen in 20 cm Breite werden meist als »Saugkissen« bezeichnet. Wie bei den anatomisch geformten Vorlagen beziehen sich die Größen 1 und 2 auf das Flüssigkeitsaufnahmevermögen. Gleichzeitig ändert sich auch die Länge. So hat Größe 1 eine Saugleistung von mindestens 150 ml bei 40 cm Länge, Größe 2 eine Saugleistung von mindestens 190 ml bei 60 cm Länge.

Vorlagen für Urininkontinenz müssen mindestens 150 ml aufnehmen.

Bei Verwendung von Saugwindeln oder Inkontinenten-Einlagen spricht man von »offener Versorgung« im Gegensatz zur »geschlossenen Versorgung« mit Hosenwindeln.

Saugende Inkontinenzvorlagen sind im Hilfsmittelindex gelistet.

Inkontinenzwindelhosen

Sie sind auch unter der Bezeichnung Inkontinenz-Slips, Hosenwindeln oder Einmal-Slips im Handel (Tab. 2.6.4).
Sie entsprechen im Aufbau den Höschen-

Tab. 2.6.3: Aufsaugende Hilfsmittel zur Inkontinentenversorgung: Inkontinenzvorlagen

Produktgruppe[1]	Material	Handelsbeispiele[2]	Hersteller
Saugende Inkonti-nenzvorlagen P. 15.25.01			
– Anatomisch ge-formte Vorlagen, normale Saug-leistung, Gr. 1 (30x60cm) P. 15.25.01.**0** ...	OS: Vliesstoff, Mitte: Zellstoff, Zellstoff-Flocken, Superabsorber, US: Folie	005 Moliform Normal 006 Genopharm Formeinlage Gr. 1 008 Abri-San Normal 009 Forma-Exclusiv Normal 015 Anaform Jour 017 EURO-FORM Plus 020 RIBOFORM Plus 021 SANIFORM Plus 023 Euron Flex Compact 024 Sanette Super Dry Tag 028 MOLA-Vorlagen »Ultra« Tag extra 031 Abrisan normal 032 Anaform-Anatomic Plus 033 Forma-Exclusiv Plus Formwindel 035 Attends Vorlage 5 plus Discrete 037 Humanus Comfort Plus 038 KOLIBRI Formvorlage plus 039 Depend-Slip Extra 042 Forma-Exclusiv Plus 049 Vlesi-Form Elast	P. HARTMANN WITT ABENA/BAMBO FORMAZELL ID MEDICA EUROCARE RIBOTH SANITOP GVS ABSORIN HALSTRICK BRINKMANN ID MEDICA BRINKMANN PAPER PAK NOBLE CARE IGEFA HAKLE-KIMBERLY ABENA VLESIA
– Anatomisch ge-formte Vorlagen, erhöhte Saug-leistung Gr. 2 (30x60cm) P. 15.25.01.**1** ...	OS: Vliesstoff, Mitte: Zellstoff, Zellstoff-Flocken, Superabsorber, US: Folie	001 TENA comfort Extra 005 Moliform Plus 006 Genopharm Formeinlage Gr.2 008 Abri-San Super 009 Forma-Exclusiv Super 021 Anaform JOUR PLUS 023 Euro-Form Extra 025 RIBOFORM extra 026 SANIFORM Extra 028 Euron Flex Compact Day Super 029 Sanette Super Dry Tag- Extra 035 MOLA-Vorlagen »Ultra« Nacht	SCA P. HARTMANN WITT ABENA FORMAZELL ID MEDICA EUROCARE RIBOTH SANITOP GVS ABSORIN HALSTRICK

Tab. 2.6.3: Aufsaugende Hilfsmittel zur Inkontinentenversorgung: Inkontinenzvorlagen (Fortsetzung)

Produktgruppe[1]	Material	Handelsbeispiele[2]	Hersteller
Anatomisch geformte Vorlagen, erhöhte Saug-leistung (Fortsetzung)		039 Forma-Exclusiv Formwindel plus	BRINKMANN
		040 Forma-Exclusiv Formwindel super	BRINKMANN
		041 Anaform-Anatomic Extra	ID MEDICA
		042 Forma-Exclusiv Formwindel super	BRINKMANN
		045 Humanus comfort Extra	NOBLE CARE
		046 Depend-Slip Extra Plus	HAKLE-KIMBERLY
		047 TENA comfort Plus	SCA
		048 KOLIBRI Formvorlage Extra	IGEFA
		049 Attends Vorlage 6 Extra Discrete	PAPER PAK
		050 Attends Vorlage 7 Super Discrete	PAPER PAK
		054 Forma-Exclusiv Super	ABENA
		063 CELANORM Tag	TYCO HEALTHCARE
		069 Vlesi-Form Elast Extra	VLESIA
		075 Anatomisch geformte Vorlage Plus	PARAM
		076 Anatomisch geformte Vorlage Extra	PARAM
– Anatomisch ge-formte Vorlagen, hohe Saug-leistung Gr. 3 (30x70cm) P. 15.25.01.2 ...	OS: Vliesstoff, Mitte: Zellstoff, Zellstoff-Flocken, Superabsorber, US: Folie	001 Moliform Extra	P. HARTMANN
		002 TENA comfort Super	SCA
		005 Anatomische Einlagen Nacht	ABENA
		006 Genopharm Formeinlage Gr. 3	WITT
		010 Forma-Exclusiv Extra	FORMAZELL
		013 TENA comfort Maxi	SCA
		014 Moliform Super	P. HARTMANN
		023 Anaform Nuit Plus	ID MEDICA
		026 EURO-FORM Super	EUROCARE
		029 RIBOFORM Super	RIBOTH
		030 SANIFORM Super	SANITOP
		032 Euron Flex Compact Night Super	GVS
		033 Euron Flex Compact Night Super plus	GVS
		034 Saniform Nacht Super Plus	SANITOP

Tab. 2.6.3: Aufsaugende Hilfsmittel zur Inkontinentenversorgung: Inkontinenzvorlagen (Fortsetzung)

Produktgruppe[1]	Material	Handelsbeispiele[2]	Hersteller
– Anatomisch geformte Vorlagen, hohe Saugleistung (Fortsetzung)		035 Sanette Super Dry	ABSORIN
		041 MOLA-Vorlagen	HALSTRICK
		»Ultra« Nacht Extra	
		045 Forma-Exclusiv	
		Formwindel extra	BRINKMANN
		047 Anaform-Anatomic	ID MEDICA
		Super	
		052 Humanus Comfort Super	NOBLE CARE
		053 Humanus Comfort	NOBLE CARE
		Maxi	
		054 Anaform-Anatomic	ID MEDICA
		Super Plus	
		057 KOLIBRI Formvorlage	IGEFA
		Super	
		058 KOLIBRI Formvorlage	IGEFA
		Spezial	
		059 Attends Vorlage 8	PAPER PAK
		Super Plus Discrete	
		060 Attends Vorlage 9	
		Maxi Discrete	PAPER PAK
		064 Forma-Exclusiv Extra	ABENA
		065 Forma-Exclusiv Nacht	ABENA
		072 CELANORM Nacht	TYCO HEALTHCARE
		074 Vlesi-Form Elast Super	VLESIA
		075 Vlesi-Form Elast Night	VLESIA
		081 Anatom. geformte	
		Vorlage SUPER	PARAM
– **Rechteckvorlagen** Gr. 1 (20 x 40 cm) P. 15.25.01.3 ...	OS: Vliesstoff, Mitte: Zellstoff, Zellstoff-Flocken, US: Folie		
		001 Molinea PLUS-D	P. HARTMANN
		Saugkissen Gr.1	
		003 Genopharm Einlage Gr.1	WITT
– **Rechteckvorlagen** Gr. 2 (20 x 60 cm) P. 15.25.01.4 ...	OS: Vliesstoff, Mitte: Zellstoff, Zellstoff-Flocken, US: Folie		
		000 Molinea Plus-D	
		Saugkissen Gr.2	P. HARTMANN
		001 MAXI Hygiene-Vorl.	SCA
		003 Genopharm Einlage Gr. 2	WITT
		009 Depend-Slip Normal	HAKLE-KIMBERLY

Tab. 2.6.3: Aufsaugende Hilfsmittel zur Inkontinentenversorgung: Inkontinenzvorlagen (Fortsetzung)

Produktgruppe[1]	Material	Handelsbeispiele[2]	Hersteller
Vorlagen für Urininkontinenz (anatomisch geformt, geringere Saugkapazität und Größe als anatomisch geformte Vorlagen) P. 15.25.01.**5** ...	OS: Vliesstoff, Mitte: Zellstoff, Zellstoff-Flocken, Superabsorber US: Folie	003 Conveen Einlagen Extra	COLOPLAST
		004 Conveen E. extra Plus	COLOPLAST
		005 GVS Vorlagen	GVS
		006 Daisy Einlage	B.BRAUN
		017 Abri-San Mini	ABENA
		019 TENA Lady Normal	SCA
		020 TENA Lady Extra	SCA
		022 Attends Discrete Vorlage 3 Normal	PAPER PAK
		027 Depend-Binde Normal	HAKLE-KIMBERLY
		028 Depend-Binde Extra	HAKLE-KIMBERLY
		029 Depend-B. Extra Plus	HAKLE-KIMBERLY
		030 Depend-Schutzbinde	HAKLE-KIMBERLY
		033 ANAFORM Mini	ID MEDICA
		035 EURO-FORM Normal	EUROCARE
		036 RIBOFORM normal	ROBOTH
		037 Saniform Mini	SANITOP
		039 Sanette Super Dry Midi	ABSORIN
		040 Conveen saugstarke Einlage Super	COLOPLAST
		042 Abri-San mini	BRINKMANN
		046 Attends Discrete Vorlage 4 Normal Plus	PAPER PAK
		047 Attends Discrete Vorlage 2 Mini Plus	PAPER PAK
		048 Molimed, Mini	P. HARTMANN
		049 Molimed Midi	P. HARTMANN
		051 TENA lady Mini Long	SCA
		052 Abri-San-Micro	ABENA
		055 HUMANUS Comfort Lady	NOBLE CARE
		056 HUMANUS Comfort Normal	NOBLE CARE
		057 Urimed Daisy Plus	B. BRAUN

windeln bei den Säuglingen. Merkmale der meisten Produkte sind:

- wiederverschließbare Klebestreifen
- anatomischer Beinausschnitt mit Beinbündchen
- Trockenvlies
- Zusatz eines Gelbildners.

Im Allgemeinen stehen drei Größen zur Verfügung, die sich auf Körperumfang und Gesamtflüssigkeits-Aufnahmevermögen beziehen:

- Größe 1 (klein):
  50 – 80 cm Umfang mind. 500 ml
- Größe 2 (mittel):
  70 – 110 cm Umfang mind. 750 ml

Tab. 2.6.3: Aufsaugende Hilfsmittel zur Inkontinentenversorgung: Inkontinenzvorlagen (Fortsetzung)

Produktgruppe[1]	Material	Handelsbeispiele[2]	Hersteller
Vorlagen für Urininkontinenz (Fortsetzung)		060 Suprima Slipeinlage	HERZLIEB
		061 TENA Comfort Mini Super	SCA
		062 TENA lady Super	SCA
		068 CELANORM Mini	TYCO HEALTHCARE
		069 CELANORM Mini Extra	TYCO HEALTHCARE
		070 CELANORM Midi	TYCO HEALTHCARE
		082 Molimed Micro	P. HARTMANN
		095 Attends soft 2 + Normal	PAPER PAK
		096 Attends soft 3 + Extra	PAPER PAK
Wiederverwendbare Vorlagen (waschbar) P. 15.25.01.6 ...	textile, waschbare Materialkombination mit Wäscheschutz	000 PADYCARE Vorlage »Lindau« Gr. S	TEX-A-MED
		001 PADYCARE Vorlage »Lindau« Gr. M	TEX-A-MED
		002 PADYCARE Vorlage »Lindau« Gr. L	TEX-A-MED
		003 PADYCARE Vorlage »Lindau« Gr. XL	TEX-A-MED
		004 PADYCARE Vorlage »Lindau«Gr. XXL	TEX-A-MED

[1] P. = Positionsnummern im Hilfsmittelindex. Die ersten 7 Ziffern geben eindeutig die Zuordnung zu den **Produktgruppen** des Hilfsmittelindex wieder. Die letzten drei Stellen sind für die einzelnen Produkte innerhalb der Gruppe vergeben.

[2] Es sind nur die Produkte aufgelistet, für die Pharmazentralnummern im Hilfsmittelindex angegeben sind.

- Größe 3 (groß):
  100 – 150 cm Umfang mind.1000 ml

Da Inkontinenzwindelhosen keine beträchtlich höhere Saugkapazität als anatomisch geformte Vorlagen haben, die Atmungsaktivität aber wesentlich geringer ist, sollten Windelhosen nur bei schwerer Inkontinenz, vor allem Stuhl- und Doppelinkontinenz verwendet werden.

Einen Übergang zwischen anatomisch geformten Vorlagen und Windelhosen stellen Produkte dar, bei denen trotz gleicher Saugkapazität wie bei Windelhosen durch einen Hüftbund auf den vollständigen Rundumverschluss verzichtet wird. Sie haben Positionsnummern im Hilfsmittelindex im Gegensatz zu den Windelhosen zum Einmalgebrauch, die wie normale Unterhosen an- und ausgezogen werden (Tab. 2.6.6).

Fixierhilfen für Inkontinenteneinlagen

Der Hilfsmittelindex führt unter der Positionsnummer 15.25.02 Netzhosen auf. Sie dienen der Fixierung von Vorlagen mit Wäscheschutz. Der Hilfsmittelindex unterscheidet zwei Größen. Größe 1 ist für einen Bauchumfang von 50 – 100 cm, Größe 2 für 100 – 150 cm passend. Da die Firmen oft innerhalb einer Gruppe mehrere Produkte anbieten, die sich in der Größe unterscheiden, kann für jeden Körperumfang die richtige Größe gefunden werden.

Nicht im Hilfsmittelindex sind Baumwollstretchhosen, die den normalen Unterhosen am ähnlichsten sehen und wie die Netzhosen der Fixierung von Vorlagen mit Wäscheschutz dienen.

Für Saugwindeln ohne Nässeschutz stehen Schutzhosen aus Plastik oder Baumwolle mit integrierter Feuchtigkeitssperre zur Verfügung. Letztere sind hautfreundlich und unauffällig und dienen auch manchem mobilen Inkontinenten zur Erhöhung der Auslaufsicherheit als Fixierhilfe einer Vorlage (Tab.2.7.2).

Tab. 2.6.4: Aufsaugende Hilfsmittel zur Inkontinenzversorgung: Inkontinenzwindelhosen

Produktgruppe[1]	Material	Handelsbeispiele[2]	Hersteller
Saugende Inkontinenzwindelhosen (Einmalgebrauch)	OS:Vliesstoff Mitte: Zellstoff, Zellstoff-Flocken, Superabsorber US: Folie	001 Attends Slip Normal, Super 9 Small	PAPER PAK
Größe 1 (50 – 80) cm Körperumfang P.15.25.03.**0** ...		002 Molicare Small	P. HARTMANN
		003 TENA slip Super Small	SCA
		004 TENA slip Plus Small	SCA
		008 Windelhose small	ABENA
		010 Genopharm Slip Gr. 1	WITT
		016 Molicare Super Plus Small	P. HARTMANN
		024 TENA slip Extra Small	SCA
		025 Euron Form Compact Small Super	GVS
		026 Euron Form Compact Small Super plus	GVS GVS
		027 ID-SLIP T1 Jour Plus	ID MEDICA
		028 URO-SLIP Gr. 1	AZK
		029 EURO-SLIP small	EUROCARE
		032 MOLA SECURA klein	HALSTRICK
		033 Formacare Slip junior	FORMAZELL

Tab. 2.6.4: Aufsaugende Hilfsmittel zur Inkontinenzversorgung: Inkontinenzwindelhosen (Fortsetzung)

Produktgruppe[1]	Material	Handelsbeispiele[2]	Hersteller
Saugende Inkontinenzwindel-hosen Größe 1 (Fortsetzung)		034 RIBOSLIP Small	RIBOTH
		035 Sanislip Small	SANITOP
		037 Elasto Slip Plus Small	ABSORIN
		041 Windelhosen Gr. 1	BEESE
		046 TENA slip Maxi Small	SCA
		047 Abri-Form Hosenwindel Small	BRINKMANN
		049 ID-SLIP T1 Nuit	ID MEDICA
		053 HUMANUS Comfort Slip Gr. 1 small	NOBLE CARE
		055 Molicare extra small	P. HARTMANN
		056 KOLIBRI Formslip small	IGEFA
		061 CELASTIC Windelhosen T1 Nacht extra	TYCO HEALTHCARE
		064 Vlesi Slip Small	VLESIA
		068 PARAM-Windelhose Tag	PARAM
Größe 2 70 – 110 cm Körperumfang P.15.25.03.**1**...	wie oben	000 Attends Slip Normal Super 9 Medium	PAPER PAK
		001 Molicare medium	P. HARTMANN
		002 TENA slip Super Medium	SCA
		003 TENA slip Plus Medium	SCA
		007 Windelhose medium super	FORMAZELL
		010 Genopharm Slip Gr. 2 Tag	WITT
		011 Genopharm Slip Gr. 2 Nacht	WITT
		022 Molicare Super Plus medium	P. HARTMANN
		037 Attends Slip Super 9 Extra Small	PAPER PAK
		040 Attends Slip Super Plus 10 medium	PAPER PAK
		041 ID-SLIP T2 Jour	ID MEDICA
		042 URO-SLIP Gr. 2	AZK
		043 EURO-SLIP Medium	EUROCARE
		046 MOLA SECURA Mittel	HALSTRICK
		047 RIBOSLIP Medium	RIBOTH
		048 SANISLIP Medium	SANITOP
		051 ID-SLIP T2 Jour Plus	ID MEDICA
		052 EURO-SLIP Medium Super	EUROCARE
		056 ID-SLIP T2 Nuit	ID MEDICA
		057 RIBOSLIP Medium-Super-Plus	RIBOTH
		058 SANISLIP Medium-Super-Plus	SANITOP

Tab. 2.6.4: Aufsaugende Hilfsmittel zur Inkontinenzversorgung: Inkontinenzwindelhosen (Fortsetzung)

Produktgruppe[1]	Material	Handelsbeispiele[2]	Hersteller
Saugende Inkontinenzwindel-hosen Größe 2 (Fortsetzung)		060 Euron Form Compact Medium Super Plus	GVS
		061 Euron Form Compact Large Super	GVS
		062 Euron Form Medium Extra	GVS
		063 Euron Form Medium Super	GVS
		064 Euron Form Medium Super Plus	GVS
		065 Elasto Slip Normal Medium	ABSORIN
		066 Elasto Slip Plus Medium	ABSORIN
		067 Elasto Slip Super Medium	ABSORIN
		076 Windelhosen Gr. 2	BEESE
		080 Erwachsenenhosenwindel SBS Gr.II	BARME
		081 TENA slip Maxi/Medium	SCA
		082 Formazell Hosenwindeln medium super	BRINKMANN
		084 T2 -Slip Medium	ID MEDICA
		088 Formazell Medium	ABENA
		089 Formazell Medium light	ABENA
		096 HUMANUS Comfort Slip Gr. 2 medium	NOBLE CARE
		100 KOLIBRI Formslip medium	IGEFA
		101 KOLIBRI Formslip spezialmedium	IGEFA
		107 HUMANUS Comfort Spezial-Slip medium	NOBLE CARE
		116 CELASTIC Windelhosen hosen T2 Nacht super	TYCO HEALTHCARE
		123 Vlesi-Slip medium	VLESIA
		134 Windelhose mit Super-absorber Plus Gr. 2	PARAM
		135 PARAM Windelhose Nacht mittel Gr. 2	PARAM
		149 TENA flex Super M	SCA
		150 TENA flex Plus M	SCA
		154 Attends Slip Extra 8 Medium	PAPER PAK
		155 Attends Slip Special Care 10 Medium	PAPER PAK
		165 TENA flex Maxi M	SCA
Größe 3 100 – 150 cm Körperumfang P.15.25.03.2 ...	wie oben	000 Attends Slip Normal Super 9 Large	PAPER PAK
		001 Molicare Large	P. HARTMANN
		002 TENA slip Super Large	SCA
		003 TENA slip Plus Large	SCA
		011 Genopharm Slip Gr. 3 Tag	WITT
		012 Genopharm Slip Gr. 3 Nacht	WITT

Tab. 2.6.4: Aufsaugende Hilfsmittel zur Inkontinenzversorgung: Inkontinenzwindelhosen (Fortsetzung)

Produktgruppe[1]	Material	Handelsbeispiele[2]	Hersteller
Saugende Inkontinenzwindel-hosen Größe 3 (Fortsetzung)		019 Molicare Super Plus Large	P. HARTMANN
		032 Attends Slip Super Plus 10 Large	PAPER PAK
		033 ID-SLIP T3 Jour	ID MEDICA
		034 URO-SLIP Gr.3	AZK
		035 EURO-SLIP Large	EUROCARE
		039 MOLA SECURA Groß	HALSTRICK
		040 RIBOSLIP Large	RIBOTH
		041 SANISLIP Large	SANITOP
		043 ID-SLIP T3 Jour Plus	ID MEDICA
		044 EURO-SLIP Large Super	EUROCARE
		048 ID-SLIP T3 Nuit	ID MEDICA
		049 RIBOSLIP Large Super-Plus	RIBOTH
		050 SANISLIP Large Super-Plus	SANITOP
		052 Euron Form Large Extra	GVS
		053 Euron Form Large Super	GVS
		054 Euron Form Large Super Plus	GVS
		056 Elasto Slip Super Large	ABSORIN
		064 Windelhosen Gr. 3	BEESE
		068 Erwachsenenhosenwindel SBS-Gr.III	BARME
		069 TENA slip Maxi Large	SCA
		070 Formazell Hosenwindel Large super	BRINKMANN
		075 Formazell Large	ABENA
		076 Formazell Large light	ABENA
		081 T3 Slip Large	ID MEDICA
		084 HUMANUS Comfort Slip Gr. 3/large	NOBLE CARE
		087 ID-SLIP T4 Nuit (Xlarge)	ID MEDICA
		090 KOLIBRI Formslip large	IGEFA
		091 KOLIBRI Formslip speziallarge	IGEFA
		096 HUMANUS Comfort Spezial-Slip large	NOBLE CARE
		099 Elasto Slip Plus Large	ABSORIN
		102 Sanette Super Dry Nacht extra Large super	ABSORIN
		108 CELASTIC Windelhosen hosen T3 Super extra	TYCO HEALTHCARE
		109 CELASTIC Windelhosen T3 Nacht Super	TYCO HEALTHCARE
		110 CELASTIC Windelhosen T4 Super extra	TYCO HEALTHCARE
		117 Vlesi-Slip Large	VLESIA
		128 PARAM Windelhose large Gr. 3	PARAM

Tab. 2.6.4: Aufsaugende Hilfsmittel zur Inkontinenzversorgung: Inkontinenzwindelhosen (Fortsetzung)

Produktgruppe[1]	Material	Handelsbeispiele[2]	Hersteller
Saugende Inkontinenzwindelhosen Größe 3 (Fortsetzung)		129 PARAM-Windelhose Nacht groß Gr. 3	PARAM
		147 TENA flex Super L	SCA
		151 Attends Slip Extra 8 Large	PAPER PAK
		152 Attends Special Care 10 Large	PAPER PAK
		153 Attends Special Care 10 Extra Large	PAPER PAK
		157 TENA flex Plus L	SCA
		168 TENA flex Maxi L	SCA

[1] P. = Positionsnummern im Hilfsmittelindex. Die ersten 7 Ziffern geben eindeutig die Zuordnung zu den **Produktgruppen** des Hilfsmittelindex wieder. Die letzten drei Stellen sind für die einzelnen Produkte innerhalb der Gruppe vergeben.
[2] Es sind nur die Produkte aufgelistet, für die Pharmazentralnummern im Hilfsmittelindex angegeben sind.

Tab. 2.6.5: Waschbare Inkontinenzslips

Produktgruppe[1]	Material	Handelsbeispiele[2]	Hersteller
Wiederverwendbare Windelhose Größe 1 P.15.25.03.**3** ...	waschbares Material	000 PADYCARE Windelhose Modell Hof, Gr. S	TEX-A-MED
Größe 2 P.15.25.03 **4** ...	wie oben	000 PADYCARE Windelhose Modell Hof, Gr. M	TEX-A-MED
		001 PADYCARE Windelhose Modell Hof, Gr. L	TEX-A-MED
Größe 3 P.15.25.03.**5** ...	wie oben	000 PADYCARE Windelhose Modell Hof, Gr. XL	TEX-A-MED
		001 PADYCARE Windelhose Modell Hof, Gr. XXL	TEX-A-MED

Weitere Hersteller von wiederverwendbaren Inkontinentenhosen sind PRO-CARE (im Hilfsmittelindex ohne PZN mit SECOsafe gelistet) sowie ohne Aufnahme im Hilfsmittelindex Smiths Medical (Kylie-Slips div.).

[1] P. = Positionsnummern im Hilfsmittelindex. Die ersten 7 Ziffern geben eindeutig die Zuordnung zu den **Produktgruppen** des Hilfsmittelindex wieder. Die letzten drei Stellen sind für die einzelnen Produkte innerhalb der Gruppe vergeben.
[2] Es sind nur die Produkte aufgelistet, für die Pharmazentralnummern im Hilfsmittelindex angegeben sind.

Tab. 2.6.6: Windelhosen zum Einmalgebrauch in Schlupfform (nicht Hilfsmittelindex)

Produktgruppe[1]	Handelsbeispiele[2]	Hüftumfang in cm	Hersteller
Windelhosen in Schlupfform	Molicare mobile		P. HARTMANN
	Gr. 1 small	50 – 80	
	Gr. 2 medium	70 – 100	
	Gr. 3 large	90 – 130	
	TENA pants Plus		SCA
	Extra Small	50 – 70	
	Small	65 – 85	
	Medium	80 – 110	
	Large	100 – 135	
	TENA pants Discreet		SCA
	M	75 – 100	
	L	95 – 125	

Tab. 2.7.1: Netzhosen

Produktgruppe[1]	Handelsbeispiele[2]	Hersteller
Netzhosen Größe 1 (50 – 100 cm Bauchumfang) P. 15.25.0**2.0**	001 Attends Fixierhosen Medium	PAPER PAK
	003 TENA fix normal	SCA
	004 Molipants Gr. 1 large	P. HARTMANN
	005 TENA fix comfort small und medium	SCA
	006 Netzhose Gr. 1	RUSSKA
	009 Genopharm Elastic Fixierslip	WITT
	013 Elastische Netzhöschen Gr .1	NOBLE CARE
	021 BRINKMANN Fixierhosen medium grün	BRINKMANN
	023 Suprima Netzhöschen medium	HERZLIEB
	032 Attends Stretchfit Hose small	PAPER PAK
	033 Attends Stretchfit Hose medium	PAPER PAK
	034 Netzhosen Convenience Gr.1	CARETEX
	036 Urimed Fixierhöschen Gr.1	B.BRAUN
	037 Netzhosen Comfort Line small / medium	WINKLER ELASTIK
	038 Netzhosen Comfort Plus small / medium	WINKLER ELASTIK
	039 Netzhosen Standard Classic small /medium	WINKLER ELASTIK
	041 Netzhosen Standard Economy small / medium	WINKLER ELASTIK
	045 Netzhosen Comfort Leggy small / medium	WINKLER ELASTIK
	046 Protea elast. Netzhose ALLROUND medium	ID MEDICA
	047 Protea elast. Netzhose PANTY medium	ID MEDICA
	048 Protea elast. Netzhose SAFE medium	ID MEDICA
	049 Molipants 2000 medium	P. HARTMANN
	050 Molipants comfort small /medium	P. HARTMANN
	053 Netzhosen Comfort Super small / medium	WINKLER ELASTIK
	055 Attends Fixierhose Small	PAPER PAK

Tab. 2.7.1: Netzhosen (Fortsetzung)

Produktgruppe[1]	Handelsbeispiele[2]	Hersteller
Fortsetzung Netzhosen	001 TENA fix extra Netzhose Standard	SCA
Größe 2	002 Molipants Gr. 2 xlarge	P. HARTMANN
(100 – 150 cm	003 Conveen Netzhose	COLOPLAST
Bauchumfang)	004 TENA fix comfort Netzhose large und xlarge	SCA
P. 15.25.0**2**.1	005 Netzhose Gr. 2 Russka	RUSSKA
	008 Attends Fixierhosen Extra Large	PAPER PAK
	009 Genopharm Elastic-Fixierslip	WITT
	012 Elastische Netzhöschen Gr. 2	NOBLE CARE
	021 BRINKMANN Fixierhosen, large blau	BRINKMANN
	023 Suprima Netzhöschen Gr. maxi	HERZLIEB
	031 Attends Stretchfit Hose Large	PAPER PAK
	032 Netzhosen Convenience Gr. 2 large	CARETEX
	034 Urimed Fixierhöschen Gr. 2 extra	B. BRAUN
	035 Netzhose Comfort Line large / extra large	WINKLER ELASTIK
	036 Netzhose Comfort Plus large / extra large	WINKLER ELASTIK
	037 Netzhose Standard Classic large / extra large	WINKLER ELASTIK
	040 Netzhose Standard Economy large / extra large	WINKLER ELASTIK
	044 Netzhose Comfort Leggy large /	WINKLER ELASTIK
	extra large / extra extra large	
	048 Molipants 2000 large / xlarge / xxlarge	P. HARTMANN
	049 Molipants Comfort large / xlarge	P. HARTMANN
	052 Netzhose Comfort Super large /	
	xlarge / xxlarge	WINKLER ELASTIK
	154 Attends Fixierhose Large[1]	PAPER PAK

[1] P. = Positionsnummern im Hilfsmittelindex. Die ersten 7 Ziffern geben eindeutig die Zuordnung zu den **Produktgruppen** des Hilfsmittelindex wieder. Die letzten drei Stellen sind für die einzelnen Produkte innerhalb der Gruppe vergeben.

[2] Es sind nur die Produkte aufgelistet, für die Pharmazentralnummern im Hilfsmittelindex angegeben sind.

Tab. 2.7.2: Fixierhosen ohne Positionsnummer im Hilfsmittelindex

Produktgruppe[1]	Handelsbeispiele	Hersteller
Fixierhosen anstelle von Netzhosen nicht im Hilfsmittel- index	Molipants Cotton small/ medium / large/ xlarge TENA fix Cotton Special S/M, L/XL, XXL	P. HARTMANN SCA
Schutzhosen mit Feuchtigkeitssperre nicht im Hilfsmittel- index	body guard, div. Suprima Slips, div. Spring- Inkontinentenhosen und Slips; div.	HERZLIEB HERZLIEB SPRING MEDICAL

WUNDVERSORGUNG

Das Ziel jeder Wundversorgung ist, Sekret aufzunehmen und die Wundheilung optimal zu unterstützen. Dazu zählt, die Wunde vor schädigenden Einflüssen der Außenwelt zu schützen. Dies geschieht üblicherweise mit einer Kompresse, die mit einer geeigneten Fixierhilfe befestigt wird, oder mit einer Wundauflage, die selbst haftet.

Die wichtigsten Anforderungen an einen Wundverband sind
• Schutz der Wunde vor Sekundärinfektion und weiterer Verletzung
• Schaffung eines günstigen Heilklimas
• Schmerzloser Verbandwechsel ohne erneute Verletzung der Wunde.

Nach der Art der Wundversorgung könnte man heute unterscheiden:
• austrocknende Versorgung frischer oder infizierter Wunden mit inaktiven Wundauflagen
• feuchthaltende Versorgung chronischer und schlecht heilender Wunden mit interaktiven Wundauflagen.

Inaktive Wundauflagen sind alle traditionellen textilen Kompressen, die vornehmlich austrocknend wirken oder die als Trägermaterial für Salben oder Flüssigkeiten eingesetzt werden. Sie bestehen – mit Ausnahme der reinen Mull-, Vliesstoff- oder Salbenkompressen – aus einer Wundkontaktschicht, die mit einer Saugschicht kombiniert ist. Damit die Kompresse mit der Wunde nicht verklebt, ist die Wundkontaktschicht meist hydrophob, während die Saugschicht absorbierende Eigenschaften hat. Das Wundsekret wird über die Kontaktschicht in das Kompresseninnere geleitet, die Wunde somit trockengelegt.

Eine spezielle Bakterienbarriere ist meist nicht integriert. Die Stärke der Kompresse und Faserdichtigkeit einerseits sowie Menge des Exsudats andererseits haben Einfluss auf Gasaustausch, Wärmezustand der Wunde und Durchlässigkeit für Bakterien. Zusätzlich hat bei der traditionellen Wundversorgung die Art der Fixierung der Kompresse Einfluss auf die Bakteriendurchlässigkeit.

Interaktive Wundauflagen sind hydroaktive Wundauflagen, die eine **feuchte Wundbehandlung** ermöglichen.

Zu ihnen zählen vor allem die Hydrokolloid- und Hydrogelkompressen. Sie bestehen aus natürlichen, halbsynthetischen oder synthetischen Makromolekülen, die auf der Wunde haften und die Wundsekret unter Gelbildung aufnehmen. Diese Wundauflagen haben eine semipermeable Außenschicht, die einen geringen Gasaustausch ermöglicht, aber wasserdicht und bakteriendicht ist.

Hydroaktive Wundauflagen sorgen für ein feuchtes Milieu und erhalten die Wundtemperatur annähernd auf dem Niveau der Körpertemperatur. Zellwanderung, Zellvermehrung und enzymatische Vorgänge werden dadurch begünstigt. Die Viskosität des Wundsekrets wird herabgesetzt und dieses von den Makromolekülen aufgenommen. Mit aufgenommene Wachstumsfaktoren und Enzyme werden der Wunde jedoch nicht wie bei der herkömmlichen Wundversorgung entzogen, sondern bleiben in Wechselwirkung mit der Wunde. Eine Verbanderneuerung erfolgt seltener und nahezu schmerzlos.

Der pH-Wert wird im leicht Sauren gehalten, was das Mikroorganismenwachstum erschwert, die Sauerstoffabgabe aus dem Hämoglobinkomplex ins Gewebe jedoch erleichtert sowie das Wachstum der Epithelzellen stimuliert.

Ein Schorf bildet sich unter diesen Wundauflagen nicht. Kontraindiziert sind diese Wundauflagen bei stark infizierten Wunden und bei extremer Exsudation. Bei Patienten, die an einer Immunsuppression oder an Diabetes mellitus leiden, sollten ebenfalls keine Okklusivverbände angelegt werden.

Alle Wundauflagen sollten folgende Eigenschaften haben:

- steril sein
- mit der Wunde nicht verkleben
- saugen und polstern
- reizlos sein
- sich plan auflegen lassen.

Begründung

Um den Heilverlauf nicht zu verzögern, dürfen auch über das Kompressenmaterial keine Keime eingeschleppt werden. Die meisten Kompressen werden deshalb steril oder für den Großbedarf in sterilisierfähigen Packungen angeboten. Unsteril sind dagegen Wundauflagen in den üblichen Pflastern sowie alle Wundauflagen, die als Meterware angeboten werden.

Verklebt eine Kompresse mit der Wunde, erfolgt einerseits ein schmerzhafter Verbandwechsel, andererseits werden bei Abnahme des Verbandes frisches Granulationsgewebe und Epithelsäume mit abgerissen, was den Heilprozess erheblich irritieren kann. Zugleich erhöht sich das Infektionsrisiko. Bei textilen, inaktiven Wundauflagen kann die Verklebungstendenz durch Verwendung hydrophober Synthesefasern in der Wundkontaktschicht oder durch Hydrophobierung saugender Fasern mit Aluminium oder Salbenauftrag minimiert werden. Das Sekret muss jedoch Zugang zum Saugkissen haben. Dies geschieht durch einen Anteil saugender, als Docht wirkender Fasern oder durch Poren in der Wundkontaktschicht. Zu beachten ist jedoch, dass über **große** Poren in der Wundkontaktschicht bei längerer Verweildauer dieser Wundauflagen ein punktuelles Verkleben durch Einwachsen von Granulationsgewebe oder Aufnahme von proteinhaltigem Exsudat möglich ist. Letzteres schließt beim Austrocknen den Verband in den Wundschorf mit ein.

Sind die Poren der Wundauflage jedoch zu klein, kann viskoses Sekret, wie es bei infizierten oder geschwürigen Wunden beobachtet wird, die Wundkontaktschicht nicht überwinden und führt zu einer starken Mazeration und Entzündung mit negativem Einfluss auf die Wundheilung.

Hydrokolloide in hydroaktiven Wundauflagen bilden mit dem Wundsekret ein Gel, das sich von der Wunde weitgehend schmerzlos abtrennen und abspülen lässt. Ist jedoch zu wenig Wundsekret vorhanden, um ein Gel zu bilden, könnte bei diesen Kompressen auch ein heilungsirritierender Effekt eintreten. Aus diesem Grund stehen jetzt neben den Hydrokolloidkompressen so genannte Hydrogelkompressen zur Verfügung, die bereits einen geringen Wassergehalt aufweisen und für Wunden mit geringer Sekretion besser geeignet sind und auch länger auf der Wunde verweilen können.

Der Saugkörper in Wundauflagen soll das Wundsekret abziehen, das zuerst aus Blut, dann Blutplasma, Gewebetrümmern, Gewebsflüssigkeit und Produkten, die mit der Wundreinigung durch Phagozytose und Proteolyse zusammenhängen, besteht. Durch Aufnahme des Wundsekrets wird eine Mazeration der Wunde und Wundumgebung verhindert. Auch soll die physiologische Wundreinigung angeregt werden, die Voraussetzung für die Gewebsneubildung ist.

Neben der Sauggeschwindigkeit spielt die Saugkapazität und die Saugrichtung eine Rolle. In Verbandwatte, Verbandzellstoff oder Nadelvliesstoff findet man geeignete Saugmaterialien, die gleichzeitig die Wunde gut polstern und damit vor Stoß schützen, die aber wegen ihrer Neigung, mit der Wunde zu verkleben, nie direkt auf die Wunde gebracht werden dürfen. Man findet sie aber häufig in Kombination mit einer hydrophoben Wundkontaktschicht. Hydroaktive Wundauflagen zeigen unter der Folie durch Blasenbildung an, wann ein Verbandwechsel erforderlich ist.

Die Anforderung bezüglich Reizlosigkeit hängt mit der Herstellung und mit den Materialeigenschaften zusammen. Gereizt wird die Wunde z. B. durch einzelne Fasern, die sich aus dem Verbund lösen oder beim Verbandwechsel abreißen und in der Wunde verbleiben.

Viskosefasern haben z. B. eine geringere Reißfestigkeit, vor allem Nassreißfestigkeit als Baumwollfasern.

Bei Alginatfasern, die mit Wundsekret ein Gel bilden, tritt dann ein Fremdkörperreiz ein, wenn zu wenig Sekret vorhanden ist und Fasern in der Wunde verbleiben.

Bei den Salbenkompressen soll die Verwendung nicht reizender Salbengrundlagen oberstes Gebot sein.

Eine plane Auflage auf der Wunde ist nötig, damit das Wundsekret überall gleich gut abgezogen wird. Dünne Wundauflagen, besonders Mull, schmiegen sich besser an als sehr dicke Saugpolster.

Einen bedeutenden Einfluss hat hier die Verbandfixierung. Großflächige Fixierpflaster oder Fixierbinden unterstützen die plane Auflage besser als z. B. Heftpflasterstreifen.

Als Wundauflagen dienen
- Kompressen mit getrennter Fixierung
- selbsthaftende Kompressen
- Kompressen auf Pflastern: Wundschnellverbände.

3.1 Kompressen

Man versteht darunter Wundauflagen in verschiedenen Formaten. Kompressen kommen heute meist sterilisiert, einzeln oder zu zweit versiegelt in so genannten Peelpackungen (»Schälpackungen«) in den Handel.

Dies sind Packungen, bei denen durch Auseinanderziehen zweier Laschen die Siegelnähte geöffnet werden. Ein mögliches Verletzen der Kompresse oder das Einschleppen von Keimen durch eine Schere wird dadurch vermieden.

3.1.1 Verbandmull

Ein lockermaschiges Baumwollgewebe ist Ausgangsmaterial für die Herstellung von Verbandmull und Mull-Kompressen.

Während die Mull-Kompressen gebrauchsfertige Wundauflagen darstellen, die meist steril in den Handel kommen, ist Verbandmull unsteril und dient vor allem als Salben- und Medikamententräger sowie zum Auftragen von Desinfektionsmitteln.

Verbandmull besteht überwiegend aus einem 20-fädigen Mullgewebe von 80 cm Breite und wird meist 8fach auf 10 cm Breite gelegt. Längen von ein bis 40 m kommen in Zickzack-Lagen, gerollt oder in großen Lagen in den Handel. Eine hygienische Aufbewahrung gewährleisten bis zu einer Länge von 10 m Klarsichtspender.

Tab. 3.1: Handelsbeispiele für Verbandmull

Verbandmull DIN 61630-VM 20
ZZ, gerollt oder in Lagen: 80 cm breit, 8fach gelegt auf 10 cm, 1 m / 2 m / 5 m / 10 m / 20 m / 40 m / 200 m 100 cm / 120 breit, 20 m / 40 m lang 6 cm / 8 cm / 10 cm breit, 5 m lang

Verbandmull nach DIN 61 630

Verbandmull, der der Norm entspricht, trägt die Abkürzung DIN 61 630 – VM und nachstehend die Fadenzahl. (Tab. 3.1)

Besondere Verbandmullprodukte
(Tab. 3.2)

- **Mit Röntgenkontrastmittel**
  Ein bei einer Operation im Körper des Patienten vergessener Verbandmull, der einen bariumsulfat-haltigen Faden eingearbeitet hat, kann später auf dem Röntgenbild lokalisiert werden.

- **Bauchtücher aus Verbandmull**
  Sie werden in verschiedenen Größen, Lagen und Farben mit Röntgenkontrastfaden angeboten.

- **Krausgewobener Mull**
  Sehr locker gewebter Mull mit leicht gekräuselten Kettgarnen führt zu einem Produkt, das sich der Anatomie gut anpasst und mit dem Zirkulärtouren angelegt werden können. Dieser Mull entspricht nicht der Norm 61 630.

- **Mulltupfer**
  Sie werden aus Verbandmull hergestellt und verschieden zusammengefal-

tet. Sie kommen steril und unsteril in den Handel sowie mit oder ohne Röntgenkontrastfaden. Sie werden im OP, aber auch in der Arztpraxis und der Krankenpflege zum Abtupfen und Auftragen von Desinfektionslösungen oder Arzneimitteln verwendet.

Man unterscheidet

Krüllgazetupfer: Sie sind sehr locker gefaltet.

Schlinggazetupfer (Kugeltupfer): Sie sind fest gefaltet oder haben einen Schutzring und werden in verschiedenen Größen hergestellt, z. B. haselnussgroß, walnussgroß, pflaumengroß, eigroß und extragroß. Kleine Tupfer werden als Dento-Tupfer bezeichnet.

Präpariertupfer: Sie sind sehr fest verschlungen und werden klein, mittel oder groß hergestellt.

Spitztupfer: Sie werden auch als Gehörgangtupfer bezeichnet und klein bzw. groß hergestellt.

- **Tamponadebinden, Tamponadestreifen und Schlauchgaze**
  Tamponadebinden sind schmale 22- oder 24-fädige Mullbinden mit Webkante, für die es nach DIN 61 635 Vorschriften gibt. Als Werkstoff lässt die Norm 61 635 nur Baumwolle zu. Da Tamponadebinden wie auch die Tamponadestreifen und die Schlauchgaze zum Tamponieren von Wundhöhlen dienen, sind sie hier aufgeführt. Tamponadestreifen sind 4-fach gelegte Mullstreifen. Schlauchmull, auch Schlauchgaze genannt, ist ein nahtloses, nicht fransendes Produkt. Schlauchgaze darf nicht mit den gestrickten Schlauchverbänden verwechselt werden, die der Fixierung dienen.

Tab. 3.2: Verbandmull-Produkte

Handelsbeispiele	Hersteller	Handelsbeispiele	Hersteller
1. Verbandmull gerollt in Spenderbox		• **Schlinggazetupfer mit Röntgenkontrastmittel**	
Askina Verbandmull gerollt	BB	Gazin Tupfer mit Röntgen-kontrastfaden	LR
		X-RAY-Mulltupfer	No
		X-RAY-Ringtupfer	No
Gazin-Verbandmull	LR	Telasling	PH
Mullro	PH	• **Präpariertupfer mit Röntgenkontrastmittel**	
NOBAMULL	No	X-Ray-Präpariertupfer	No
Palma Verbandmull gerollt	Er	Telaprep	PH
YPSIGAZE VM gerollt	Hh		
2. Bauchtücher aus Verbandmull mit Röntgenkontrastmittel		• **Spitztupfer**	
Telatrast Bauchtücher	PH	NOBA-Gehörgangtupfer	No
		-X-RAY-Gehörgangt.	No
		Pagalong	PH
3. krausgewobener Mull		**5. imprägnierter Verbandmull, MB zur Tamponade, Tamponadestreifen und Tupfer**	
Kerlix Rolle	Ty		
Mullix	PH		
4. Mulltupfer		• **Clauden** (konserv. mit Clioquinol)	
• **Krüllgazetupfer**		Clauden-Gaze /-Gazebinden / -Nasentamponaden /-Schlauchgaze	LR
NOBA-Krüllgazetupfer	No		
• **Schlinggazetupfer oder Tupfer mit Schutzring ohne Röntgenkontrastmittel**		• **mit Jodoform**	
Askina Schlingazetupfer	BB	Jodotamp 50 mg Tamponadestreifen	No
Gazin-Tupfer	LR	• **mit Carbogel oder anderen indifferenten Salbengrundlagen**	
Gazomull Schlinggazetupfer	BSN	Lohmann Vaseline-Tamponadestreifen	LR
Mulltupfer	BSN	Tampograss	PH
NOBA-Mulltupfer	No		
NOBA-Ringtupfer	No		
Pagasling	PH		
Palma Schlinggazetupfer	Er		
Urgotupfer	Ug		
Firmenverzeichnis siehe unter Abkürzungen			

- **Imprägnierter Verbandmull, Schlauchgaze und Tamponadestreifen**
Verbandmull wird von Herstellern auch mit Arzneimitteln imprägniert, z. B. Clauden, oder Jodoform. Häufig wird bei den Handelsausführungen dabei die alte Bezeichnung »Gaze« für Verbandmull verwendet, z. B. Clauden-Gaze. Ebenso werden ein bis fünf cm breite Tamponadestreifen oder Gazebinden mit Arzneimittelzusatz oder Vaselin angeboten.

- **Resorbierbarer Mull**
Dieses im Aussehen dem Verbandmull ähnliche Produkt wird aus Baumwollfasern durch Oxidation hergestellt. Die entstehende Polyglucuronsäure wird in die physiologisch indifferente resorbierbare Calciumverbindung überführt (Tab. 3.3).

3.1.2 Mullkompressen

Mullkompressen (Tab 3.3) unterscheiden sich in folgender Hinsicht:
- **Fadenzahl:** Mullkompressen sind meist 17-fädig, einfache Kompressen manchmal 20-fädig. Bei Nabelkompressen wird zudem 24-fädiger Verbandmull, bei Augenkompressen 28-fädiger Mull verwendet.
- **Lagenzahl und Größe:** Es sind 8fach, 12fach oder 16fach gefaltete Kompressen in den Größen 5 × 5 cm, 7,5 × 7,5 cm, 10 × 10 cm, 10 × 12,5 cm und 10 × 20 cm handelsüblich. Durch entsprechendes Aufklappen vergrößert sich jeweils die Abdeckfläche. Bleibt die Kompresse gefaltet oder wird sie bei Verwendung zusätzlich geknickt, erhöht sich die Saugkapazität und der Schutz vor Stoß und Druck wird besser.

- **Falttechnik:** Vor dem Falten der Mullkompressen können die Längskanten um einen schmalen Rand umgeknickt werden. Bei den OP-Kompressen und denen mit Handelsnamen sind die eingeschlagenen Schnittkanten üblich, wobei ein volles Aufklappen mit geringer Gefahr störender Fäden möglich ist (Abb. 7).

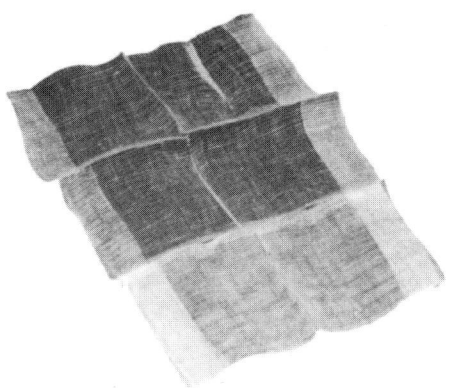

Abb.7: Kompresse mit eingeschlagenen Schnittkanten

- **Steril/Unsteril:** Sterile Mullkompressen sind meist zu zweit in Peelpackungen enthalten, während die unsterilen Kompressen in sterilisierfähigen Packungen meist zu 100 Stück enthalten sind.
- **Röntgenkontrastmittel:** In Kompressen, die im OP verwendet werden, kann ein bariumsulfat-haltiger Faden eingearbeitet sein.

Rezeptbeispiele mit Erläuterung

a) 5 × 2 Gazin-Kompressen [LR]
5 × 5 cm
Aus dieser Angabe kann folgendes entnommen werden:

Tab. 3.3: Handelsbeispiele für Mullkompressen

Handelsbeispiele	Hersteller
1. Mullkompressen ohne Röntgenkontrastmittel	
amicus Mull-Steril-Kompressen	Mi
Askina Mullkompressen	BB
DRACOFIX ES-Kompressen	Au
Erena Mullkompressen	Er
ES-Kompressen	PH
Gazin Kompressen	LR
Gazomullkompresse	BSN
NOBACOMP unsterile Kompressen	No
STADAmed Sterile Kompresse	STADA
URBA Mullkompressen	Te
URGO Mullkompressen	Ug
YPSIPAD Mullkompressen	Hh
2. Mullkompressen mit Röntgenkontrastmittel	
Telacomp	PH
X-RAY-Mullkompressen	No
3. Nabelkompressen	
Bambino Nabelkompresse	LR
ES-Nabelkompresse	PH
4. Schlitzkompressen	
Peha-Schlitzkompresse	PH
5. Resorbierbarer Mull	
TABOTAMP	J&J
Firmenverzeichnis siehe unter Abkürzungen	

Die Kompressen sind zu zweit steril eingesiegelt und sind 5 × 5 cm groß. Indirekt zu ersehen ist die Fadenzahl (17), eingeschlagene Schnittkanten und die Lagenzahl. Sie ist üblicherweise 8, falls nichts anderes angegeben ist. Bei ES-Kompressen [PH] deutet der Name auf die eingeschlagenen Schnittkanten.

b) 1 × 100 Mulpa Großkompressen [PH] 10 × 20 cm 16-fach
Neben den eindeutigen Angaben ist zu ersehen, dass die Kompressen unsteril

zu 100 verpackt sind. Die Fadenzahl ist 20.

Besondere Mullkompressen

• **Nabelkompressen:** Als Nabelkompresse kann jede normale Mullkompresse verwendet werden. 4fach gelegte Kompressen von 6 × 6 cm Größe aus 24-fädigem Mull in sterilen Packungen mit 15 Stück werden häufig als Nabelkompressen angeboten.

• **Schlitzkompressen:** Wunden, in denen sich Drainage-Schläuche befinden, werden mit Kompressen, die eine schlitzförmige Öffnung haben, abgedeckt. Ähnliche Kompressen werden beim Kehlkopflosen auf das Tracheostoma aufgelegt, durch die die Trachealkanüle das Atmen ermöglicht.

3.1.3 Mull-Kombinationen

Mull-Watte-Kombinationen

Hierzu zählen
• Mull-Watte-Kompressen
• Verbandpäckchen
• Augenkompressen.

Eigenschaften
Alle Mull-Watte-Produkte saugen und polstern gut und bieten besonderen Schutz gegenüber Stoß und Druck.

Mull-Watte-Kompressen (»Kompressenstoff«): 40 oder 45 cm breite Wattelagen sind beidseitig von Mull umgeben. Mull-Watte-Kompressen sind unsterile Produkte, die vor allem zu Umschlägen und Polsterverbänden verwendet werden.

Verbandpäckchen (Abb. 8): Herkömmliche Verbandpäckchen bestehen aus einer Mull-Watte-Kompresse, die auf einer Mullbinde aufgenäht ist. Sterile Verbandpäckchen sind in jedem Verbandkasten enthalten und unterliegen der Norm 13151.

Die DIN 13151 lässt jetzt anstelle der Mull-Watte-Kompresse auch andere Kompressen und anstelle der Mullbinde elastische Fixierbinden zu.

Verbandpäckchen gibt es in den Größen
- **K** (klein): Kompressengröße 60 × 80 mm
- **M** (mittel): Kompressengröße 80 × 100 mm
- **G** (groß): Kompressengröße 100 × 120 mm.

Für die Bundeswehr werden die Verbandpäckchen mit einer zweiten verschiebbaren Kompresse hergestellt. Diese dienen bei Durchschüssen an den Gliedmaßen zum Bedecken beider Wundflächen bzw. zur Anlage eines Druckverbandes. Ein besonderes Verbandpäckchen stellt auch ein »Druckverbandpäckchen« dar, bei dem ein elastisches Druckpolster bei stark blutenden Verletzungen die Blutstillung fördert (Sö).

Augenkompressen (Tab. 3.4): Es handelt sich um ovale Kissen aus Mull-Watte oder Vliesstoff-Watte. Einfache Augenkompressen haben eine doppelseitige Mullauflage, andere haben eine beidseitig geschlossene Mullumhüllung, die an den Rändern oft abgesteppt ist. Statt Mull kann eine Vliesstoffumhüllung mit Rundumverschluss das Wattekissen umgeben.

Ist diese Vliesstoffumhüllung aluminiumbedampft, so besteht nur geringe Neigung, mit Sekreten zu verkleben.

Augenkompressen werden im Allgemeinen mit Heftpflasterstreifen oder mit einer Augenbinde fixiert. Gebrauchsfertige Augenverbände sind solche, bei denen die Kompresse auf einer kleinen elastischen Fixierbinde angenäht oder auf einem Pflasterstoff mit klebenden Streifen angebracht ist.

Tab. 3.4: Augenkompressen

Handelsbeispiele	Hersteller
mit beiseitiger Mullauflage	
DRACO-Augenkompressen	Au
Pro-ophta-Kompressen	LR
YPSIPAD Augenkompressen	Hh
mit Mullumhüllung / abgesteppten Rändern	
Eycopad	PH
DRACOSTEPP	Au
NOBA-Augenkompressen	No
mit Vliesumhüllung und Rundumverschluss	
Askina Ocula Augen-kompressen	BB
DRACO-Ocul Augenkompressen	Au
NOBALUMENAL Augenkompressen	No
Pro-ophta-Kissen	LR
mit aluminiumbedampftem Vliesstoff	
DuOcul	Sö
mit zusätzlicher Fixierbinde	
werola-Augenverband	We
mit Pflasterstreifen Kleberand	
Pro-ophta-Augenverband K	LR
RUDACULAR	No
RUDAVAL	No
Firmenverzeichnis siehe unter Abkürzungen	

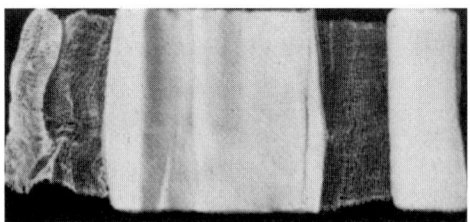

Abb. 8: Verbandpäckchen

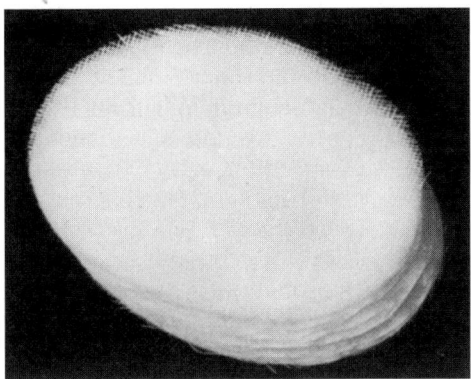

Abb. 9: Augenkompressen mit beidseitiger Mullauflage

Tab. 3.5: Mull-Zellstoff-Kompressen

Handelsbeispiele	Hersteller
mit einseitiger Mullauflage	
DRACOZELL einseitig	Au
mit beidseitiger Mullauflage	
amicus ZEMUBI-Kompresse	Mi
Ce-Ka-Kompresse	We
DRACOZELL beidseitig	Au
URBA – Zellstoff-Mullkompressen	Te
Zemuko nahtlos	LR

Mull-Zellstoff-Kombinationen (Tab. 3.5)

Eigenschaften
Gegenüber den Mull-Watte-Kombinationen sind Mull-Zellstoff-Kompressen nicht ganz so weich und saugfähig. Sie stellen aber stabile Salben- und Medikamententräger dar. Diese Produktgruppe wird zunehmend durch Kompressen, bestehend aus Vliesstoff-Zellstoff-Kombination, ersetzt.

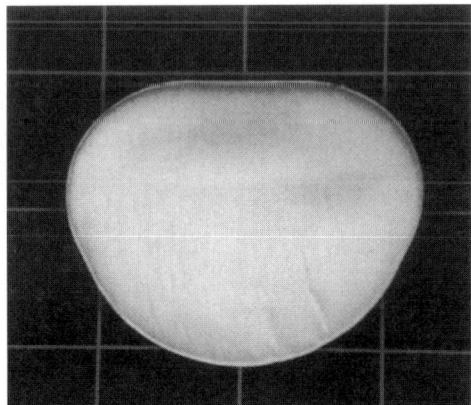

Abb. 10: Pro-ophta-Kissen

3.1.4 Vliesstoff-Kompressen und Kompressen mit geringer Verklebungstendenz

Vliesstoff-Kompressen können unterteilt werden in Kompressen, die aus 100 % Viskosefasern bestehen, und solchen, die aufgrund eines höheren Anteils an Synthesefasern den Kompressen mit geringer Verklebungstendenz zugeordnet werden können.

Vliesstoff-Kompressen aus 100 % Viskosefaser oder einer Mischung aus überwiegend Viskosefasern und einem Anteil Synthesefasern werden unter anderem in einer Faltung und Größe dem Verbandmull und den Mull-Kompressen ähnlich angeboten (Tab. 3.6).

Diese Kompressen sind in der Herstellung preisgünstig. Ohne zusätzliches Saugpolster ist auch bei den mehrfach gefalteten Vliesstoff-Kompressen die Saugkapazität begrenzt und von der Zahl der Lagen sowie dem Anteil hydrophober Fasern abhängig. Bei den Zahlenangaben hinter den Markennamen ist zu beachten, dass die Zahlen meist nicht – wie bei den

Tab. 3.6: Vliesstoff-Kompressen in mull-
ähnlicher Darbietung

Handelsbeispiele	Hersteller
1. Vliesstoffkompressen (VK) aus überwiegend Viskosefasern	
Cutisoft VK-	BSN
Medicomp VK	PH
– extra	PH
NOBATOP 8 / 12 / 16 VK	No
RONDOMOLL VK	DW
SOFNET	J&J
(Reinigungskompresse für Stoma)	
TOPPER 8 / 12 VK	J&J
URGO VK	Ug
YPSIPRES VK	Hh
Vliwasoft VK	LR
– Stoma	LR
2. Schlitzkompressen (Sch.)	
Medicomp Drain	PH
NOBATOP-Schl.	No
TOPPER Schl.	J&J
Vliwasoft Schl. LR	
3. Vliesstoff-Tupfer (VT)	
NOBAMED Tupfer	No
Firmenverzeichnis siehe unter Abkürzungen	

Mullkompressen – die Zahl der Lagen angeben, sondern sich auf die Saugkapazität verglichen mit der entsprechend vielfach gelegten Mullkompresse beziehen. In der Reißfestigkeit sind die Viskose-Vliesstoff-Kompressen den Baumwoll-Mull-Kompressen stark unterlegen. Im Krankenhausbereich finden sie aber vielseitige Verwendung, z. B. auch als Schlitzkompresse.

Analog den Mull-Kombinationen gibt es Vliesstoff-Kompressen mit Watte-Saugkissen und Zellstoff-Saugkissen, das jeweils sehr unterschiedlich dick sein kann und entsprechend unterschiedlich stark saugt und polstert (Tab. 3.7).

Vliesstoff-Kompressen werden nicht nur zur Wundversorgung, sondern auch als Augenkompressen (Tab. 3.4) angeboten sowie für stillende Mütter als so genannte Brustschutz-Kompressen (Tab. 3.7). Letztere sind meist anatomisch geformt.

Tab. 3.7: Vliesstoff-Kompressen mit wundseitigem Vlies aus überwiegend Viskosefaser

Handelsbeispiele	Hersteller
mit Saugkissen	
• für geringe Sekretion:	
(Mullstruktur mit Watte-Einlage)	
REGAL Kompresse	J&J
• für starke Sekretion:	
SURGIPAD	J&J
• anatomisch geformte Brustschutzkompressen	
Fixies Still-Einlagen	PH
NOBABAMBINO Stilleinlage	No
Firmenverzeichnis siehe unter Abkürzungen	

Kompressen mit geringer Verklebungstendenz (Tab. 3.8)

Vliesstoff-Kompressen ist der Anteil an Synthesefasern nicht anzusehen. Je größer der Anteil ist, desto hydrophober wird der Vliesstoff, desto geringer wird die Gefahr, dass die Kompresse mit der Wunde verklebt. Andererseits ist es aber erforderlich, dass Blut und Sekret aufgesaugt werden.

Viele wundseitigen Vliesstoffe bestehen deshalb nicht aus 100 % Synthesefasern, sondern haben einen Anteil an Cellulosefasern, damit diese – ähnlich der Wirkung eines Dochts – das Sekret an die Saugschicht weiterleiten.

Ist dagegen die Wundseite aus 100 % synthetischem Material, müssen große Poren den Abtransport des Sekrets an eine saugende Schicht erleichtern. An synthetischen Fasern wird vor allem Polypropylen, Polyamid und Polyester zu Vlies-

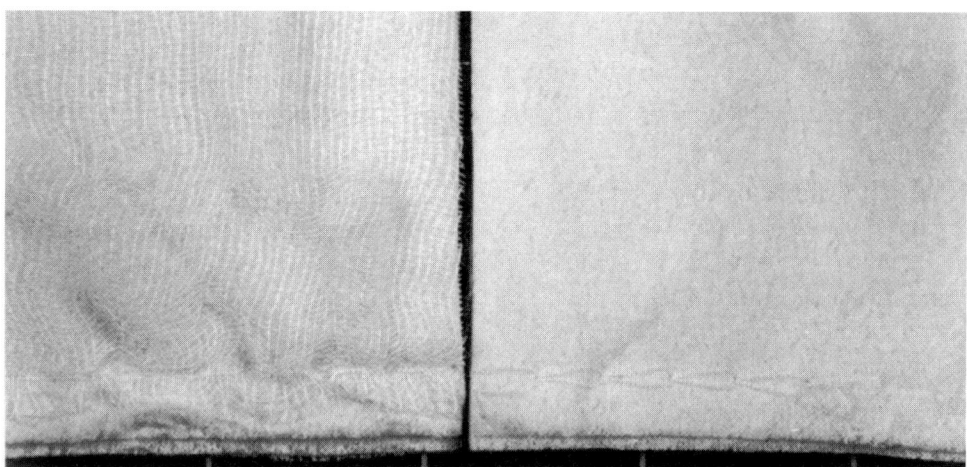

Abb. 11: Mull-Zellstoff-Kompresse

Tab. 3.8: Wundauflagen mit geringer Verklebungstendenz

Wundseite	Handelsbeispiele	Her-steller	Besonderheiten
Vliesstoff mit Synthesefaser			Vliesstoff-Umhüllung Saugkissen aus Watte oder Zellstoff-Flocken
• Kompressen mit hoher Saugkapazität	Cutisorb Mesorb NOBA Saugkompresse NOBADRAINAL NOBATRACHEAL Vliwazell YPSISOFT Saugkompresse Zetuvit	BSN Mö No No No LR Hh PH	 Drainage-Kompresse Kompresse für Trachealkanülen
• Kompressen mit mittlerer Saugkapazität			Saugkissen oft aus Zellstoff-Lagen; unsterile Rollenpackungen erhältlich
	Fil-Zellin	PH	einseitige Vliesstoff-Auflage, gesteppt
	Hansaplast saugstarke K. YPSIVIL Zellstoff- Vlies-Kompresse	B Hh	 einseitige oder beidseitige Vliesstoff-Auflage, gesteppt
	Zemuko	LR	einseitige Vliesstoff-Auflage, Punktrasterverbund

Tab. 3.8: Wundauflagen mit geringer Verklebungstendenz (Fortsetzung)

Wundseite	Handelsbeispiele	Hersteller	Besonderheiten
• **Kompressen mit geringer bis mittlerer Saugkapazität**	DermaCare – Kompresse / – Kinderkompresse DERMOTEKT-PES-Kompr.V YPSISAN Wundkompresse	Sö Sö Hh	ohne Zellstoff beidseitig Vliesstoff auch unsterile Großrolle
aluminiumbedampft	aluderm – Kompresse/ – Kinderkompresse – Loch- / Schlitzkompresse alumin-Kompresse amicus aluskin Kompresse Metalline Kompresse – Tracheo-Kompresse – Drain-Kompresse NOBALINE Kompresse	 Sö Sö We Mi LR LR LR No	auch unsterile Großrolle auch unsterile Großrolle für Trachealkanülen für Drainagen
perforierte Folie, Netz oder Gitter-Membran	Askina Pad -S Melolin Novomulin RONDOPAD Solvaline N Telfa	BB BB S&N We DW LR Ty	 Loch-/Schlitzkompr.
Gewebe aus Synthesefaser	Vliwin	LR	
Kunstseidengewirk mit Polyesterabsteppung	ete Kompresse	Mö	
Hydrophobes Wunddistanzgitter	Tegapore	3M	
Firmenverzeichnis siehe unter Abkürzungen			

stoff, aber auch zu perforierten Folien, netzartigen Membranen oder anderen Flächengebilden verarbeitet, aus denen Kompressen mit geringer Verklebungstendenz (Tab. 3.8) hergestellt werden. Im Allgemeinen wird die Wundkontaktschicht mit einem Saugkissen aus Watte, Zellstoff, Zellstoff-Flocken oder Saugvlies verbunden. Ohne Saugkissen werden Auflagen auch unter der Bezeichnung Wunddistanzgitter oder atraumatisches Wundtextil angeboten, die die Wahl an Saugmaterial freistellen.

Neben der Verwendung von Synthesefasern kann eine Wundauflage auch dann hydrophob sein, wenn sie im Hochvakuum mit Aluminium bedampft wird oder eine Salbenimprägnierung erhält.

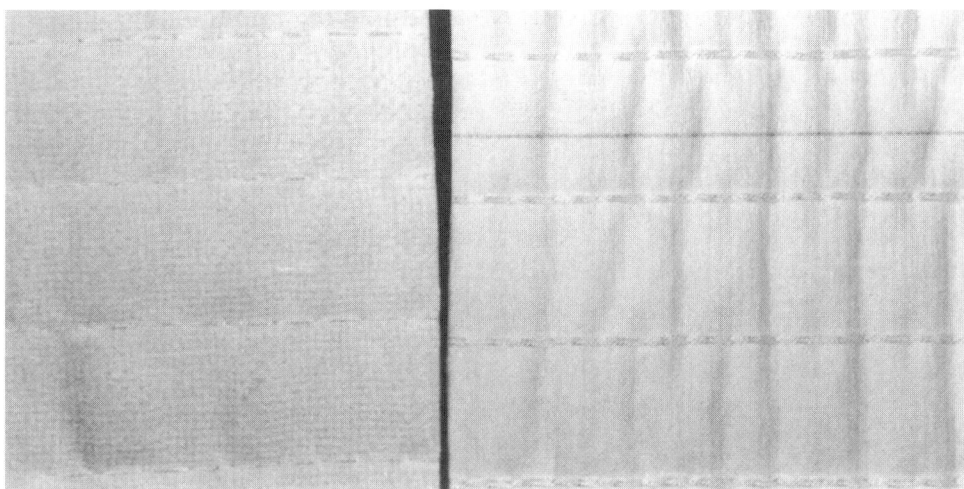

Abb. 12: Fil-Zellin

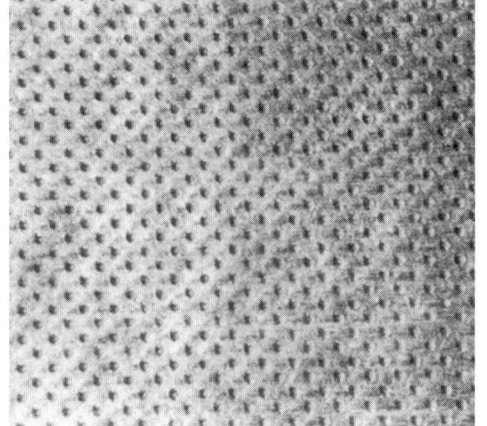

Abb. 13: Metalline-Kompresse

3.1.5 Wundauflagen in der Ersten Hilfe und für großflächige Verletzungen

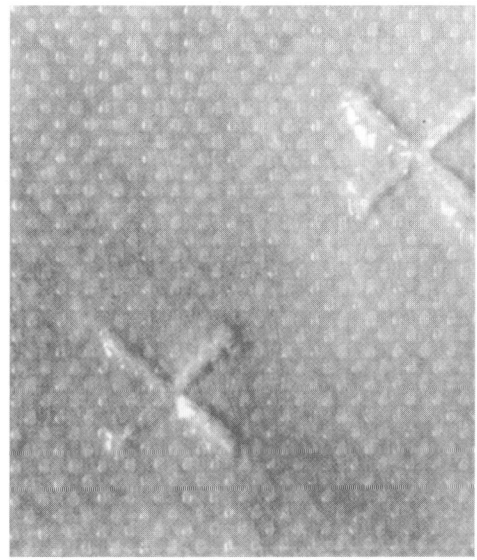

Abb. 14: Melolin-Kompresse

Die für kleine Wunden im Verbandkasten vorgesehenen Verbandpäckchen wurden im Kapitel Mull-Watte-Kombinationen 3.1.3 besprochen. Da bei Unfällen auch mit großflächigen Verletzungen, wie Verbrennungen, gerechnet werden muss, sind nach DIN die Kraftfahrzeug-Verbandkästen mit entsprechenden Verbandstoffen auszustatten.

Für großflächige sterile Verbandstoffe gibt es folgende Normen:

- Verbandtuch DIN 13152 – BR (klein):
  Maße: 400 und 600 mm
- Verbandtuch DIN 13152 – A (mittel):
  Maße: 600 und 800 mm
- Verbandtuch DIN 13152 – B (groß):
  Maße: 800 und 1200 mm

In der geltenden DIN 13 152 wurden die früher verwendeten Begriffe »Brandwundenverbandpäckchen« für die 40 × 60 cm große Ausführung bzw. Brandwundenverbandtuch für die beiden anderen Ausführungen durch den Begriff »Verbandtuch« ersetzt.

Als Werkstoff bei Verbandtüchern darf anstelle des herkömmlichen engmaschigen Viskosegewebes jetzt auch ein anderes physiologisch unbedenkliches Material verwendet werden. Das gleiche gilt für die Kompresse der kleinen Verbandpäckchen. Aluminiumbedampfte Verbandpäckchen und -tücher oder solche, bei denen hydrophobe Synthesefasern verwendet sind, um eine geringe Verklebungstendenz zu erzielen, werden deshalb vielfach angeboten und vielseitig eingesetzt. So werden aluminiumbedampfte Tücher in besonderen Größen als Betttücher bei Brandverletzungen verwendet.

Als Fertigverbände werden verschieden große aluminiumbedampfte Wundauflagen mit kurzer Fixierbinde oder auch Klettverschluss zur schnellen Abdeckung und Versorgung verschiedener Körperbereiche angeboten.

Einen zusammenfassenden Überblick über besondere Verbandmittel in der Ersten Hilfe mit geringer Verklebungstendenz gibt Tab. 3.9

Tab. 3.9: Besondere Verbandmittel in der Ersten Hilfe mit geringer Verklebungstendenz und Fertigverbände

Material der Wundauflage	Handelsbeispiele	Hersteller	Besonderheiten
Aluminiumbedampfte Wundseite	aluderm – Kinder div.	Sö	auch Betttuch Flächenverband Schürfwunde, Kopfhaube, Quick-Kopfverband, Quickverband, Knie-Ellenbogenverband, Verbandpäckchen, Verbandtuch
	– Verbandpäckchen	Sö	3 Größen nach DIN und extragroß (35 x 45 cm)
	– Verbandtuch	Sö	3 Größen nach DIN, auch Bett-Tuch
	– Quickverband	Sö	3 Größen mit kurzer selbsthaftender Fixierbinde
	– Safe-Kompresse	Sö	Schlitz-und Polsterkompresse 40 x 30 x 3 cm, Klettverschluss
	– alucap	Sö	Kopfverbandhaube
	– aluface	Sö	Gesichtsmaske
	– alufinger	Sö	Finger-Stülpverband
	– Auflage AquaCool	Sö	Liege-und Versorgungsmatte, Saugkissen mit hohem Wasserspeichervermögen
	– Verbrennungs-Set-Kinder – Versorgungskissen	Sö	Wasserspeichervermögen

Tab. 3.9: Besondere Verbandmittel in der Ersten Hilfe mit geringer Verklebungstendenz und Fertigverbände (Fortsetzung)

Material der Wundauflage	Handelsbeispiele	Hersteller	Besonderheiten
Aluminiumbedampfte Wundseite (Fortsetzung)	aluderm	Sö	
	– Nasenbinde		mit Kopfband
	– Nasentamponade	Sö	mit Rückholband
	– Platzwundenverband	Sö	wannenförmige Kompresse auf Klebevlies
	Schürfwundenverband	Sö	große Kompresse (21 x 30) mit Seiden-Heftpflasterstreifen
	alulast-Schnellverband		jeweils mit kurzer Binde mit
	– Gr. 1 (Finger)	We	Klebeverschluss
	– Gr. 2 (Hand / Fuß)	We	
	– Gr. 3 (Hand / Fuß / Arm / Bein)	We	
	alumin		
	– Verbandpäckchen	We	3 Größen nach DIN und extragroß
	– Verbandtuch	We	3 Größen nach DIN, auch Bett-Tuch
	– Armverband	We	Fixierung mit Netzschlauch
	– Beinverband	We	Fixierung mit Netzschlauch
	– Kopfverband	We	Fixierung mit Netzschlauch
	– Multiverband	We	auffaltbare Wundauflage Fixierung mit Netzschlauch
	alutex-Verband »Einhand-Verbandpäck.«	We	Wundauflage auf kurzer Pflasterbinde
	amicus aluskin		
	– Verbandpäckchen	Mi	3 Größen nach DIN
	– Verbandtuch	Mi	3 Größen nach DIN
	– Fertigverbände	Mi	Fingerling / Kopfverband / Armverband / Beinverband
	Metalline		
	– Verbandpäckchen	LR	35 x 45 cm mit Mullbinde
	Verbandtuch	LR	3 Größen nach DIN, auch Bett tuch und Tuch von Rolle
	NOBALINE Verbandtuch	No	4 Größen, auch Bett-Tuch
Vliesstoff mit Synthesefaser	DermaCare		
	– Kinder div.	Sö	Verbandpäckchen, Verbandtuch,
	– Verbandpäckchen	Sö	3 Größen nach DIN
	– Tuchkompresse	Sö	2 Größen (20 x 30 cm / 30 x 40 cm)
	DERMOTEKT-PES		
	– Verbandpäckchen V extra groß	Sö Sö	35 x 45 cm mit elast. Mullbinde
	– Verbandtuch V	Sö	3 Größen nach DIN

Tab. 3.9: Besondere Verbandmittel in der Ersten Hilfe mit geringer Verklebungstendenz und Fertigverbände (Fortsetzung)

Material der Wundauflage	Handelsbeispiele	Hersteller	Besonderheiten
Vliesstoff mit Synthesefaser (Fortsetzung)	Hansaplast Fertigverband	B	6 x 8 cm Kompresse mit kurzer elast. Fixierbinde, Klebeverschluss
	Ideal-Schnellverband		jeweils mit kurzer Binde mit Klebeverschluss
	– Gr. 1 (Finger)	Mi	
	– Gr. 2 (Finger / Hand / Fuß)	Mi	
	– Gr. 3 (Hand / Fuß / Arm / Bein)	Mi	
	UMBICULUS Nabelverband	Hh	Kompresse auf Fixierbinde und Haftstrip
	YPSELAST Schnellverband		jeweils mit kurzer Binde mit Klebeverschluss
	– Gr. 1 (Finger)	Hh	
	– Gr. 2 (Finger / Hand / Fuß)	Hh	
	– Gr. 3 (Hand / Fuß / Arm / Bein)	Hh	
Firmenverzeichnis siehe unter Abkürzungen			

3.1.6 Besondere Wundbebedeckungen für Problemwunden (z. B. Geschwür)

Während kleine Alltagsverletzungen traditionell mit textilen Wundauflagen versorgt werden, ist es bei Ulcera und anderen schwer heilenden Wunden besonders wichtig, die Versorgung dem Heilstadium anzupassen.

In der **Wundreinigungsphase bzw. Exsudationsphase** werden unter Berücksichtigung, ob es sich um infizierte oder nicht infizierte, trocken nekrotische oder stark exsudierende Wunden handelt, folgende Medizinprodukte, auch in Kombination, eingesetzt:

- gut saugende textile Kompressen (siehe Kap. 3.1.1 – 3.1.4)
- Kompressen mit chemischen Zusätzen (Tab. 3.10.1 – 2)
- Hydrogele und Hydrogelgranula (Tab. 3.10.3)
- Alginat- und Hydrofaser-Kompressen und -Tamponaden (Tab. 3.10.4)
- Schaumstoff- Kompressen und -Tamponaden (Tab. 3.10.5)
- Hydrokolloid- und Hydropolymer- Kompressen (Tab. 3.10.6)

In der Granulationsphase und Epithelisierungsphase werden Wundauflagen in Abhängigkeit von der Menge an Wundsekret eingesetzt.

Granulationsphase:
- nicht verklebende Schaumstoff-Kompressen (Tab. 3.10.5)
- Hydrokolloid- und Hydropolymer - Kompressen (Tab. 3.10.6)

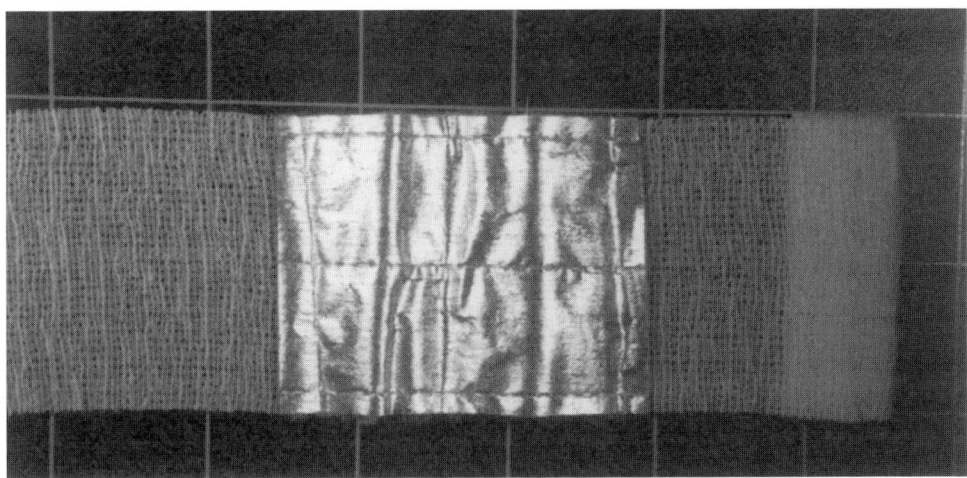

Abb. 15: aluderm Quickverband

für Wundhöhlen je nach Feuchtigkeits-
grad:
- Hydrogele (Tab. 3.10.3), wenn trocken,
- Alginat-Tamponaden (Tab. 3.10.4),
  wenn feucht.

Epithelisierungsphase:
- Hydrokolloid- und Hydropolymer-
  kompressen (Tab. 3.10.6)
- Hydrogel-Kompressen (Tab. 3.10.7)
- Semipermeable Folienverbände
  (Tab. 3.10.8)

Einige weitere biologische und sonstige
Medizinprodukte, die in verschiedenen
Heilstadien eingesetzt werden, sind in
Tab. 3.10.9 zusammengestellt.

Kompressen mit chemischen Zusätzen

Während die textilen Wundauflagen mechanisch Wundsekret, Gewebetrümmer
und Mikroorganismen über die Wundoberfläche abziehen, sind bei tieferen
Wunden und größeren Arealen abgestor-
benen Gewebes (Nekrosen) andere Maßnahmen erforderlich. Die Wundreinigung

kann hier durch chirurgisches Abtragen
der Nekrosen (Chirurgisches Debride-
ment), enzymatisch oder physikalisch erfolgen. Zu letzterer Methode der Wundreinigung zählen wundsäubernde Bäder
und Umschläge, z. B. mit physiologischer
Kochsalzlösung, Ringer-Lösung oder
verdünnter Wasserstoffperoxid-Lösung.
Für osmotisch wirkende Umschläge mit
Natriumchlorid gibt es eine mit Natriumchlorid imprägnierte Kompresse, die

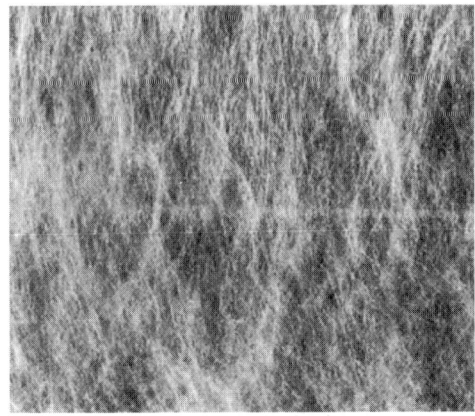

Abb. 16: Sorbalgon Alginat-Kompresse

die physiologische Wundreinigung stimulieren soll (Tab. 3.10.1.2). Ein anderer Weg ist der, superabsorbierende Wundkissen mit Ringer-Lösung zu tränken und auf den Wundgrund aufzubringen (Tab. 3.10.1.1). Innerhalb der Kompresse wird dann das Wundsekret gegen die Ringer-Lösung ausgetauscht. Dies führt zu einer Aktivierung von verzögert ablaufender Wundheilung.

Bei infizierten Wunden können Antiseptika oder Antibiotika erforderlich sein. Da es sich hierbei nicht um Medizinprodukte handelt, werden diese hier nicht besprochen.

Bei stark sezernierenden Wunden, vor allem infizierten Wunden mit Eiter und starker Geruchsbildung, werden Kompressen mit Aktivkohle eingesetzt, die neben einem großen Absorptionsvermögen, auch für Mikroorganismen und deren Toxine, geruchsbindende Eigenschaften haben (Tab. 3.10.2).

Hydrogele und Hydrogelgranula

Zur Rehydrierung von Nekrosen, zum Auflösen von Fibrinbelägen und zur Auskleidung von trockenen Wundhöhlen mit dem Ziel, ein feuchtes Milieu zu schaffen und den Kontakt zur Wundauflage herzustellen, werden Hydrogele aus der Tube verwendet.

Bei nässenden und infizierten Wunden werden auch hoch saugfähige Dextranomer Granula eingesetzt, um das infizierte Sekret zu binden und dann aus der Wunde zu spülen (Tab.3.10.3).

Alginat- und Hydrofaser-Kompressen und -Tamponaden

Das Calciumsalz der hauptsächlich aus Algen gewonnenen Alginsäure wird in Faserform hergestellt und als watteähnliches Vlies, auch mit anderen Fasern zum Vliesstoff verstärkt, als Kompresse oder Tamponade-Band angeboten. Dicke Alginat-Tamponade-Bänder werden oft als »Packing«, dünne als »Ribbon« bezeichnet.

Das unlösliche Calciumalginat geht mit Natriumionen aus dem Blut und Wundsekret in gelbildendes Natriumalginat über, das für die Wundheilung ein günstiges feuchtes Klima schafft. In das Gel werden Mikroorganismen und Gewebetrümmer aufgenommen, sodass die Alginate zur allgemeinen Wundreinigung, aber auch zur Reinigung infizierter Wunden und beim diabetischen Fuß verwendet werden. Für trockene Wunden sind sie dagegen ungeeignet.

Durch die gute Tamponierbarkeit können mit Alginaten tiefere, zerklüftete Wundhöhlen erreicht werden. Beim Verbandwechsel werden die Alginate ausgespült, bevorzugt mit physiologischer Kochsalz- oder Ringer-Lösung, um restliche Calciumalginatfasern in ausspülbares Gel zu überführen. Ein Sekundärverband, z. B. mit einer Hydrokolloidkompresse bei einer nicht infizierten Wunde, oder z. B. einer herkömmlichen Saugkompresse oder Kohlekompresse bei einer infizierten Wunde, ist bei den Tamponaden und den nicht verstärkten reinen Faservlies-Kompressen erforderlich.

Hydrofaser-Kompressen und -Tamponaden auf der Basis von Carboxymethylcellulose zeichnen sich durch ihr sehr hohes Absorptionsvermögen auf. Durch Sekretaufnahme geliert das Material. Hydrofaser-Kompressen werden bei stark nässenden Wunden und Wundhöhlen verwendet (Tab. 3.10.4).

Schaumstoff- Kompressen- und -Tamponaden (Tab. 3.10.5)

Unter Schaumstoffkompressen und -Tamponaden sind im Allgemeinen

Weichschaumprodukte aus Polyurethan mit hohem Saugvermögen zu verstehen. Sie können selbsthaftend sein oder auch einen Fixier-Kleberand haben. Durch unterschiedliche Herstellungstechniken können die Kompressen einerseits so beschaffen sein, dass die Wundseite nicht mit der Wunde verklebt (Tab.3.10.5.1), andererseits durchaus mit der Wunde verklebt.

Dies kann dann beabsichtigt sein, wenn die stagnierende Bildung von Granulationsgewebe stimuliert werden soll oder der Wundgrund für eine Transplantation vorbereitet werden soll. Man spricht dann von konditionierenden Wundauflagen oder temporärem Hautersatz (Tab. 3.10.5.2). Schaumstoff-Kompressen haben mit Ausnahme der Produkte für die Wundhöhle auf der von der Wunde abgewandten Seite eine wasserdampfdurchlässige, aber wasserdichte und bakteriendichte Polyurethan-Folie. Die Schaumstoff-Kompressen, die nicht mit der Wunde verkleben, werden vor allem bei nässenden, nicht infizierten Wunden in der Reinigungsphase verwendet. Die Feuchtigkeit wird vom Schaumstoff festgehalten, so dass ein feuchtes Milieu aufrecht erhalten bleibt.

Hydrokolloid- und Hydropolymer-Kompressen

Hydrokolloidkompressen (Tab. 3.10.6.1) bestehen aus einer wundseitigen Haftfläche aus hydrophilen Kolloiden mit Polyisobuten und einer äußeren semipermeablen Polyurethanschicht. Die Kolloide können in einer hydrophoben Matrix eingebettet sein.

Durch das Polyisobuten wird eine sichere Haftung auf der die Wunde umgebenden Haut erzielt. Da sich bei Feuchtigkeit der Hafteffekt verliert, verkleben diese Kompressen nicht mit der Wunde. Die hydrophile Hydrokolloidschicht ent-

hält Gelatine, Pektin, Carboxymethylcellulose-Natrium oder auch Karaya. Sie nimmt Wundsekret unter Gelbildung auf. Dabei passt sich das feuchte Gel den Wundkonturen an. Beim Verbandwechsel, der in der Regel nicht schmerzt und keine neu gebildeten Zellen zerstört, wird das Gel mit physiologischer Kochsalzlösung ausgespült. Eine sichtbare Blasenbildung bis zur Größe der Wunde zeigt den Zeitpunkt des Verbandwechsels an, sofern nicht andere Gründe für einen öfteren Verbandwechsel sprechen. Ein oftmals festzustellender übler Geruch und eiterähnliches Aussehen kann den Patienten irritieren, bedeutet aber nicht notwendigerweise eine Infektion.

Transparente Hydrokolloid-Kompressen werden unter anderem dazu eingesetzt, OP-Nähte wasserdicht abzudecken und gleichzeitig eine Wundinspektion zu ermöglichen, ohne dass ein Verbandwechsel notwendig ist. Da Problemwunden an schwer zu verbindenden Körperstellen zu finden sind, werden diese Kompressen auch in besonderen Formen (»Border«, »contourierter« Verband) oder sogar mit Druckschutzringen, um vor weiterer Druckbelastung zu schützen, angeboten.

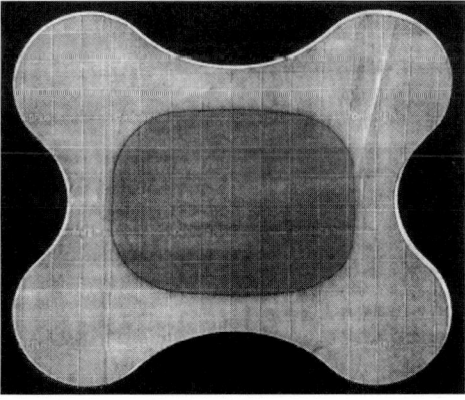

Abb. 17: Comfeel contourierter Wundverband

Hydropolymerkompressen haben Komponenten der Hydrokolloidkompressen und der Schaumstoffkompressen in sich vereint. Sie unterscheiden sich von den Hydrokolloidkompressen vor allem dahingehend, dass sie formbeständig sind und nicht auslaufen. Wie in den Produkten zur Inkontinentenversorgung können Superabsorber in der Matrix eingebettet sein (Tab. 3.10.6.2).

Hydrogelkompressen

Da Hydrokolloidkompressen ihre Wirkung erst durch Sekretaufnahme und Gelbildung entfalten, sind sie nicht so geeignet, wenn nur wenig Sekret gebildet wird. Hydrogelkompressen (Tab. 3.10.7) haben den Vorteil, bereits Wasser in einem dreidimensionalen Netzwerk aus hydrophilen Polymeren zu enthalten und somit sofort ein ideales feuchtes Mikroklima zu schaffen. Ein leichter Kühleffekt beim Aufbringen der Wundauflage wird von Patienten als schmerzlindernd empfunden.

Im Gegensatz zu den einfachen Hydrokolloidverbänden verlieren Hydrogelkompressen trotz Sekretaufnahme und Gelumwandlung nicht ihre Form und können als vollständiger Verband von der Wunde abgenommen werden.

Der Zeitpunkt des Verbandwechsels wird ebenfalls mit einer Blasenbildung angezeigt.

Semipermeable Folienverbände

Während es vor Jahren undenkbar war, klebende Folien direkt auf eine Wunde aufzubringen, finden semipermeable, hochflexible, transparente Folien, vornehmlich aus Polyurethan, heute auch in der Versorgung nicht sezernierender Wunden Verwendung. Eine feuchte Wundkontaktfläche wird unter den Folien aufrecht erhalten und damit die Zellwanderung und Zellaktivität gefördert. Ein

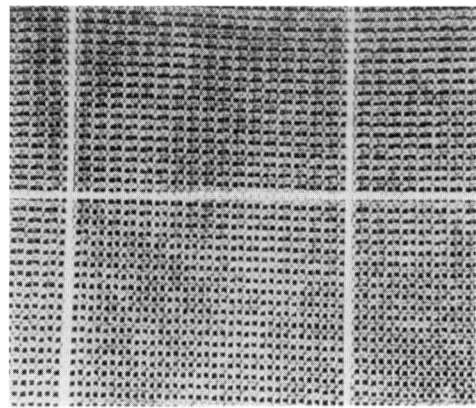

Abb. 18: Cuticerin-Salben-Kompresse

Gasaustausch ist möglich, Wasser und Mikroorganismen können die Folie aber nicht durchdringen. Die Klebemasse, vornehmlich Polyacrylat, sorgt für eine gute Haftung auf der trockenen Hautfläche, verliert aber ihre Klebkraft auf feuchter Wundoberfläche. Durch Adhäsionskräfte wird trotzdem ein enger Kontakt mit der Wundoberfläche hergestellt.

Die Folie schützt dünnes, neu gebildetes Gewebe und kann gleichzeitig auch eine druckgeschädigte, noch nicht offene Haut vor weiterer mechanischer Abreibung schützen.

Die Verwendung der klebenden semipermeablen Folien erstreckt sich weiterhin auf die Abdeckung des Operationsfelds (»Inzisionsfolien«), auf die Abdeckung von OP-Nähten, wodurch eine postoperative Beobachtung der Wunde ohne Verbandwechsel möglich ist, sowie auf die Fixierung von Kanülen und Schläuchen. Auch eine vorübergehende großflächige Abdeckung eines herkömmlichen Verbandes ist mit diesen Folien möglich, um z. B. das Baden und Duschen eines Patienten zu ermöglichen (Tab. 3.10.8).

Sonstige wundheilungsfördernde Medizinprodukte

Zur Wundreinigung setzt sich immer mehr die Madenbehandlung durch. Maden werden jedoch den Arzneimitteln zugeordnet und sind deshalb nicht Gegenstand dieses Buches.

Die **Vakuumversiegelung** ist eine Maßnahme, die mit gutem Erfolg sowohl zur Wundreinigung wie zur Stimulierung der Gewebeneubildung eingesetzt wird. Es ist dabei zwingend erforderlich, ein kontinuierliches Vakuum während der gesamten Behandlungszeit aufrecht zu erhalten.

Silikonschaum, der aus zwei flüssigen Komponenten in die Wundhöhle gegossen wird und dort erstarrt, kleidet diese vollständig aus. Nach Erhärten kann der Silikonschaumverband jederzeit entfernt, mit geeigneter Desinfektionslösung gespült und so lange wieder eingesetzt werden, wie die Wundgröße dem Verband entspricht. Dann wird ein neuer Verband gegossen.

Kollagen-Schwämme stimulieren bei stagnierender Wundheilung die Granulation. Sie können aber auch zur Blutstillung dienen. Bei geringer Sekretion werden sie mit Ringer-Lösung befeuchtet. Die Fixierung erfolgt je nach Sezernierungsgrad mit einem Folienverband, einer Hydrokolloidkompresse oder einer Hydropolymerkompresse.

Hyaluronsäure ist Bestandteil der Dermis und kann große Mengen Wasser binden. In der Kosmetik wird die Hyaluronsäure deshalb als Feuchthaltesubstanz verwendet. In Wunden bildet sie die Matrix zur Geweberegeneration. Kompressen und Tamponaden, die ausschließlich gelbildenden Hyaluronsäureester enthalten, werden von der Wunde resorbiert und müssen ebenso wie der Hyaluronspray nicht ausgespült werden.

Tab. 3.10: Medizinprodukte zur Versorgung chronischer Wunden

Handelsbeispiele	Hersteller	Besonderheit
1.1 Interaktive Superabsorberkompressen		
TenderWet	PH	Zur Verwendung mit Ringerlösung bis zu 12 Stunden
TenderWet 24/-Duo	PH	Zur Verwendung mit Ringerlösung bis zu 24 Stunden. Das Kombi-Set enthält die entsprechende Menge Ringerlösung
1.2 Natriumchlorid- Kompresse		
Mesalt Kompresse /-Tamponade	Mö	Trockene NaCl-Vliesstoff-Kompresse bei infizierten, stark sezernierenden Wunden
2. Kohle- Kompressen		
Actisorb Silver 220	J&J	Kohlekompresse mit 0,22 % Silber
Askina Carbosorb	BB	
CarboFlex	Cv	
Carbonet	S&N	
NOBACARBON	No	
Vliwaktiv	LR	

Tab. 3.10: Medizinprodukte zur Versorgung chronischer Wunden (Fortsetzung)

Handelsbeispiele	Hersteller	Besonderheit
3. Hydrogele und Hydrogelgranula		
Askina Gel	BB	
Comfeel Purilon Gel	Co	
Cutinova Gel	S&N	
IntraSite Gel	S&N	
NOBAGEL	No	
Nu-Gel	J&J	mit Natriumalginat
Suprasorb G amorphes Gel	LR	
URGO Hydrogel	Ug	
Varihesive Hydrogel	Cv	
Debrisorb Puder und Paste	EMRA-MED.	Dextranomerhaltig
4.1 Alginat-Kompressen und -Tamponaden		
AlgiSite M	S&N	
Algosteril Trionic	J&J	Zink-Mangan-Calciumalginat
Comfeel Alginat-Tamponade	Co	
Cutinova alginate Kompr./ Tampon.	S&N	
Kaltostat Kompresse/ Tamponade	Cv	rückstandsfreie Entfernung
Melgisorb Kompresse/ Tamponade	Mö	
NOBAALGIN		
– plus	No	
– Tamponade	No	
Seasorb Alginatkompresse	Co	rückstandsfreie Entfernung
Sorbalgon	PH	
Sorbsan Kompresse/ Tamponade	BB	
Sorbsan Plus Kompresse	BB	mit Viskose-Pad
Sorbsan SA	BB	mit PU-Schaumschicht, selbsthaftend
Suprasorb A Kompr./Tampon.	LR	
Tegagel	3M	
URGOsorb	Ug	
4.2 Hydrofaser-Kompressen und -Tamponaden		
Aquacel-Kompresse/ -Tamponade	Cv	
TEXTUS-Multi-Hydrofaserkompresse	BioCELL	
5.1 Schaumstoff-Kompressen und -Tamponaden (ohne Superabsorber)		
Allevyn		
– Adhesive	S&N	
– Cavity	S&N	für Wundhöhle
– Heel / -Sacrum	S&N	mit Fixierrand
– Standard	S&N	
Biatain Schaumverband		
– nicht haftend	Co	
– haftend	Co	
– Ferse	Co	mit Fixierrand
Mepilex	Mö	Silikon beschichtet
– Border	Mö	mit Fixierrand
sterisorb Drainageschwamm	medi Bayreuth	für Wundhöhle
Suprasorb M	LR	

Tab. 3.10: Medizinprodukte zur Versorgung chronischer Wunden (Fortsetzung)

Handelsbeispiele	Hersteller	Besonderheit
5.1 Schaumstoff-Kompressen und -Tamponaden (ohne Superabsorber)		
Tielle	J&J	mit Fixierrand
– Lite	J&J	mit Fixierrand
– Packing	J&J	für Wundhöhle
– Sacrum	J&J	Sonderform mit Fixierrand
5.2 Konditionierende Wundauflagen »temporärer Hautersatz«		
Epigard	SULZER ORTHOPEDICS	
Syspur-derm	PH	
6.1 Hydrokolloid-Kompressen		
Algoplaque		
– Border/- Sacrum	Ug	mit Fixierrand
– HP	Ug	
– Film	Ug	
Askina Biofilm		
– Patch	BB	mit Fixierrand
– S	BB	besonders saugfähig
– Transparent	BB	
Comfeel Plus		besonders saugfähig
– Flexibler Wundverband	Co	
– Contourierter Wundverband	Co	mit Fixierrand
– Druckentlastender Verband	Co	mit Fixierrand
– Transparenter Wundverband	Co	
Contreet-H	Co	mit ionischem Silber
Gotha-Derm Wundpflaster	Go	extra dünn
Hydrocoll	PH	
– sacral/ -concave	PH	mit Fixierrand
– thin	PH	
NOBACOLLOID	No	
– Transparent	No	
Suprasorb H		
– standard	LR	
– border/ -sacrum	LR	
– dünn	LR	
SureSkin Thin	medi Bayreuth	
Tegasorb	3M	mit Fixierrand
– Thin	3M	
Varihesive E	Cv	
– Border	Cv	mit Fixierrand
– Extra dünn	Cv	

Tab. 3.10: Medizinprodukte zur Versorgung chronischer Wunden (Fortsetzung)

Handelsbeispiele	Hersteller	Besonderheit
6.2 Hydropolymer-Kompressen		
Askina		
– Transorbent	BB	
– Border/ -Sacrum	BB	mit Fixierrand
Cutinova		
– cavity	S&N	ohne PUR-Deckfolie
– foam	S&N	
– hydro	S&N	
– thin	S&N	
CombiDERM	Cv	mit Fixierrand
– N (nicht adhäsiv)	Cv	
Tielle		
– Plus	J&J	Fixierrand
– Plus Borderless	J&J	
– Plus Sacrum	J&J	Fixierrand
6.3 Kombination		
Versiva	Cv	Hydrokolloid + Hydrofaser + Schaum-Filmschicht
7. Hydrogel-Kompressen		
Comfort Aid Hydrogelkompresse	BioCELL	
Hydrosorb	PH	
– comfort	PH	
NOBAGEL	No	
Suprasorb G Gelkompresse	LR	
TEXTUS-Hydro		
– Hydrogelkompresse	BioCELL	
– Sacral	BioCELL	
Varihesive Hydrogel	Cv	
8. Semipermeable Folienverbände		
Alldress	Mö	
Askina Derm	BB	
Bioclusive Select	J&J	
Comfeel Filmverband	Co	
Cutifilm	S&N	
Hydrofilm	PH	
Mefilm	Mö	
NOBADERM	No	
OpSite Flexigrid	S&N	
Optiskin film	Ug	
RUDAFILM	No	
Suprasorb F	LR	
Tegaderm Transparentverband	3M	
YPSIDERM Wundverband	Hh	

Tab. 3.10: Medizinprodukte zur Versorgung chronischer Wunden (Fortsetzung)

Handelsbeispiele	Hersteller	Besonderheit
9. Sonstige wundheilungsfördernde Medizinprodukte		
9.1 Vakuumversiegelung		Zur Wundreinigung und Stimulation der Gewebeneubildung
VacuSeal PVA-Schwamm		Vakuum Pumpe und div. Zubehör
– ohne Drainage	Co	
– mit Drainage	Co	
9.2 Silikonschaum		Zur Wundreinigung und Konditionierung tiefer Wunden
Cavi-Care	S&N	mehrfach verwendbar
9.3 Kollagenhaltige Produkte		Zur Förderung der Granulation
NOBAKOLL Schwämme	No	
PROMOGRAN	J&J	wird vollständig resorbiert
Suprasorb C	LR	
9.4 Hyaluronsäure und -ester		zur Förderung der Granulation
Hyalofill-F Kompresse	Cv	
Hyalofill-R Tamponade	Cv	
Hyalogran Mikrogranulat	Cv	mit Alginat-Anteil
TEXTUS Heal Hyaluronspray	BioCELL	
Firmenverzeichnis siehe unter Abkürzungen		

Interaktive Wundauflagen zur Versorgung von Blasen, Hühneraugen, Hornhaut und kleinen Verletzungen

Alginathaltige Wundauflagen und solche aus Hydrokolloiden und Hydrogelen werden als Kompressen oder häufiger mit Kleberand als Pflaster in kleinen Größen und kleiner Stückzahl zur Versorgung von blutenden Verletzungen, Schürfwunden, als Blasen-und Hühneraugenpflaster, Narbenreduktionspflaster und Pflaster bei Verbrennungen angeboten.

Während sich Blasen-und Hühneraugenpflaster auf dieser Basis bewähren, muss bei Verwendung der anderen Kompressen und Pflaster dieser Art sichergestellt sein, dass die Wunde nicht infiziert ist. Da die meisten dieser Produkte wasserdicht sind, ist Baden und Duschen möglich. Bei konsequenter Versorgung mit diesen Produkten bei offenen Wunden, z. B. Schürfwunden, bildet sich kein Schorf. Der Kunde muss darüber aufgeklärt werden, dass dabei das feuchte Aussehen der Wunde normal ist. Bei Entzündungszeichen wie Rötung und Schmerz ist auf jeden Fall der Arzt zu konsultieren.

Da die meisten interaktiven Wundauflagen zur Versorgung kleiner Verletzungen einen Kleberand haben, findet sich die tabellarische Erfassung bei den Wundschnellverbänden (Tab. 3.13).

3.1.7 Feuchtigkeitsimprägnierte Wundbedeckungen und Salbenkompressen

Hier wird unterschieden zwischen Wundauflagen mit einem nicht resorbierbaren Auftrag und den eigentlichen Salbenkompressen (Tab. 3.11). Der Vorteil beider Wundbedeckungen gegenüber selbst hergestellten Salbenverbänden liegt darin, dass der Auftrag nicht vollflächig erfolgt, sondern nur entlang der Fasern eines weitmaschigen Gitters. Die Zwischenräume ermöglichen Luft- und Feuchtigkeitsdurchlässigkeit bzw. Sekretabgang.

Kompressen mit einem nicht resorbierbaren Auftrag werden dort eingesetzt, wo das Verkleben mit der Wundauflage ausgeschlossen und die Wundruhe durch häufigen Verbandwechsel nicht gestört werden soll.

Mit Salbenkompressen wird zwar das gleiche Ziel verfolgt, jedoch kann bei längerer Verweildauer durch Resorption der Salbengrundlage ein Verkleben möglich sein.

Salbenkompressen wurden früher als Fettgazen bezeichnet. Dieser Begriff ist heute nicht mehr zutreffend, da vielfach fettfreie Kohlenwasserstoff-Gele (Carbogele), zu denen das Vaselin zählt, verwendet werden.

Neben diesen hydrophoben Carbogelen werden Salbengrundlagen mit Emulgator verwendet. Sie können Feuchtigkeit aufnehmen oder sind mit Wasser abwaschbar, wenn ein O/W-Emulgator enthalten ist.

Medikamentöse Zusätze zielen vor allem auf die Vernichtung von Wunderregern ab.

Neben den Salbenkompressen können auch schmale Tamponadebinden mit physiologisch indifferenter Salbengrundlage oder mit arzneimittelhaltiger Salbe imprägniert sein (Tab. 3.2).

3.2 Wundschnellverbände

3.2.1 Einfache Wundpflaster

Sie bestehen aus einem Trägermaterial mit Wundauflage und klebenden Rändern. Gebrauchsfertige Pflasterstreifen, einzeln verpackt und oftmals mit vier Kleberändern um ein zentrales Wundkissen, werden als »Pflasterstrip« bezeichnet.

Tab. 3.11: Feuchtigkeitsimprägnierte Wundbedeckungen und Salbenkompressen

Handelsbeispiele	Hersteller	Besonderheit
1. Wundbedeckungen mit nicht resorbierbarer Imprägnierung		
Comprigel-Kompressen	PH	Polysaccharid-Gel; Auflage ist kombiniert mit Vliesstoff-Watte-Saugkissen
Mepitel	Mö	Polyamidnetz mit Silikonbeschichtung
2. Salbenkompressen (ohne Arzneimittelzusatz)		
ADAPTIC	J&J	Salbengrundlage O/W
Atrauman	PH	Carbogel-freie, selbstemulgierende Grundlage
Cuticerin (Abb. 18)	S&N	Carbogel
Grassolind neutral	PH	Salbengrundlage W/O
Jelonet	S&N	Carbogel
Lomatuell H	LR	Carbogel
NOBACERIN	No	Carbogel
Urgotül	Ug	Carbogel und Hydrokolloide

Trägermaterial

Als Trägermaterial dienen engmaschige, unelastische oder elastische Gewebe aus Baumwolle/Viskose, elastische Vliesstoffe, Kunstseide, Polyamid-Gewirk sowie Polyethylen- und vereinzelt PVC-Folie.

Elastische Träger haben den Vorteil, dass sich diese Pflaster besser anpassen und Bewegungen von Gelenken zulassen. Zusätzlich kann die Anpassung und Gelenkbeweglichkeit durch Einschneiden der Kleberänder verbessert werden (Abb. 19).

Vliesstoff-Pflaster sind querelastisch und im Allgemeinen gut luftdurchlässig. Poröse Vliesstoffe können besonders gut auf der Haut angedrückt werden und haften dadurch besser.

Aus Folien werden wasserfeste Pflaster hergestellt. Diese sind schmutzabweisend und widerstandsfähig gegenüber Wasser und Öl und lösen sich im Wasser nicht ab. Damit Luft an die Wunde gelangen kann, sind die meisten Pflaster mikroperforiert.

Mikroperforierte und mikroporöse Pflaster, die sicheren Rundumverschluss gewährleisten, können luftdurchlässig und wasserdampfdurchlässig sein, ohne dass Wasser an die Wunde gelangt. Der Wasserzutritt ist insofern zu vermeiden, weil Keime eingeschleppt werden könnten.

Die Meterware von Folien-Wundschnellverbänden ist durch die offenen Schnittkanten immer luft- und wasserdurchlässig.

Wundauflagen

Die Wundauflagen der Pflaster haben heute fast alle die Eigenschaft, kaum mit der Wunde zu verkleben. Sie bestehen deshalb meist aus einem Vliesstoff mit Synthesefaser oder einer synthetischen Gittermembran, die mit einer Saugschicht verbunden ist. Auch aluminiumbe-

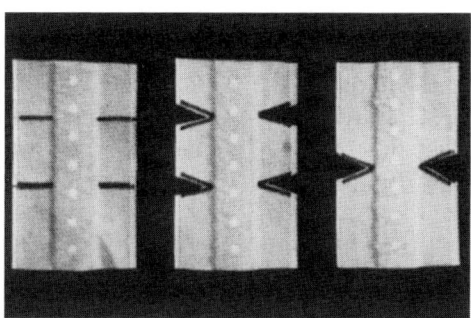

Abb. 19: Zuschneidemöglichkeit für Wundschnellverbände, a) Gelenke, b) Gelenke/Interdigitalverbände, c) Fingerkuppe

dampfte Wundauflagen werden verwendet.

In dem Fall, dass die Wundauflage mit einem Desinfektionsmittel oder einem Kamillenauszug imprägniert ist, besteht die Wundauflage aus dem früher üblichen Viskose-Gewirk oder Viskose-Vliesstoff.

Klebemasse

Als Klebemasse werden die stark klebende Zinkoxid-Kautschuk-Klebemasse aus natürlichem oder synthetischem Kautschuk und die nicht so stark klebende, aber sehr hautfreundliche Polyacrylat-Klebemasse verwendet.

Die Zinkoxid-Kautschuk-Klebemasse enthält Zinkoxid als Füllmittel, natürlichen oder synthetischen Kautschuk als elastischen Gerüstbildner, natürliche oder synthetische Harze zur Erzielung des Klebeeffekts, Weichmacher wie z. B. Wollwachs und Alterungsschutzmittel. Diese Bestandteile werden nach Vorbearbeitung mit oder ohne Dispersionsmittel verknetet und dann auf den Pflasterstoff aufgetragen. Bei Verwendung von Benzin als Dispersionsmittel muss dieses anschließend verdunsten.

Die Zinkoxid-Kautschuk-Klebemasse zeichnet sich durch hohe Klebekraft aus. Durch die große Elastizität der Klebemasse werden beim Aufkleben aber auch die Körperhaare fest umschlossen. Wird das Pflaster entfernt, werden die Haare mit ausgerissen (Epilation), was schmerzhaft empfunden wird. Da die Klebemasse bei Körpertemperatur erweicht, zieht sie Fäden beim Abnehmen und hinterlässt Kleberückstände.

Pflasterallergien, wie sie vielfach beobachtet werden, können ihre Ursache in den verwendeten Harzen, im Kautschuk, im Wollwachs oder im Dispersionsmittelrückstand haben. Da die verschiedenen Pflasterhersteller unterschiedliche Ausgangsprodukte oder Herstellungsmethoden anwenden, kann unter Umständen durch den Wechsel zu einem Zinkoxid-Kautschuk-Pflaster eines anderen Herstellers eine Pflasterallergie vermieden werden.

Auch die Art des Kleberauftrags hat Einfluss auf die Hautfreundlichkeit. Eine

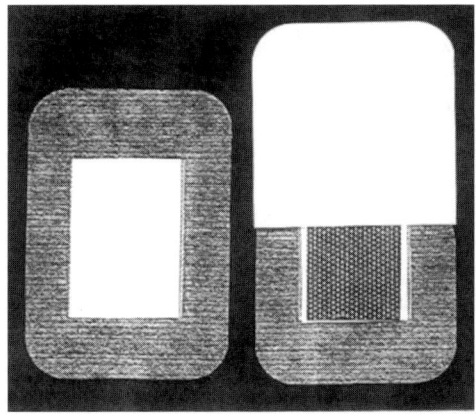

Abb. 21: Cosmopor

streifenförmig aufgetragene Klebemasse ist hautfreundlicher als eine vollflächig aufgetragene. So kann eine streifenförmig aufgetragene Klebemasse aus Synthese-Kautschuk, die nur Komponenten enthält, die als hypoallergen eingestuft sind, wie die Polyacrylat-Klebemasse, als hypoallergene Klebemasse, betrachtet werden.

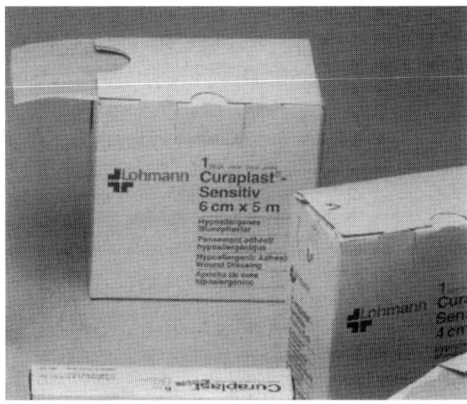

Abb. 20: Curaplast Sensitiv

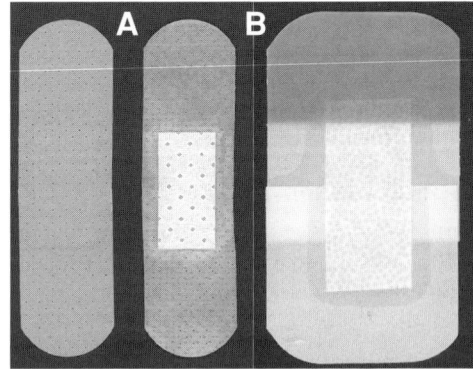

Abb. 22: Hansaplast Universal Water Resistant Strip (A) Hansaplast Aqua Protect Strip (B)

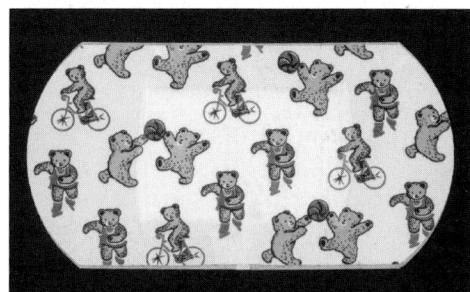

Abb. 23: Gothaplast Kinderpflaster

Ein weiterer Nachteil der Zinkoxid-Kautschuk-Klebemasse ist ihre Temperatur- und Feuchtigkeitsempfindlichkeit. Irreversibel geschädigt wird die Klebkraft bei Temperaturen über 60 °C. Eine Hitzesterilisation kommt deshalb nicht in Frage. Auch Temperaturen unter dem Gefrierpunkt und Feuchtigkeit beeinträchtigen die Klebkraft. Diese Pflaster sind deshalb trocken, bei gleichbleibender Temperatur aufzubewahren.

Die Polyacrylat-Klebemasse wird durch Polymerisation von Acrylsäure hergestellt. Sie enthält keine anderen Bestandteile. Sie zeichnet sich durch schmerzfreie Pflasterabnahme ohne Haarverlust aus und ruft äußerst selten Allergien hervor. Da sie bei Körpertemperatur ihre Viskosität kaum ändert, zieht sie keine Fäden beim Abnehmen und lässt sich rückstandsfrei entfernen. Sie ist gegenüber Temperatur- und Feuchtigkeitseinflüssen stabil und lässt sich sterilisieren. Da keine strahlenabsorbierenden Substanzen enthalten sind, ist sie röntgenstrahlendurchlässig. Ihr Nachteil ist, dass die Klebkraft verglichen mit einer Zinkoxid-Kautschuk-Klebemasse geringer ist, so dass sich Pflaster mit dieser Klebemasse dort, wo sie Gelenk- oder Muskelbewegungen ausgesetzt sind, oft ablösen. Intensiver haften elastische Vliesstoff-Pflaster mit Polyacrylat-Klebemasse, da sie sich der Haut besser anschmiegen.

Bei allen Pflastern, gleich welche Klebemasse aufgetragen ist, muss man beachten, dass ein Kleben grundsätzlich nur auf trockener, fettfreier Haut möglich ist. Auch auf Puder oder stark behaarter Haut kleben Pflaster nicht so gut. So sollte vor einer Pflasteranwendung die Haut immer gereinigt und eventuell mit Benzin entfettet werden.

Benzin erleichtert auch das Abziehen von textilen Kautschuk-Pflastern, wenn man vor dem Ablösen die Kleberänder mit Benzin betupft.

Sterile Wundschnellverbände

Wegen der Instabilität von Kautschuk-Pflastern gegenüber Temperatur- und Feuchtigkeitseinflüssen sind es vor allem Vliesstoff-Pflaster mit Polyacrylat-Kleber, die steril angeboten werden. Im Allgemeinen sind es rundumklebende Pflaster mit zentralem Wundkissen, die in größeren Stückzahlen, einzeln verpackt, in verschiedenen Größen angeboten werden. Während die Meterware der Vliesstoff-Pflaster oft hautfarben ist, sind die sterilen Strips meist weiß.

Größen

Die Wundschnellverbände sind in den Breiten 4, 6 und 8 cm und den Längen 1 m, 2 m, 5 m handelsüblich. Manche Hersteller bieten 0,25 m sowie Taschenpackungen mit verschiedenen Zuschnitten an. Zu beachten ist, dass die Breitenangaben sich auf die gesamte Breite des Pflasters beziehen. Die Wundauflage nimmt etwa die halbe Breite ein (z. B. Breite 6 cm, Wundauflage 2,7 cm).

Tab. 3.12: Wundschnellverbände

Trägermaterial	Handelsbeispiele	Her-steller	Klebemasse		Besonderheit
			ZnO-Kaut-schuk*	Poly acry-lat	
Starres Gewebe	Cosmomed Classic	PH	•		
	Dermaplast Classic	PH	•		Synthesekleber im Streifenauftrag
	FOMAPLAST S	Mi	•		
	Gothaplast Wundpflaster standard	Go	•		
	Hansaplast Classic	B	•		
	RUDAMED standard	No	•		
	weroplast starr	We	•		
	YPSIPLAST Wundpflaster starr	Hh	•		
Querelastisches Gewebe	alumin-Wundschnell-verband elastisch	We	•		
	Cosmomed Elastic	PH	•		
	Dermaplast Elastic	PH	•		Synthesekleber im Streifenauftrag
	FOMAPLAST E	Mi	•		
	FOMAPLAST aluskin	Mi		•	mit aluminium-bedampfter Wund-auflage
	Gothaplast Wundpflaster elastisch	Go	•		
	Hansaplast Elastic	B	•		Wundauflage: Viskosegewirk mit Kamille
	RUDAMED elast.	No	•		
	Urgoelast	Ug	•		
	weroplast elastisch	We	•		
	YPSIPLAST Wundpflaster elastisch	Hh	•		
Kunstseide	Urgoplast	Ug	•		
elastischer Vliesstoff	aluderm-aluplast Wundpflaster / Strips	Sö		•	mit aluminiumbed. Wundauflage, steril und unsteril
	Askina Soft	BB		•	steril und unsteril
	Cosmomed Sensitive	PH		•	Synthesekleber im Streifenauftrag
	Cosmopor steril	PH		•	Sterilpflaster
	Curaplast sensitiv	LR		•	
	Curapor steril	LR		•	Sterilpflaster
	Cutiplast steril	S&N		•	Sterilpflaster

Tab. 3.12: Wundschnellverbände (Fortsetzung)

Trägermaterial	Handelsbeispiele	Hersteller	Klebemasse		Besonderheit
			ZnO-Kautschuk*	Poly acrylat	
elastischer Vliesstoff (Fortsetzung)	Dermaplast Sensitive	PH	•		Synthesekleber im Streifenauftrag
	Dracopor	Au		•	Sterilpflaster
	– Alu Wundverband	Au		•	Sterilpflaster, aluminiumbedampfte Wundauflage
	FOMAPLAST V	Mi		•	
	FOMA Strips Vlies	Mi		•	
	Gothaplast Wundpflaster soft /-sensitiv	Go		•	
	Gotha-Por Wundpflaster steril	Go		•	Sterilpflaster
	Hansamed soft	B/BSN		•	
	Hansamed comfort	B		•	
	Hansamed Protection Plus	B		•	Wundauflage: Viskose-Gewirk mit Chlorhexidindiglukonat
	Hansaplast sensitive	B		•	
	Hansapor steril	S&N		•	Sterilpflaster
	Medipore+Pad	3M		•	
	Mepore	Mö		•	steril und unsteril
	Primapore	S&N		•	Sterilpflaster
	RUDAMED light	No		•	
	RUDAMED soft	No		•	
	RUDAVLIES steril	No		•	Sterilpflaster
	STADAmed				
	– Steriles Pflaster	STADA		•	Sterilpflaster
	– Elastische Strips	STADA		•	plastifiziert
	Urgomulti	Ug		•	
	Urgosoft	Ug		•	
	Urgo sterile	Ug		•	Sterilpflaster
	werovlies	We		•	
	YPSIPOR Wundverband	Hh		•	Sterilpflaster
wasserabweisender Schaumstoff mit Polsterwirkung	Cosmomed Protect	PH	•		Synthesekleber im Streifenauftrag
	Dermaplast Protect	PH	•		Synthesekleber im Streifenauftrag
	STADAmed Schutzpolsterpflaster	STADA		•	
	URGO Polsterpflaster	Ug	•		

Tab. 3.12: Wundschnellverbände (Fortsetzung)

Trägermaterial	Handelsbeispiele	Hersteller	Klebemasse		Besonderheit
			ZnO-Kautschuk*	Poly acrylat	
vorwiegend mikroperforierte PE-Folie, PE-Laminat oder plastifizierter Vliesstoff	aluderm-aluplast				mit aluminium-bedampfter Wundauflage
	– Kinder-Strips	Sö		•	
	– stabil Strips	Sö		•	
	Askina Med Strips	BB		•	
	NEXCARE 3M Comfort Strips	3M		•	
	Curaplast Strips				
	– sensitiv WF	LR		•	
	– Kids	LR		•	
	Dermaplast				
	– wasserfest	PH	•		Kleber mit Streifenauftrag
	– Kids	PH	•		Kleber mit Streifenauftrag
	FOMA wasserfest aluskin Strips	Mi	•		mit aluminium-bedampfter Wund-auflage
	Gothaplast				
	– robust	Go		•	
	– Kinderpflaster	Go		•	
	Hansaplast Junior	B		•	
	Hansaplast Universal Water Resistant	B/BSN	•		
	Hansaplast + Desinfektion	B	•		Wundauflage: Viskose-Gewirk mit Chlorhexidindi-glukonat
	microflex Strips				
	– eckig	We		•	
	– rund	We	•		
	RUDAMED Strips			•	
	STADAmed Wasserfeste Strips	STADA		•	Transparent und hautfarben
	STADAmed Kinder-Pflaster	STADA		•	
	STERIPAD	J&J		•	Sterilpflaster
	Transfilmin Strips	We		•	Transparentstrips
	Urgo Kinderpflaster	Ug		•	
	Urgo wasserfeste Strips	Ug		•	

Tab. 3.12: Wundschnellverbände (Fortsetzung)

Trägermaterial	Handelsbeispiele	Her-steller	Klebemasse		Besonderheit
			ZnO-Kaut-schuk*	Poly acry-lat	
transparente, atmungsaktive, wasserdichte, Polyurethan-Folie	Cutifilm plus	S&N		•	Sterilpflaster
	Dermaplast Film	PH		•	
	Gothaplast Duschpflaster	Go		•	
	Hansaplast AQUA PROTECT	B		•	
	Hydrofilm Plus	PH		•	Sterilpflaster
	Mepore pro	Mö		•	Sterilpflaster, wenig saugend
	3M Protect Strips	3M		•	
	3M Tegaderm + Pad	3M		•	
	OpSite Post-OP	S&N		•	Sterilpflaster
	Optiskin	Ug		•	Sterilpflaster
	STADAmed Aqua-film- Strips	STADA		•	
	Urgo Aqua Film	Ug		•	

* natürlicher oder synthetischer Kautschuk, teilweise ohne Zinkoxid

Firmenverzeichnis siehe unter Abkürzungen

3.2.2 Besondere Pflaster

Pflaster mit Wundkissen

Hierzu können gezählt werden
- Pflaster mit interaktiver Kompresse zur Versorgung von Blasen, Hühneraugen, Hornhaut und kleinen Verletzungen (Tab. 3.13), siehe Kapitel 3.1.6, Seite 54.
- Pflaster mit besonderem Verwendungszweck:
  - detektierbare Pflasterstrips (Tab. 3.14.1)
  - Fingerverbände (Tab. 3.14.2 – Tab. 3.14.4)
  - Stomapflaster (Tab. 3.14.5)

- Pflaster in der Arztpraxis:
  - Injektionspflaster (Tab. 3.15.1)
  - Epicutantestpflaster (Tab. 3.15.2)
- Augenpflaster (Tab. 3.16)
- Arzneimittelhaltige Pflaster

Zu letzterer Gruppe zählen salicylsäurehaltige Pflaster (Hühner-und Hornhautpflaster), hyperämisierende Pflaster (Rheumapflaster) und transdermale therapeutische Systeme. Sie gehören zu den Arzneimitteln und werden hier nur soweit besprochen, als das Medizinprodukt als Träger eine Rolle spielt.

Tab. 3.13: Kompressen und Pflaster mit interaktivem Wundkissen zur Versorgung von Blasen, Hühneraugen, Hornhaut und kleinen Verletzungen

Materialgruppe	Handelsbeispiele	Hersteller	Besonderheiten
Alginat-Pflaster	**Nicht anwenden bei trockenen Wunden!**		
	Fenistil Wundpflege bei blutenden Wunden	Novartis	wasserdichtes, atmungsaktives Pflaster
	STADAmed blutstillendes Pflaster	STADA	wasserfestes, atmungsaktives Pflaster
Hydrokolloid-Pflaster mit wasserdichter Polyurethan-Deckfolie	**Nicht anwenden bei infizierten Wunden!**		
• **Hühneraugen-Hornhaut- und Blasenpflaster**	ACTIV-Blasenpflaster	Sö	
	Compeed für	WOELM	
	– Hühneraugen		
	– Hornhaut		
	– Blasen		
	Dermaplast Hydro-Active	PH	
	– Blasenpflaster		
	– Hühneraugenpflaster		
	Fenistil Wundpflege bei Blasen	Novartis	
	Hansaplast Blasenpflaster	B	
	STADAmed Blasenpflaster	STADA	
	Gothaplast Blasenpflaster	Go	
	URGO ACTIV Blasenpflaster	Ug	
• **Wundpflaster**	Askina Biofilm Patch	BB	
	Compeed Schnitt + Schürfwunden	WOELM	
	Compeed	WOELM	
	– Fersenrisse		
	– Fingerrisse		
	Fenistil Wundpflege bei Schürfwunden	Novartis	selbsthaftend ohne Kleberand
	Gotha-Derm Hydro	Go	
	STADAMED		
	– Hydroaktives Pflaster	STADA	
	– Brandwundenpflaster	STADA	
Hydropolymer-Pflaster	Hansaplast Narben Reduktion	B	Polyurethanbasis mit Superabsorber
Hydrogel-Pflaster mit wasserdichter Polyurethan-Deckfolie	**Nicht anwenden bei infizierten Wunden!**		
	Fenistil Wundpflege bei Verbrennungen	Novartis	
	Go-Tac für Blasen, Schnitt- und Schürfwunden	Go	

Pflaster mit besonderem Verwendungszweck:

Detektierbare Pflasterstrips

In der Industrie und Großküchen kann es erforderlich sein, Pflaster magnetisch aufzuspüren, die sich versehentlich von der Wunde gelöst haben. Um so eine Situation gar nicht erst entstehen zu lassen, sind die Pflaster im Allgemeinen mit der gut klebenden Zinkoxid-Kautschuk-Klebemasse ausgerüstet, bestehen aus Folie und sind auffallend eingefärbt. Es gibt sie als Pflasterstrips und als Fingerverbände (Tab. 3.14.1).

Fingerverbände

Sie werden aus elastischem Gewebe, Vliesstoff oder Folie hergestellt und können magnetisch nachweisbar ausgerüstet sein. Die verwendeten Wundauflagen erfüllen heute meist die Anforderung, kaum mit der Wunde zu verkleben. Vliesstoff-Fingerverbände haben im Allgemeinen die Polyacrylat-Klebemasse aufgetragen, elastische Gewebepflaster die Zinkoxid-Kautschuk-Klebemasse. Bei den Folienpflastern überwiegt die Kautschuk-Klebemasse. Auch wenn Folienpflaster am besten schmutzabweisend sind, können sie nur dann als wasserdicht gelten, wenn sie sicheren Rundumverschluss um das Wundkissen ermöglichen (Tab. 3.14.2 – Tab. 3.14.4).

Es gibt sie in verschiedenen Ausführungen:

- **Fingerverband mit dezentralem Wundkissen**
  Sie sind 2 oder 3 cm breit und 12 oder 18 cm lang (Abb. 24, Tab. 3.14.2).

- **Fingerkuppenverband**
  andere Bezeichnung: Fingerspitzenverband (auch anderes Aussehen möglich, Abb.27).
  Dabei handelt es sich um gebrauchsfertige Zuschnitte in Pilzform oder Schmetterlingsform oder anderen für die Fingerkuppe geeigneten Formen (Abb. 25 und Abb. 26, Tab. 3.14.3).

- **Fingergelenkverband**
  andere Bezeichnung: Knöchelverband.
  Sie erleichtern durch einen speziellen Zuschnitt das Anlegen am Gelenk (Abb. 28, Tab. 3.14.4).

- **Stomapflaster**
  Stomaträger verwenden meist Stomakappen oder Minibeutel kurzzeitig oder für die ausscheidungsfreie Zeit. Besonders unauffällig ist ein Pflaster mit starkem Saugpolster, Rundumverschluss und flexibler wasserdichter Trägerfolie (Tab. 3.14.5).

Tab. 3.14: Pflaster mit besonderem Verwendungszweck

Verbandmittelgruppe	Handelsbeispiele	Hersteller	Besonderheiten
1. detektierbare Pflasterstrips	FOMAdetect	Mi	auch Meterware
	microtect Verbände	We	
	RUDADETEC	No	
2. Fingerverbände mit dezentralem Wundkissen	aluderm-aluplast Fingerverband		mit aluminium-bedampfter Wundseite
	– elastisch (Vliesstoff)	Sö	
	– stabil (Folie)	Sö	
	alumin-Fingerverbände elastisch	We	mit aluminium-bedampfter Wundseite
	Curaplast-Fingerverband sensitiv	LR	Vliesstoff
	FOMA Fingerverbände		
	– elastisch	Mi	auch in schwarz
	– elastisch aluskin	Mi	mit aluminium-bedampfter Wundseite
	– wasserfest	Mi	
	– detect	Mi	magnetisch nachweisbar
	Hansaplast Fingerstrips ELASTIC	B/BSN	
	microtect-Fingerverbände	We	magnetisch nachweisbar
	RUDADETEC Fingerverband	No	magnetisch nachweisbar
	Urgowund Fingerstreifenverbände	Ug	elastisches Gewebe
	transfilmin-Fingerverbände	We	transparente Folie
	weroplast-Fingerverbände elastisch	We	
	werovil-Fingerverbände wasserabweisend	We	Folie
	werovlies-Fingerverbände	We	Vliesstoff
	YPSIPLAST Fingerverband		
	– elastisch	Hh	
	– wasserfest	Hh	
	YPSITECT Fingerverband	Hh	auch als Pflastersortiment mit Strips, Fingerkuppen- und Gelenkpflaster
3. Fingerkuppenverbände	aluderm-aluplast Fingerkuppenverband		mit aluminium-bedampfter Wundseite
	– elastisch (Vliesstoff)	Sö	
	– stabil (Folie	Sö	
	alumin-Fingerspitzenverbände	We	elastisch, Schmetterlingsform, mit aluminiumbe-dampfter Wundseite

Tab. 3.14: Pflaster mit besonderem Verwendungszweck (Fortsetzung)

Verbandmittelgruppe	Handelsbeispiele	Hersteller	Besonderheiten
3. Fingerkuppen- verbände (Fortsetzung)	FOMA Fingerkuppenverband		
	Pilzform:		
	– elastisch	Mi	
	Schmetterlingsform:		
	– elastisch	Mi	
	– elastisch aluskin	Mi	mit aluminiumbe- dampfter Wundseite
	– wasserfest		
	– detect		magnetisch nachweisbar
	FOMA Fingerspitzenverband	Mi	aus Folie (Abb.27)
	Gothaplast Fingerkuppenverband elastisch	Go	
	Hansaplast Fingerkuppen- pflaster ELASTIC	BSN	
	Hansaplast UNIVERSAL WATER RESISTENT Fingerkuppenstrips	B/BSN	Laminat
	microtect Fingerspitzenverband	We	magnetisch nachweisbar
	RUDADETEC Finger- kuppenverband	No	magnetisch nachweisbar
	STADAmed Fingerpflaster	STADA	
	YPSIPLAST Fingerkuppenverband		
	– elastisch	Hh	
	– wasserfest	Hh	
4. Fingergelenk- verbände	aluderm-aluplast Fingergelenkverband		mit aluminium- bedampfter Wundseite
	– elastisch (Vliesstoff)	Sö	
	alumin-Fingergelenkverbände	We	elastisch, mit aluminiumbedampfter Wundseite
	FOMA Fingergelenkverbände		
	– elastisch	Mi	
	– elastisch aluskin	Mi	mit aluminium- bedampfter Wundseite
	– wasserfest	Mi	
	– detect	MI	magnetisch nachweisbar
	microtect Fingergelenkverband	We	magnetisch nachweisbar
	YPSIPLAST Fingergelenk- verband elastisch	Hh	
5. Stomapflaster	Mestopore	Mö	

wenn nichts anderes angegeben, bedeutet
elastisch: elastisches Gewebe
wasserfest: Folie

Firmenverzeichnis siehe unter Abkürzungen

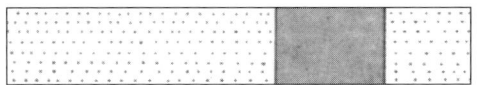

Abb. 24: Fingerverband mit dezentralem Wundkissen

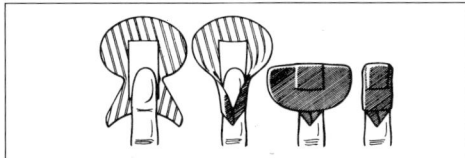

Abb. 25: Fingerkuppenverband »Pilzform«

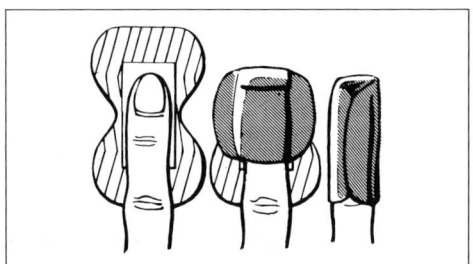

Abb. 26: Fingerkuppenverband »Schmetterlingsform«

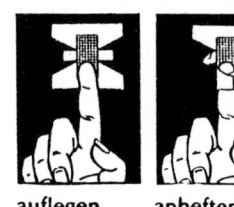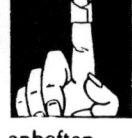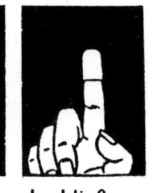

auflegen   anheften   abschließen

Abb. 27: Fingerspitzenverband

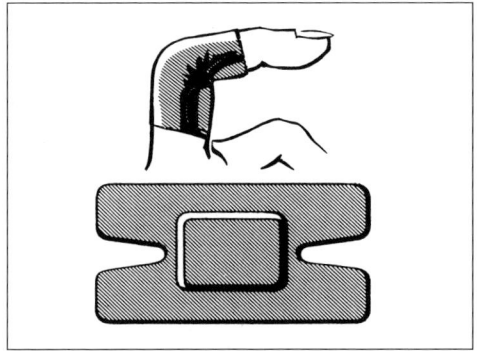

Abb. 28: Fingergelenkverband/Knöchelverband

Injektionspflaster/Impfschutzpflaster

Sie sind für Reihenimpfungen oder für die Arztpraxis gedacht und sind Zuschnitte, die meist in Spendern zur schnellen, hygienischen Entnahme angeboten werden.

In der Materialzusammensetzung entsprechen sie dem Angebot der Wundschnellverbände (Tab. 3.15.1).

Epicutan-Testpflaster

Zur Diagnose allergischer Hautreaktionen gibt es Testpflaster, die abgegrenzte Testzentren enthalten. Als Klebemasse ist meist die hypoallergene Polyacrylat-Klebemasse aufgetragen (Tab. 3.15.2).

Augenpflaster

Man unterscheidet
- Pflaster mit Kompresse
- Okklusionspflaster mit durchsichtiger Scheibe
- Okklusionspflaster mit lichtdichter Scheibe (Schielpflaster).

Augenpflaster mit Kompresse werden bei Wunden am äußeren Auge verwendet. Bei den Okklusionsverbänden mit durchsichtiger Scheibe ist eine uhrglasähnliche Scheibe im Pflaster angebracht. Sie ermöglicht das Sehen, schützt jedoch das Auge vor Luftzug und Austrocknen, was z. B. bei fehlendem Lidschluss wichtig ist. Bei Infektionen an einem Auge kann das Übergreifen auf das andere Auge mit einem derartigen Pflaster verhindert werden.

Tab. 3.15: Pflaster in der Arztpraxis

Verbandmittelgruppe	Handelsbeispiele	Hersteller	Besonderheiten
1. Injektionspflaster - (I.)	aluderm-aluplast I.	Sö	mit aluminium-bedampfter Wundseite
	cosmomed I. sensitive	PH	
	Curaplast I. sensitive	LR	
	FOMA		
	– Impfschutzpflaster	Mi	
	– Injektionspflaster	Mi	
	Gothaplast I.	Go	
	Hansamed I.	BSN	
	Urgo		
	– wasserfest I.	Ug	
	– transparent I.	Ug	
	– plast für normale Haut I.	Ug	
	YPSIPOR I.	Hh	
2. Epicutan-Testpflaster	Curatest		
	– Vliesstoff-Testpflaster	LR	
	– Folien-Testpflaster	LR	
Firmenverzeichnis siehe unter Abkürzungen			

Schielpflaster sind Licht-Okklusionsverbände in flacher Ausführung, vor allem für Brillenträger, oder mit gewölbter, schwarzer Plastikscheibe. Durch wechselweises Zukleben eines der beiden Augen wird versucht, das schwächere Auge zu stärken und andererseits ein Doppelbildsehen zu vermeiden. Die Pflaster enthalten vor allem eine Polyacrylat-Klebemasse. Die lichtundurchlässige Fläche hat meist eine Auflage, die Tränenflüssigkeit aufsaugt, ohne jedoch zu verkleben (Tab. 3.16).

Hühneraugen- und Hornhautpflaster

Herkömmliche Hühneraugen- und Hornhautpflaster enthalten Salicylsäure. Bei den fertigen Hühneraugenpflastern ist Salicylsäure auf einer begrenzten, nicht klebenden Fläche aufgetragen. Hornhautpflaster haben dagegen Salicylsäure auf der gesamten Klebefläche verteilt. Hier empfiehlt es sich, die Haut, die nicht von Hornhaut betroffen ist, z. B. mit Heftpflaster abzutroffen ist, z. B. mit Heftpflaster abzudecken und dann das zugeschnittene Pflaster aufzukleben. Klebt das Salicylsäurepflaster nicht ausreichend, ist es mit Heftpflaster zusätzlich zu fixieren. Durch ein warmes Fußbad lassen sich nach 1 – 2 Tagen die durch Salicylsäure erweichten Stellen entfernen. Falls erforderlich, wird die Behandlung in gleicher Weise wiederholt.

Rheumapflaster

Zur Behandlung von Muskelschmerzen, Hexenschuss, rheumatischen Beschwerden und Ischias werden unter anderem Pflaster mit durchblutungsfördernden Zusätzen, wie z. B. Extrakte von Capsicum-Arten oder Methylsalicylat, verwendet. Wegen der lokalen Wärmewirkung werden sie auch als Wärmepflaster bezeichnet. Sie dürfen nur bei nicht gereizter, intakter Haut aufgeklebt werden. Da sie im allgemeinen apothekenpflichtige Arzneimittel enthalten, werden sie hier tabellarisch nicht erfasst.

Tab. 3.16: Augenpflaster

Handelsbeispiele	Hersteller	Besonderheit
Elastopad Augenocclusions-pflaster	BSN	aus Gewebe
– lite	BSN	aus Vliesstoff
– lite junior	BSN	w. o., aber kleiner
Oklu-PAD Augenpflaster	Go	Augenokklusionspflaster
3M Opticlude		Augenokklusionspflaster
– Maxi	3M	
– Midi	3M	
– Mini	3M	
– Color	3M	
Optoderm Augenokklusions-pflaster	Ug	div. Ausführungen
Ortopad Augenokklusions-pflaster	Trusetal	div. Ausführungen
Pro-ophta Augenverband		
– D (Deckel) (Okklusionspflaster)	LR	mit lichtdichtem, gewölbtem Augendeckel
– K (Kompresse)	LR	mit Kompresse
– S (Scheibe)	LR	mit durchsichtiger Scheibe
– Junior (Okklusionspflaster)	LR	flach, luftdurchlässig, lichtdicht
RUDACLUDE	No	Augenokklusionspflaster
RUDACULAR	No	Augenpflaster mit Kompresse
RUDAVAL	No	Augenpflaster mit nicht verklebender, saugfähiger Kompresse

Transdermale therapeutische Systeme (TTS)

Darunter sind Pflaster zu verstehen, die einen Arzneistoff enthalten und diesen in einer vorausbestimmten Menge an einem bestimmten Anwendungsort kontinuierlich abgeben.

Zu beachten ist, dass die Pflaster vom Patienten bei Temperaturen unterhalb von 25 °C aufbewahrt werden. Die Pflaster müssen auf die vorgeschriebene Körperregion aufgeklebt werden, wobei die betreffende Hautstelle glatt, sauber, trocken und unbehaart sein muss. Beim Pflasterwechsel soll das neue Pflaster zur Vermeidung von Hautreaktionen auf eine andere Stelle geklebt werden.

Sollte Feuchtigkeit oder Schmutz zwischen Haut und Pflaster gelangen, so ist dieses vor Ablaufen der eigentlichen Frist zu erneuern. Während die Funktion des Pflasters beim Duschen und Baden erhalten bleibt, kann sie durch starkes Schwitzen gestört werden.

Die Hersteller-Angaben sind immer sorgfältig zu beachten.

Pflaster ohne Wundkissen

Die hier aufgeführten Pflaster und sonstigen haftenden Verbände werden trotz fehlender Wundauflage direkt auf Wunden geklebt. Hierzu gehören

- Wundverschlussstreifen und Klammerpflaster
- Wund- und Fixierpflaster ohne Wundauflage
- haftende Verbände aus Mull oder Schaumstoff (siehe Fixierbinden)
- Kanülen-Fixierpflaster (siehe Fixierpflaster).

Wundverschlussstreifen und Klammerpflaster

Diese Verbandstoffe (Tab. 3.17) stehen den Heftpflastern nahe, da sie keine saugende Wundauflage besitzen. Die Wundverschlussstreifen – meist aus Vliesstoff mit Polyacrylat-Klebemasse – werden im OP bei Schnittwunden verwendet, wenn unter anderem Wert auf kosmetisch saubere Narben gelegt wird. Klammerpflaster sind bei kleinen, nicht zu tiefen Schnittwunden auch in der Erstversorgung geeignet. Voraussetzung ist eine blut- und fettfreie Klebefläche und sorgfältig adaptierte Wundränder.

Die Klammerpflaster bestehen aus unelastischem Material mit Steg, der mit der Wunde nicht verklebt. Die eine Seite vom Steg wird auf die Haut neben dem Schnitt geklebt, die Wundränder werden adaptiert, dann wird die andere Hälfte festgeklebt. Durch zusätzliche Pflasterstreifen beiderseits parallel zur Wunde kann die Verklebung gesichert werden.

Tab. 3.17: Wundpflaster ohne Wundauflage

Verbandmittelgruppe	Handelsbeispiele[2]	Hersteller
Wundverschlussstreifen	Askina	
	– Strip	BB
	Curapont-Wundverschluss	LR
	Leukostrip (weiß)	S&N
	Leukostrip S (hautfarben)	S&N
	3M Steri-Strip	
	– Blendtone (hautfarben)	3M
	– Elastic	3M
	– Wundverschlussstreifen	3M
	– Wundverschlusssystem (mit Transparentverband)	3M
	Omnistrip	PH
	RUDANAHT Set	No
	Urgostrips	Ug
Klammerpflaster	BAND-AID Wundverschluss-Streifen	J&J
	Porofix Klammerpflaster	LR

Wund- und Fixierpflaster ohne Wundkissen

Transparente, elastische Polyurethanfolien mit Polyacrylat-Klebemasse, die luft- und wasserdampfdurchlässig, aber bakterien- und wasserdicht sind, können in steriler Form direkt auf operativ versorgte oder andere nicht sezernierende Wunden gebracht werden. Andererseits dienen diese Folien der Fixierung von Venenkathetern und Kanülen sowie als so genannte Inzisionsfolien zur sterilen Abdeckung des Operationsfeldes. An decubitusgefährdeten Körperstellen kann mit diesen Folien ein weiteres Abschilfern der Haut verhindert werden (Tab. 3.10.8 und Tab. 4.2).

3.3 Pflastersprays – Sprühpflaster – flüssige Verbandmittel

Diese Produkte (Tab. 3.18) bilden auf der Haut einen dünnen, elastischen, bakteriendichten Film. Er ist luft- und wasserdampfdurchlässig, aber wasserfest. Nach einiger Zeit schuppt er sich ab, wenn er durch Nachsprühen nicht erneuert wird.

Entfernung von Pflastersprays: mit Aceton oder anderen organischen Lösungsmitteln, selten mit Benzin.

Nachteile der Pflastersprays sind:
- Sie brennen beim Auftragen auf die Wunde.
- Sie dürfen nicht auf verschmutzte, stark blutende Wunden gebracht werden.
- Sie dürfen nicht auf Schleimhäute und in die Augen kommen.
- Sie sind nicht für Verbrennungen 2. oder 3. Grades oder großflächige Verbrennungen geeignet.
- Eine physiologische Wundreinigung ist nicht möglich.

Verwendungsmöglichkeiten

Wundversorgung, vor allem sekundäre Wundversorgung, Abdecken gesunder Haut beim Stoma, zur Decubitusprophylaxe. Arzneimittelhaltige flüssige Verbandmittel sind bei infektionsgefährdeten oder infizierten Wunden angezeigt.

Tab. 3.18: Flüssige Verbandmittel

Handelsbeispiele	Hersteller
1. Für Wunden ohne Arzneimittelzusätze	
BAND-AID-Sprühpflaster	J&J
flint Sprühverband	Togal
FOMAPLAST-Verbandsspray	Mi
Hansaplast Sprühpflaster	B
OpSite-Spray	S&N
Wero-Verbandspray	Mi
2. Zur Fixierung	
Leukospray	BSN
RUDASPRAY	No
Urgo Kleber	Ug
3. »Wundkleber«	
Histoacryl Gewebekleber	BB

Beachte:

Nicht alle Sprühpflaster sind zur Wundversorgung geeignet. Es gibt Pflastersprays, die nur zur Fixierung von Wundkompressen, Folien, Schaumstoff, Schlauchverbänden usw. gedacht sind.

Wundkleber

Sie finden in der Chirurgie Verwendung, wo Nadel-Faden-Kombinationen keine befriedigenden Ergebnisse liefern. Hierzu zählen: chirurgische Versorgung parenchymatöser Organe, Gefäßchirurgie.

3.4 Wundheilung und Wundversorgung

Bei der **primären Wundheilung**, z. B. bei einer oberflächlichen Schnittwunde, verkleben die Wundränder durch Fibrinabscheidung rasch miteinander. In die Verklebungsschicht wachsen allmählich von beiden Seiten Gefäß- und Bindegewebssprossen ein und neue Kollagenfasern bilden sich. Bei einem solchen Heilverlauf ist nicht mit auffallenden Entzündungen und starkem Exsudat zu rechnen. Hauptaufgabe der Wundversorgung ist die Adaption der Wundränder bis zur bleibenden Verklebung. Klammerpflaster oder Wundschnellverbände eignen sich zur Versorgung kleiner Verletzungen dieser Art.

Wundschnellverbände müssen analog den Klammerpflastern so angelegt werden, dass die Wundränder nicht auseinanderklaffen können. Sprühpflaster sind als Sekundärverband geeignet, da sie den Vorteil haben, atmungsaktiv, aber wasserdicht zu sein.

Sekundäre Wundheilung ist zu erwarten bei Risswunden, Quetschwunden, Bisswunden, tiefen Schnittwunden, Platz- und Stichwunden, thermischen und chemischen Wunden sowie Druckgeschwüren und Unterschenkelgeschwüren.

Bei diesen Wunden liegt meist ein Gewebedefekt mit einem größeren Bereich zerstörter Basalzellen der Epidermis vor, welche wichtig für die Wundheilung sind.

Bei Wunden mit sekundärem Heilverlauf ist fast immer mit Entzündungen, Wundabsonderungen und Gewebeschwellung zu rechnen. Eine ärztliche Versorgung der Wunde ist auf jeden Fall angezeigt.

In der 1. Phase der Wundheilung, die man als Entzündungs-, Exsudations- oder Reinigungsphase bezeichnet, sind Saugkompressen mit hydrophober Wundseite zu empfehlen, die anfangs häufiger zu erneuern sind. Um Wundrandödeme und feuchte Kammern zu vermeiden, die das Bakterienwachstum beschleunigen könnten, ist die Fixierung mit einer elastischen Fixierbinde oder einem Schlauchverband der Befestigung mit Heftpflastern vorzuziehen.

Bei kleineren Verletzungen dieser Art sind luftdurchlässige Wundschnellverbände geeignet, die zuerst öfters gewechselt werden sollen, um das Wundsekret zu entfernen und die physiologische Sekretion in der nächsten Phase der Wundheilung, der Proliferationsphase oder Granulationsphase, anzuregen. Bei Aufkleben des Wundschnellverbandes ist ein zu lockeres Anlegen zu vermeiden, da unter Umständen kein direkter Kontakt der Wundauflage mit der Wunde gegeben ist, was eine feuchte Kammer wieder begünstigt. Besonders wichtig ist dies bei oberflächenglatten, nicht saugenden Wundauflagen, da sonst das Sekret den Weg durch die Poren in das Saugkissen nicht nimmt.

Bei Problemwunden ist in der Proliferationsphase und in der folgenden Phase die feuchte Wundbehandlung der austrocknenden vorzuziehen (siehe 3.1.6).

Für den weiteren Heilverlauf, der als regenerative Phase oder Epithelisierungsphase bezeichnet wird, ist Wundruhe oberstes Gebot. Sie wird erreicht durch selteneren Verbandwechsel, durch Wundauflagen, die keinesfalls mit der Wunde verkleben dürfen und die keine Fasern in der Wundkontaktfläche haben, die die Wundheilung irritieren. Wasserzutritt ist zu vermeiden, so dass gegebenenfalls der Verband vor Wasserkontakt mit einer Okklusionsfolie zu überkleben ist.

4

FIXIERMITTEL FÜR WUNDAUFLAGEN

Um Kompressen zu fixieren, gibt es folgende Möglichkeiten:
- Heftpflaster und breitflächige Fixierpflaster
- Fixierbinden
- Schlauchverbände und Netzverbände
- Dreiecktücher
- Augenbinde, Ohrenbinde, Nasenverband.

4.1 Fixierpflaster

Sie bestehen aus einem Trägermaterial und sind mit einer Klebemasse bestrichen (Tab. 4.1 bis 4.3).

4.1.1 Heftpflaster

Trägermaterialien

Engmaschiges starres Gewebe, meist wasserabweisend imprägniert, starrer und elastischer Vliesstoff, Acetat-/Kunstseide, Schaumstoff, Folien.
Folienpflaster gibt es
- wasserdicht, luftundurchlässig
- wasserfest, luft- und wasserdampfdurchlässig.

Allen Folienpflastern gemeinsam ist, dass sie abwaschbar, schmutzabweisend und widerstandsfähig gegen Öl sind. Da sie meist durchsichtig sind, liefern sie unauffällige Verbände, durch die eine Inspektion der befestigten Schläuche etc. möglich ist. Wasserdichte Pflaster werden angelegt, wenn vorübergehender Feuchtigkeitsschutz erwünscht ist oder ein Okklusionsverband beabsichtigt ist. Für große Flächen gibt es hierfür besondere Okklusionsfolien.

Klebemassen

Zinkoxid-Kautschuk-Klebemasse findet sich vor allem auf den herkömmlichen Gewebepflastern, Polyacrylat-Klebemasse auf den modernen Trägermaterialien. Die Klebemasse sollte porös aufgetragen sein. Am besten luftdurchlässig sind Vliesstoffpflaster mit Porenperforation im Träger und in der Klebemasse.

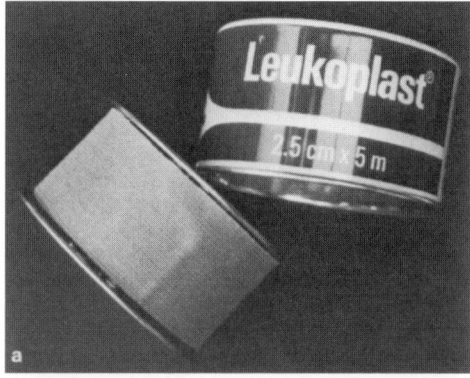

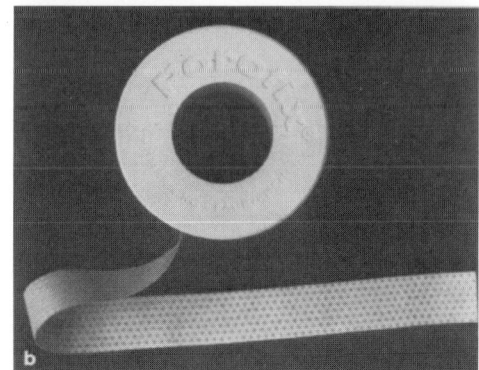

Abb. 29: Gewebe-Heftpflaster:
a) Leukoplast; b) Porofix

Tab. 4.1: Heftpflaster

Trägermaterial	Handelsbeispiele	Hersteller	Klebemasse	
			Kautschuk*	Polyacrylat
Starres Gewebe				
• hautfarben	Gothaplast Heftpflaster standard	Go	•	
	Leukoplast	BSN	•	
	micaplast-Spulenpflaster, Textil	We	•	
	Noraplast-Heftpflaster starr	Mi	•	
	Omniplast	PH	•	
	Porofix Heftpflaster	LR	•	
	RUDAPLASTO Fixierpfl.	No	•	
	SÖHNGEN-Plast	Sö	•	
	YPSIPLAST Heftpfl. starr	Hh	•	
• weiß (Klinik)	Askina Tex	BB	•	
	Leukoplast hospital	BSN	•	
• Tape	Askina Tape	BB	•	
	Leukotape classic, div. Farben	BSN	•	
	NORAPLAST			
	– FLEX Klebebänder	Mi	•	
	– Tape/-COLOR	Mi	•	
	Omnitape	PH	•	
	Porotape	LR	•	
	Urgotape	Ug	•	
	– color	Ug	•	
Vliesstoff	Askina Pore	BB		•
	Gothaplast Heftpfl. Vlies	Go		•
	Leukopor	BSN		•
	micavlies-Spulenpflaster	We		•
	3M Micropore	3M		•
	NORAPLAST Vlies	Mi		•
	Omnipor	PH		•
	RUDAPORO	No		•
	STADAmed Heftpflaster Pore	STADA		•
	TENDERSKIN	Ty		•
	Urgopore	Ug		•
	YPSIPOR Heftpflaster Vlies	Hh		•
Kunstseide	Askina Silk	BB		•
	CURASILK	Ty		•
	Gotha Silk Heftpflaster	Go		•
	Hansaplast Fixierpflaster			
	– CLASSIC	B	•	
	– SENSITIVE	B		•
	Leukosilk	BSN		•
	3M Durapore	3M		•
	micasilk Spulenpflaster	We		•
	NORAPLAST Seide	Mi		•
	Omnisilk	PH	•	
	Silkafix	LR		•

Tab. 4.1: Heftpflaster (Fortsetzung)

Trägermaterial	Handelsbeispiele	Hersteller	Klebemasse	
			Kautschuk*	Polyacrylat
Kunstseide (Fortsetzung)	SÖHNGEN-Silk	Sö		•
	Urgoplast Heftpflaster (hautfarben)	Ug	•	
	URGOSYVAL (weiß)	Ug	•	
	YPSISILK Heftpflaster	Hh		•
Schaumstoff	Askina Foam	BB		•
	Microfoam	3M		•
Folie • microperforiert	Askina Film	BB		•
	Dermiclear II Plastik-H.	J&J		•
	Gotha-FLEX transparent	Go		•
	Leukoderm (mit CO-Mull)	BSN		•
	Leukofix	BSN		•
	3M Transpore	3M		•
	micafilmin-Spulenpflaster	We		•
	Omnifilm	PH		•
	RUDAFIX	No		•
	Urgofilm	Ug		•
	YPSIDERM Heftpflaster	Hh		•
• unperforiert	3M Blenderm	3M		•
	Leukoflex	BSN		•
• **wasserabweisendes-Gewebe**	Leukoplast wasserfest	BSN	•	
	micaplast Spulenpflaster wasserfest	We	•	
	NORAPLAST WASSERFEST	Mi	•	
	RUDAFLEX Fixierpfl.	No	•	
	YPSIPLAST H. wasserfest	Hh	•	
* natürlicher oder synthetischer Kautschuk				
Firmenverzeichnis siehe unter Abkürzungen				

Größen

Hierin unterscheiden sich die Heftpflaster von den Fixierpflastern zur breitflächigen Fixierung.

Heftpflaster

Sie sind auf Spulen gerollt in den Breiten 1,25/2,5/5 cm, in einer Länge von 1 m und 5 m (Abb. 29a, b).

Für die Klinik stehen Rollen von 9,2 m, 10 m oder 20 m Länge zur Verfügung.

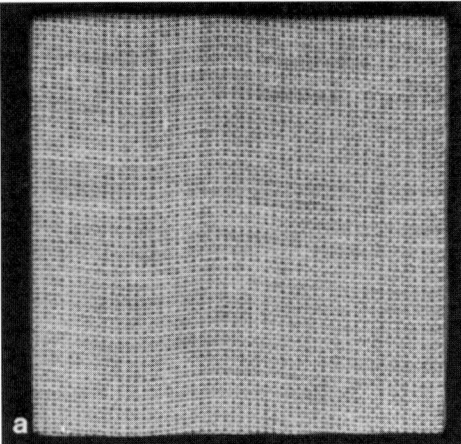

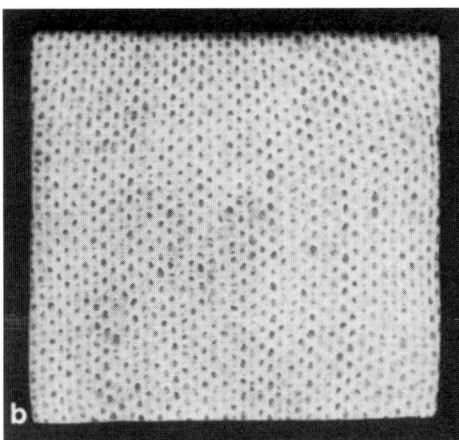

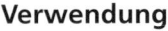

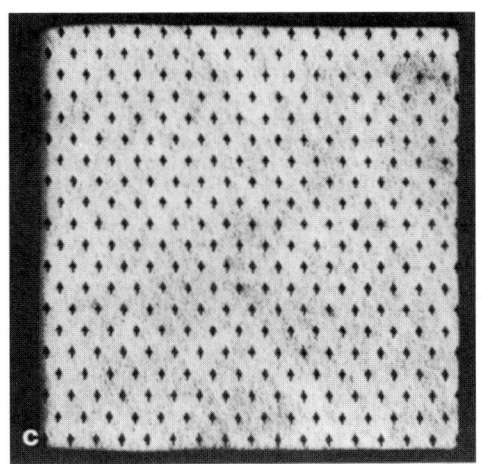

Abb. 30: Breitflächige Fixierpflaster:
a) Fixomull;
b) Fixomull stretch;
c) Curafix

Verwendung

Zur Fixierung von Wundauflagen, Kanülen, Schläuchen, Endfixierung von elastischen Binden oder Schlauchverbänden, starre Ausführungen zur Unterstützung der Druckwirkung bei Kompressionsverbänden oder direkt bei Sportverletzungen.

Besonders geeignet sind hierfür die so genannten »Tapes«, das sind unelastische Gewebepflaster, die gut kleben sowie längs und quer reißbar sind.

Alle anderen Heftpflaster sind meist quer reißbar. Gewebe-Heftpflaster sind mit Ausnahme der Tapes und der Klinikrollen hautfarben. Letztere sind auch weiß und werden als preisgünstige Großrollen geliefert.

Unter den Heftpflastern besonders leicht beschriftbar und reißbar sind Seidenpflaster.

Vor Stoß und Druck schützen können elastische Schaumstoff-Klebebänder.

Am wenigsten schmutzempfindlich sind die Folien-Heftpflaster. Microperforierte Folien-Heftpflaster können auch leicht abgerissen werden.

4.1.2 Breitflächige Fixierpflaster

Sie sind in Breiten bis zu 30 cm im Handel. Alle diese Pflaster (Tab. 4.2, Abb. 30 a-c) haben Polyacrylat-Klebemasse. Die Klebeseite ist im Allgemeinen mit einem abziehbaren Abdeckpapier versehen.

Tab. 4.2: Breitflächige Fixierpflaster (5 cm – 30 cm)

Trägermaterial	Handelsbeispiele	Hersteller
Viskose-Mull (Klebemull)	Fixomull	BSN
elastischer Vliesstoff		
	amicus STRETCH Fixiervlies	Mi
	Askina Fix	BB
	Curafix-Fixierpflaster	LR
	– H	LR
	Fixoderm-Stretch	Sö
	Gotha-FIX elastisch	Go
	Fixomull stretch	BSN
	Mefix Fixiervlies	Mö
	Omnifix elastic	PH
	RUDAVLIES	No
	Urgoderm Stretch	Ug
	YPSIPOR Fixierpfl.	Hh
wasserdichte Folie • unsteril	OpSite Flexifix	S&N
• sterile Inzisionsfolie (weitere sterile PUR-Folienpflaster siehe Tab. 3.10.8)	Applica OP-Folie OPER-film Opraflex Inzisionsfolie OpSite Inzisionsfolie	S&N No LR S&N
Firmenverzeichnis siehe unter Abkürzungen		

Verwendung

Diese Fixierpflaster dienen zum vollflächigen Fixieren von Wundauflagen.

Elastische Vliesstoff-Pflaster sind besonders anschmiegsam. Sie passen sich Körperformen gut an und haften sicher.

Sterile Folienpflaster aus Polyethylen oder Polyurethan werden auch als Inzisionsfolien zur Abdeckung des Operationsfeldes verwendet. Sie sind bakterien- und wasserdicht. Bei chronischen Hauterkrankungen und zur Erzielung eines feuchten Mikroklimas werden mit ihnen Okklusionsverbände angelegt. Auch zum vorübergehenden wasserdichten Abdecken von Verbänden, Fisteln oder Stomata während des Duschens oder Badens sind diese Klebefolien geeignet. Atmungsaktive, aber wasserdichte Folienpflaster aus Polyurethanfolie werden als Wund- und Fixierpflaster angeboten. In steriler Form können sie direkt auf operativ versorgte oder andere nicht sezernierende Wunden gebracht werden. Man hat festgestellt, dass das feuchte Wundklima, das mit diesen Verbänden erzeugt wird, die Epithelisierung fördert. Andererseits dienen diese Folien der Fixierung von Venenkathetern und Kanülen und dem Schutz der Haut zur Vorbeugung des Wundliegens. Siehe auch Kap. 3.1.6.

4.1.3 Besondere Fixierpflaster

Heftpflasterzuschnitte mit speziellem Verwendungszweck (Tab. 4.3) sind
- Pflaster zur Fixierung von Kanülen, Venenkathetern und Schläuchen
- PEG-Verbandsets mit Fixierpflaster
- Nabelbruchpflaster.

Pflaster zur Fixierung von Kanülen und Venenkathetern bestehen aus Heftpflasterstreifen oder ähneln Wundschnellverbänden mit Einschnitten, die sich um die Einstichstelle von Verweilkanüle oder Venenkatheter anpassen. Oft liegt mindestens ein zusätzliches Polsterkissen bei, das unter die Kanüle gelegt werden kann (Tab. 4.3.1).

PEG-Verbandsets mit Fixierpflaster. Zur Versorgung einer **P**erkutanen **E**ndoskopischen **G**astrostomie (PEG) werden Sets mit und ohne speziellen Handelsnamen angeboten. Sie enthalten üblicherweise nicht haftende Schlitzkompressen, Vliesstoffkompressen zur Reinigung und Abdeckung sowie ein hypoallergenes Fixiervlies zur Fixierung von Kompresse und Sonde (Tab. 4.3.2).

Nabelbruchpflaster sind unelastische Pflasterzügel, die bei leichteren Nabelbrüchen bei Säuglingen verwendet werden (Tab. 4.3.3).

4.2 Fixierbinden

Fixierbinden dienen zur Fixierung von Kompressen bei großen Wunden, wo ein Heftpflasterverband nicht möglich ist oder Bewegungen nicht standhält, wo man Wundrandödeme vermeiden will oder wo Pflasterallergien befürchtet werden. Sie dienen außerdem zur Fixierung von Schienen am Körper.

Fixierbinden können eingeteilt werden in
- starre Fixierbinden
- elastische Fixierbinden
- haftende elastische Fixierbinden.

4.2.1 Starre Fixierbinden: Mullbinden

Sie sind meist 20-fädig aus Viskose-Kettfäden und Baumwoll- oder Viskose-Schussfäden hergestellt (Abb. 31a). Für sie gelten Normen.

Bezeichnungsbeispiel nach DIN: »Mullbinde DIN 61631 – MB – 12 CV/ CO«. Es handelt sich dabei um eine 12 cm breite Mullbinde mit Kettgarnen aus Viskosespinnfaser und Schussgarnen aus Baumwolle.

Wie alle Produkte, für die es Arzneibuch-Vorschriften oder Deutsche Industrie-Normen gibt, werden auch die Mullbinden von den meisten Firmen ohne spezifische Handelsnamen angeboten. Der Hersteller muss jedoch auf der Packung angegeben sein.

Mullbinden können die wichtigsten Bedingungen, die an einen guten Fixierverband gestellt werden, nicht erfüllen: Ein guter Verband soll faltenfrei anlegbar sein, nicht schnüren und nicht rutschen. Um mit diesen Binden einen einigermaßen ordentlichen Verband z. B. am Bein zu erhalten, müssen Umschlagtouren verwendet werden. Gute Bewegungsfreiheit kann trotzdem nicht erzielt werden.

Produkte, die den Mullbinden nahe stehen

- Tamponadebinden, siehe Kapitel Verbandmull
- Steifgazebinden sind mit Stärke imprägnierte Mullbinden. Sie ergeben nach dem Anfeuchten, Anwickeln und Trocknen leichte, luftdurchlässige Starrverbände.

Tab. 4.3: Besondere Fixierpflaster

Handelsbeispiele	Hersteller	Besonderheit
1. Kanülen- und Schlauch-Fixierpflaster		
aluderm-aluplast Braunülenpflaster	Sö	Vliesstoff-Schlitzpflaster mit aluminium-bedampfter Kompresse
Applica I.V.	S&N	Vliesstoffpflaster ohne Kompresse
– 100	S&N	Vliesstoffpflaster mit Kompresse
– nasal	S&N	zur Fixierung von Nasensonden
Askina Soft I.V.	BB	Vliesstoff-Schlitzpflaster mit Kompresse und Extra-Tupfer
Curagard SP/ -JR/ -AP/ -TPN	LR	PU-Folie mit Schaumstoffrand und elastischen Streifen
Curapor I.V	LR	Vliesstoff-Schlitzpflaster
Gotha-POR Kanülenpflaster	Go	Vliesstoff-Schlitzpflaster
3M Tegaderm Transparentverband		Folie mit Vliesstoff stabilisiert
– 1633 I.V.	3M	mit 2 Pflasterstreifen
– 1635 I.V.	3M	für zentrale Zugänge
Mefix IV	Mö	Vliesstoff-Schlitzpflaster
Porofix Kanülenfixierpflaster	LR	zentral geschlitzt mit kreisförmiger Ausstanzung (Synthese-Kautschuk-Kl.)
RUDAVEN		
– plus	No	Vliesstoffpflaster mit Kompresse
– transparent	No	Polyurethanfolie ohne Kompresse
Silkofix-Braunülen-Fixierpflaster	Sö	Seidenpflaster ohne Kompresse
Urgo Kanülenpflaster	Ug	Vliesstoff-Schlitzpflaster mit oder ohne Kompresse
YPSIPOR Kanülenpflaster	Hh	Vliesstoff-Schlitzpflaster mit Kompresse
2. PEG-Verbandsets		
Askina Verbandset		
– PEG	BB	nicht haftende Schlitzkompresse, Vliesstoffkompr., elast. Vliesstoff-Fixiervlies
– Spezial	BB	nicht haftende Schlitzkompresse, Mullkompr., elast. Vliesstoff-Fixiervlies, Urimed Klett zur Fixierung des Sondenschlauchs
DRACO PEG-Verbandwechsel-Set	Au	mit Vliesstoffkompressen/-Schlitz-kompressen/elast.Vliesstoff-Fixierpflaster
Urgo PEG-Verbandset		
– klein	Ug	mit Vliesstoffkompr/-Schlitzkompr/. elast.Vliesstoff-Fixierpflaster
– groß	Ug	zusätzl.: alubeschichtete DrainKompr., Fixierhalter
3. Nabelbruchpflaster		
Porofix Nabelbruchpflaster	LR	2-teiliger Pflasterzuschnitt
Firmenverzeichnis siehe unter Abkürzungen		

4.2.2 Elastische Fixierbinden

Sie lassen sich schnell und einfach anlegen, ohne zu schnüren, zu verrutschen oder die Beweglichkeit einzuengen (Tab. 4.4).

Gewebte elastische Fixierbinden

Gewebte elastische Fixierbinden unterscheiden sich im Material der Kettgarne. Es können drei Gruppen unterschieden werden:
Elastische Fixierbinden mit Kettgarnen aus

* überdrehter Baumwolle
  (Typ 1, Abb. 31b)
* texturiertem Polyamid
  (Typ 2, Abb. 31c), nicht haftend
  und haftend
* Cellulosefasern und texturiertem
  Polyamid, nicht haftend und haftend
  (Typ 3, Abb. 31d).

Anstelle texturierter Polyamidgarne bei Typ 2 und 3 werden vereinzelt auch Polyestergarne verwendet.

Die Schussgarne sind im Allgemeinen aus Baumwolle, können aber auch aus Viskose sein.

Alle drei Bindentypen und die gewirkten Binden haben eine strukturierte Oberfläche, die bewirkt, dass die einzelnen Bindentouren sich nicht verschieben. Die Gelenkbeweglichkeit bleibt weitgehend erhalten, die Blutzirkulation wird nicht behindert. Haftende Fixierbinden haben einen Latexauftrag, der bewirkt, dass die einzelnen Bindentouren fest aufeinander haften. Diese Binden werden auch als kohäsive Binden bezeichnet.

Auf Haut und Haaren kleben diese Binden nicht. Eine Endfixierung ist nicht erforderlich, da das Bindenende nur aufgedrückt werden muss.

Elastische Fixierbinden mit Kettgarnen aus überdrehter Baumwolle. Sie sind sehr luftdurchlässig und vermögen Feuchtigkeit, z. B. durch Schwitzen, am besten aufzunehmen. Auch für Personen, die keine synthetischen Fasern auf der Haut vertragen, sind sie geeignet. Gegenüber den anderen elastischen Fixierbinden haben sie keine so große Elastizität (60 %) und fühlen sich nicht so weich an.

Sie kommen in Bindenbreiten einfach gelegt oder zur Mitte hin doppelt gelegt in den Handel (Abb. 31b).

Elastische Fixierbinden mit Kettgarnen aus texturiertem Polyamid, nicht haftend und haftend. Sie sind stärker elastisch (über 100 %), aber nicht ganz so luftdurchlässig und nicht so saugfähig. Sie ermöglichen leichte Druckverbände oder die Fixierung von Schienen (Abb. 31c).

Elastische Fixierbinden mit Kettgarnen aus Cellulosefasern und texturiertem Polyamid, nicht haftend und haftend. Die Kettfäden bestehen im Allgemeinen abwechselnd aus Polyamid und Viskose.

Die Binden sind hochelastisch, weich und gut luftdurchlässig. Sie lassen sich sehr gut anlegen und kosten dabei nicht mehr als die normale Mullbinde.

Für Druckverbände sind diese Binden nicht geeignet.

Die haftenden Ausführungen dieser Binden behalten ihre Luftdurchlässigkeit, wenn nach der sicheren Fixierung der Wundauflage, wofür im Allgemeinen nur wenige Bindentouren erforderlich sind, die Binden abgeschnitten werden.

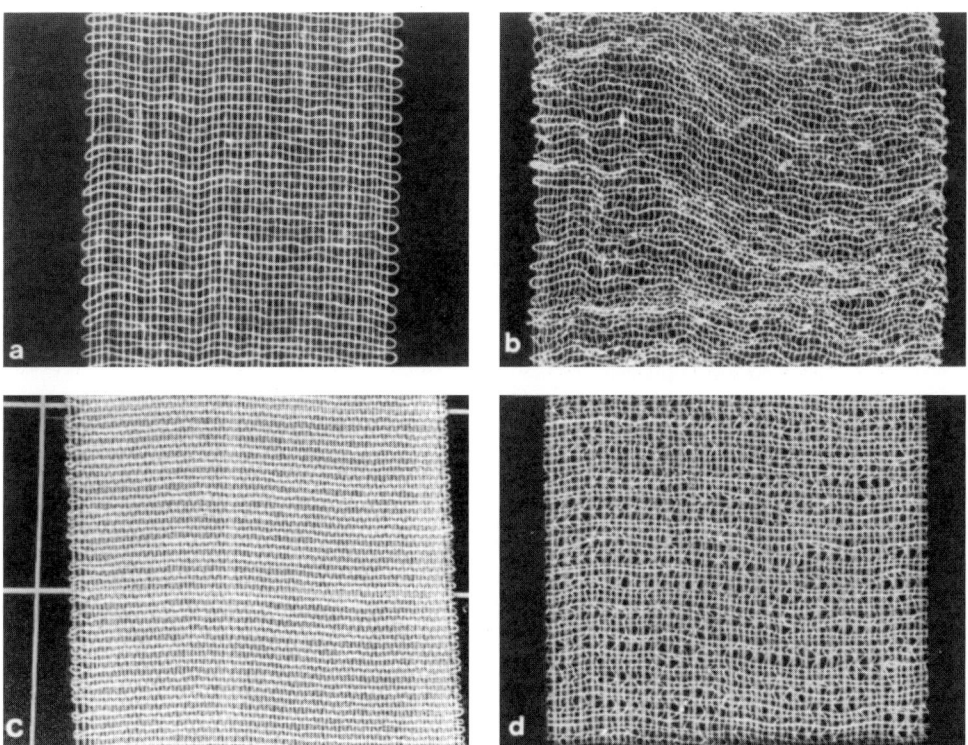

Abb. 31: Fixierbinden: a) Mullbinde; b) elastische Fixierbinde mit Kettgarnen aus überdrehter Baumwolle; c) elastische Fixierbinde mit Kettgarnen aus texturiertem Polyamid; d) elastische Fixierbinde mit Kettgarnen aus Cellulosefasern und texturiertem Polyamid

Bei diesem Bindentyp finden sich auch gewirkte Binden. Sie sind besonders anschmiegsam (Abb. 31d).

»Elastische Mullbinden«. Unter dieser Bezeichnung werden sowohl Fixierbinden mit ausschließlich texturierten Polyamid-Kettgarnen (Typ 2) als auch solche mit der Mischung von Cellulose- und Polyamidgarnen (Typ 3) von verschiedenen Firmen angeboten. Letzterer Bindentyp (Typ 3) trägt manchmal auch die Bezeichnung **Kreppbinde.**

Elastische Fixierbinden nach DIN 61634. Diese Norm lässt als Werkstoff alle geeigneten Fasern zu und schreibt nur vor, dass der hydrophile Faseranteil mindestens 35 % sein muss. Die Dehnbarkeit muss mindestens 60 %, maximal 200 % sein. Damit könnten sowohl die elastischen Fixierbinden mit ausschließlich texturierten Synthese-Kettgarnen wie auch die Kreppbinden die Norm erfüllen.

Bezeichnungsbeispiel:
Fixierbinde DIN 61634-FB8. Es handelt sich um eine 8 cm breite Binde.

Tab. 4.4: Elastische Fixierbinden

Material der Kettfäden	Handelsbeispiele	Her-steller	ohne Latex-auftrag	mit Latex-auftrag (kohäsive Binde)
überdrehte Baumwolle	Gazomull Fixierbinde	B/BSN	•	
	NOBACOTON	No	•	
	Pehalast	PH	•	
texturiertes Polyamid				
	amicus Permelast			
	– Fixierbinden	Mi	•	
	– Haftbinden HF	Mi		•
	Askina Elast fine	BB	•	
	Askina Haft Color	BB		•
	Dederon Fixierbinden	Hh	•	
	DELTA Fix	De		•
	DRACO Sumbi	Au	•	
	DRACOHAFT	Au		•
	Gazofix	BSN		•
	– color	BSN		•
	Haftelast	LR		•
	Heliolast K und color	Ty		•
	Lastotel	PH	•	
	NOBAFIX	No	•	
	NOBAHAFT fein	No		•
	Porena hochelastische Fixierbinde	Er	•	
	RONDOFLEX	DW	•	
	URBA-FIX	Te		•
	Urgomull fein	Ug	•	
	YPSIFIX Fixierbinden	Hh	•	
	– color	Hh	•	
Cellulose und texturiertes Polyamid »Kreppbinden«	amicus Permelast Softbinden	Mi	•	
	Askina Elast	BB	•	
	– ungebleicht	BB	•	
	Askina kohäsive Fixierbinde	BB		•
	Askina cofix	BB		PAC-Be-schichtung
	DRACOFLEX	Au	•	
	Elastomull	BSN	•	
	– haft	BSN		•
	– haft color	BSN		•
	Hansaplast Elastische MB	B	•	
	Mollelast	LR	•	
	– haft	LR		•
	– haft color	LR		•

Tab. 4.4: Elastische Fixierbinden (Fortsetzung)

Material der Kettfäden	Handelsbeispiele	Hersteller	ohne Latexauftrag	mit Latexauftrag (kohäsive Binde)
Cellulose und texturiertes Polyamid (Fortsetzung)	NOBAHAFT-CREPP	No		•
	NOBATEX	No	•	
	Peha-krepp	PH	•	
	Peha-haft	PH		•
	Porena			
	– krepp	Er	•	
	– haft	Er		•
	RONDOCREPP	DW	•	
	Transelast	LR	•	
	URBA-HAFT	Te		•
	Urgomull			
	– gekräuselt	Ug	•	
	– haft	Ug		•
	werokrepp	We	•	
	wero-fixohaft	We		•
	–color	We		•
	YPSIFLEX elast. MB	Hh	•	
	– haft Fixierbinden	Hh		•
Schaumstoff-Fixierbinden (Verwendung auch als Wundverband)	snögg-soft-bind Wundschnellverband (antiseptisch imprägniert)	VOS		•
Schaumstoff-Unterzugbinden sowie Polster- und Kompressionsbinden siehe Tab.5.3 Fertigverbände mit kurzen Fixierbinden siehe Tab.3.9				
Firmenverzeichnis siehe unter Abkürzungen				

Größen

Fixierbinden sind 4 bis 12 cm breit und 4 m lang.

Während Typ 2 weiß oder hautfarben angeboten wird, sind die anderen Binden meist nur weiß im Handel.

Der Trend zur farbigen Binde hat bei Typ 2 begonnen.

Sonstige Fixierbinden

Nicht gewebte elastische Fixierbinden.
Gewirkte Binden haben den Vorteil, dass sie aufgrund der besonderen Dehnbarkeit noch anschmiegsamer sind. Da sie vom Materialaufbau den »Krepp-Binden« ähnlich sind, sind sie in der Tabelle ohne besondere Erwähnung bei diesen erfasst.

Schaumstoffbinden können unterschiedlich dick sein und haben entsprechend unterschiedlichen Verwendungszweck. Sehr dünne Binden werden als Unterzugbinden (Tab. 5.3.4), dickere als Kompressionsbinden (Tab. 5.3.1) verwendet. Mitteldicke Binden mit Lateximprägnierung können als Fixierbinde verwendet werden. Der Vorteil ist, dass sie selbsthaftend und leicht reißbar sind und nach der sicheren Fixierung abgerissen werden können (Tab . 4.4).

Binden mit Kompressionswirkung. Zur Erzeugung eines leichten Druckes, um z. B. einen Druckverband herzustellen oder ein Wundrandödem zu vermeiden, werden auch Kompressionsbinden zum Fixieren verwenden. Geeignet sind die Idealbinden sowie die leichten Ausführungen der Kompressionsbinden mit texturiertem Polyamid in der Kette und einer Dehnbarkeit bis ca. 120 %. Sie werden alle in Kapitel 5, Tab. 5.1 und 5.2 besprochen.

Fertigverbände. Dazu zählen auch Verbände, bei denen eine Kompresse auf einem kurzen Stück Fixierbinde aufgenäht ist und im Allgemeinen mit einem integrierten Heftpflasterstreifen endfixiert wird. Diese Verbände sind in Tab. 3.9 erfasst.

4.3 Schlauchverbände

Schlauchverbände werden manchmal mit dem Schlauchmull verwechselt. Während der Schlauchmull aber ein nicht dehnbares Gewebe darstellt, das meist dazu dient, mit Medikamenten imprägniert zu werden, versteht man unter den Schlauchverbänden Strickwaren bzw. Wirkwaren, die durch Maschenbildung hergestellt werden.

Der Begriff »Schlauchverband« wird in doppelter Hinsicht verwendet: Einerseits ist er Überbegriff und steht für alle Gestricke und Gewirke dieser Art. Andererseits versteht man darunter besonders quer dehnbare Gestricke aus Baumwoll/Viskosefasern.

Die Schlauchverbände können unterteilt werden in
- Trikotschlauchbinden nach DIN 61633 (Typ 1)
- nicht genormte Schlauchverbände aus Cellulosefasern (Typ 2)
- dauerelastische Schlauchverbände (Typ 3)
- Netzverbände (Typ 4).

Schlauchverbände vom Typ 1 und 2, die auf Rundstrickmaschinen hergestellt werden und keine synthetischen Fasern enthalten, zeichnen sich durch gute Querdehnbarkeit aus. Beim Ziehen in Längsrichtung schließen sich die Maschen dann wieder.

Die auf dem Raschelstuhl gewirkten Netzverbände sind dagegen längs- und querelastisch.

4.3.1 Trikotschlauchbinden nach DIN 61 633

Diese Trikotschlauchbinden bestehen zu 100 % aus Baumwollgarnen. In der Breite sind je cm 8 bis 10 Maschenstäbchen, in der Länge je cm 8 bis 10 Maschenreihen.

Ein Bezeichnungsbeispiel für eine 8 cm breite Binde ist »Trikotschlauchbinde DIN 61633 – TB 8«.

Sie kommen in Breiten von 6 bis 40 cm und einer Länge von 4 m in den Handel. Rohweiße Ausführungen sind wasserabstoßend, da unbehandelte Baumwolle verwendet wird.

Verwendung

Unterzug bei Gips- und anderen Steifverbänden, Überzug bei Zinkleimverbänden, Schienenbezug, als Kompressionsbinde zur Thromboseprophylaxe oder bei lymphatisch-venösen Stauungen, besonders bei Kindern und Jugendlichen.

Trikotschlauchbinden werden von verschiedenen Herstellern ohne eigenen Handelsnamen angeboten.

Zu beachten ist, dass unter der Bezeichnung »Trikotverband« auch Schlauchverbände angeboten werden, die nicht der Norm entsprechen. Sie enthalten Synthesefasern (Tab. 4.8). Mit Polstermaterial gefüllte Trikotbinden werden als Wickelbinden für den Hals verwendet (Tab. 4.8).

4.3.2 Nicht genormte Schlauchverbände aus Cellulosefasern

Diese Verbände (Tab. 4.5) bestehen aus Baumwoll/Viskose-Mischungen und passen sich aufgrund ihrer lockeren Maschenstruktur überall an.

Verwendung

Fixierung von Wundauflagen, Anlegung ruhigstellender Verbände sowie Extensionsverbände.

Die gewünschte Länge kann jederzeit ohne Laufmaschenbildung abgeschnitten werden.

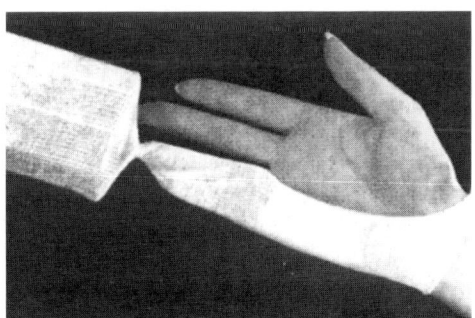

Abb. 32: tg-Schlauchverband mit Applikator (aus tg-Broschüre, Lohmann GmbH & Co KG)

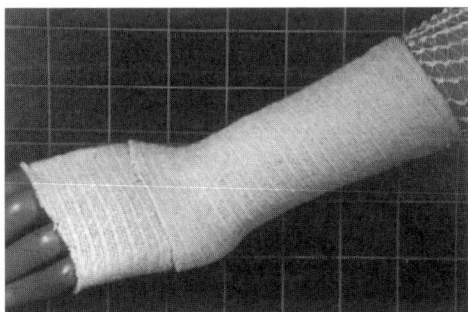

Abb.33: Schlauchverband mit Kompressionswirkung

Tab. 4.5: Schlauchverbände aus Baumwolle/Viskosefasern (Vergleichende Übersicht).

Handelsbeispiele		Indikationsgebiet									Fertigverbände/ Besondere Angebote
		Kinderfinger, Zehen	Finger und Zehen mit größerer Wundauflage	Kinderarm, geschiente Fingerverbände	Kinderbein, Unterschenkel und Arm für Erwachsene	Oberschenkel, kleiner Kopfverband	Oberschenkel, mittlerer Kopfverband	Starker Oberschenkel, Kinderrumpf, großer Kopfverband	Desault, Rumpf bis Konfektionsgröße 40	Rumpf ab Konfektionsgröße 42	
amicus Permelast Schlauchverband, Michallik 100% Baumwolle Rollen 20 m	Größe:	1	2		4	5	6	6			Trikotfingerlinge
	cm:	1,5	2,5		6	8	10	10			
Askina-TS-Bandagen, B.Braun Rollen 20 m	Größe:	0	1	2	3	4	5	6	7	8	Askina Finger Bob weiß und bunt
	cm:	1,5	2,5	4	6	8	10	12	16	21	
delta-tube.DePuy Casting Rolle 20 m	Größe:	1,5	2,5	4	6	8	10	10	16		
Heliotricot, Tyco H. gebleichte Baumwolle/Viskose Größe 1-9 Rolle 20 m, T1/T2 Rolle 10 m	Größe:	1	2	3	5	6	7	9	T1	T2	
	cm:	1,5	2,5	4	6	8	10	12	16	21	
Hippo-Tricot, Brinkmann Rolle 1m / 25 m	Größe:			3	4	5	6		7		
NOBATRIKOT, Noba Rolle 20 m	Größe: cm:	1,5	2,5	4	6	8	10	12	16	21/24	Fertigv.: Finger, Fuß, Kopf

Tab. 4.5: Schlauchverbände aus Baumwolle/Viskosefasern (Vergleichende Übersicht) (Fortsetzung).

Handelsbeispiele		Indikationsgebiet									Fertigverbände/ Besondere Angebote
		Kinderfinger, Zehen	Finger und Zehen mit größerer Wundauflage	Kinderarm, geschiente Fingerverbände	Kinderbein, Unterschenkel und Arm für Erwachsene	Oberschenkel, kleiner Kopfverband	Oberschenkel, mittlerer Kopfverband	Starker Oberschenkel, Kinderrumpf, großer Kopfverband	Desault, kleiner Rumpf Konfektionsgröße 40	Rumpf ab Konfektionsgröße 42	
Stülpa, Paul Hartmann Größe 0-5 Rolle 15 m, Größe 6-8 Rolle 6 m	Größe:	0R	1R	2R	3R	4R	5R	6R	7R	8R	Gebrauchsfertige Verbände Größe 1/3/4
tg-Schlauchverband, Lohmann&Rauscher Größe 1-7 Rolle 5 m/20 m, Größe 9 Rolle 20 m, K1/K2 Rolle 10 m	Größe:	1	2	3	5	6	7	9	K1	K2	Applikatoren bis Größe 9 Gebrauchsfertige Verbände: tg-Fingerling, -Fäustling, -Handschuh, -Hemd, -Hose diverse Größen
	cm:	1,4	2,3	3	5,5	6,5	7	8,5	16	21	
Tricofix, BSN Größe 1-9 Rolle 20 m Größe K/L Rolle 10 m	Größe:	A/1	B/2	C/3	D/5	E/6	F/7	G/9	K	L	Gebrauchsfertige Fingerlinge
	cm:	1,5	2,5	4	6	8	10	12	16	21	
tubinette, Tyco H. 100% Viskose, Rolle 20 m Applikator	Größe:	00	01	12	34	56	78	T1	T2		
	cm:		1,5	3	4,5	7	9	10,5	17		
YPSELAST-Schlauchverband, Holthaus Rolle 20 m	Größe:	1	2	3	5	6	7				
	cm:	1,5	2,5	4	6	8	10				
Urgotube Urgo Größe 1A – 9G 20 m, K/L: 10 m	Größe:	1A	2B	3C	5D	6E	7F	9G	K	L	
	cm:	1,5	2,5	4	6	8	8	10	16	21	
wero-trica, Wero	Größe:	1	2	3	5	7	7	9	–	–	Gebrauchsfertige Fingerlinge (tri-fingerlinge)

Tab. 4.6: Dauerelastische Schlauchverbände.

Handelsbeispiele	Indikationsgebiet													
Breite in cm (ca. Angaben)	2	4,5	6,2	6,7	7,5	8,7	10	12	17,5	21,5	26	32,5	36	37,5
Größen	A_1	A_2	B	C	D	E	F	G	J	K	K/L	L	M_1	M_2
	Füße oder Arme für Säuglinge	Füße oder Arme für Säuglinge	Kleine Hände oder Gliedmaßen	Hände, Arme, Beine für Erwachsene	Große Arme oder Beine	Große Beine oder kleine Oberschenkel	Große Knie oder Oberschenkel	Große Oberschenkel	Kleiner Rumpf oder sehr großer Oberschenkel	Mittelgroßer Rumpf	Mittelgroßer und großer Rumpf	Großer Rumpf	Sehr großer Rumpf	Sehr großer Rumpf
Mit Stütz- und Kompressionswirkung	Größe:													
Amicus Permelast Schlauchbandage Michallik 10 m Rolle														
Askina Grip B. Braun 10 m Rolle				×	×	×	×	×				×		
Lastogrip – weiß Paul Hartmann 10 m Rolle		×	×	×	×	×	×	×	×	×		×		
Lastogrip C – hautfarben Paul Hartmann 10 m Rolle	×		×	×	×	×	×	×						
NOBATUB – rohweiß Noba 10 m Rolle			×	×	×	×	×	×	×	×		×	×	
tg-grip – rohweiß Lohmann& Rauscher 10 m Rolle		×	×	×	×	×	×	×	×	×		×		×

Tab. 4.6: Dauerelastische Schlauchverbände (Fortsetzung).

Handelsbeispiele	Indikationsgebiet													
	Füße oder Arme für Säuglinge	Füße oder Arme für Säuglinge	Kleine Hände oder Gliedmaßen	Hände, Arme, Beine für Erwachsene	Große Arme oder Beine	Große Beine oder kleine Oberschenkel	Große Knie oder Oberschenkel	Große Oberschenkel	Kleiner Rumpf oder sehr großer Oberschenkel	Mittelgroßer Rumpf	Mittelgroßer und großer Rumpf	Großer Rumpf	Sehr großer Rumpf	Sehr großer Rumpf
Breite in cm (ca. Angaben)	2	4,5	6,2	6,7	7,5	8,7	10	12	17,5	21,5	26	32,5	36	37,5
Größe	A_1	A_2	B	C	D	E	F	G	J	K	K/L	L	M_1	M_2
Mit Stütz- und Kompressionswirkung (Fortsetzung)														
Tricodur Tubular BSN – weiß 10 m Rolle			×	×	×	×	×	×	×	×		×		×
Tubi Tyco H. Standard – naturfarben 1 m Rolle			×	×	×	×	×	×	×	×				
Werogrip 1 m		×	×	×	×	×	×	×						
Wero 10 m			×	×	×	×	×	×	×	×	×	×	×	
Ohne Kompressionswirkung														
Tubifast Tyco H.	×	×	×	×	×	×	×	×	×	×	×	×		
– Farbcodierung	rot	rct	rot	grün	grün	blau	blau	gelb	gelb	beige	beige	beige		

Die Schlauchverbände gibt es auf der Rolle in verschiedenen Breiten zum Abschneiden oder als gebrauchsfertiger Verband, z. B. als Fingerverband, Kopfverband, Hemd, Hose, Handschuh. Mit Polster- und Saugmaterial gefüllte Schläuche werden z. B. als Finger- oder Nasenverband angeboten.

Schlauchverbände von der Rolle werden nach bestimmten Techniken, die die Hersteller angeben, oder mit Applikatoren angelegt. Mit Hilfe von Applikatoren lassen sich auch mit Watte gefüllte Schläuche herstellen, die als Armtragegurt, Fersenring zur Decubitusprophylaxe u. ä. verwendet werden können.

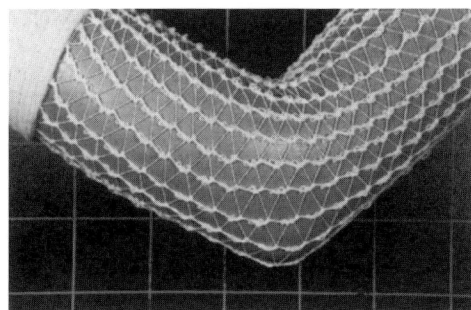

Abb. 34: Netzverband

4.3.3 Dauerelastische Schlauchverbände

Durch die Verwendung materialelastischer Fäden, wie z. B. umsponnener Gummi- oder Elasthanfäden, werden anschmiegsame, querelastische Verbände mit Stütz- und Kompressionswirkung erzielt.

Angewendet werden diese Schlauchverbände (Tab. 4.6, Abb. 33) deshalb als Wund-Fixierverband mit leichter Kompressionswirkung sowie als Stütz- und Entlastungsverband am Band- und Halteapparat. Die lokale Kompressionswirkung kann verstärkt werden, wenn die Bandage doppellagig angelegt wird. Zu beachten ist jedoch, dass ein beim Anlegen stark gedehnter Verband einen hohen Ruhedruck ausübt, der zu einer verminderten Oberflächendurchblutung führen kann. Vorzugsweise sollten die dauerelas-tischen Schlauchverbände an Extremitäten angelegt werden, die bewegt werden.

4.3.4 Netzverbände

Diese hochelastischen Gewirke (Tab. 4.7, Abb. 34) bestehen aus mit Baumwolle umsponnenen Polyamid-, Gummi- oder Polyurethanfäden. Sie sind aufgrund ihrer Längs- und Querdehnbarkeit sehr leicht anzulegen. Sie werden ausschließlich zur Fixierung von Wundauflagen verwendet. Als Vorteil wird angesehen, dass eine Wundinspektion erleichtert wird, ohne dass der Netzverband entfernt werden muss. Laufmaschenbildung ist nicht möglich.

Netzverbände sind weniger für Hände und Finger geeignet, ausgezeichnet aber für Kopf- und Rumpfverbände sowie für Arme und Beine.

Bei Verwendung an Knie oder Ellenbogen bleibt die Gelenkbeweglichkeit voll erhalten, ohne dass der Verband rutscht oder einschnürt.

Netzverbände werden auch zur Fixierung der Nabelkompressen beim Säugling angeboten.

Tab. 4.7: Netzverbände (Vergleichende Übersicht).

Handelsbeispiele Hersteller Längen	Indikationsgebiete/Größen								Besondere Verbände
	Finger	Hand, Handgelenk, Unterarm	Ellenbogen, Oberarm, Bein, Fuß	Knie	Oberschenkel, Schulter	Kopf, ganzes Bein	Brust, Rücken, Nacken Achsel, Leiste, Unterleib	Brust, Rücken, Nacken, Achsel, Leiste, Unterleib für Übergrößen	
Amicus Netzschlauch Mi 4 m 25 m	A1	A	3 B	B	5 C	5 C	D	D	
BINDANETZ, Allegiance H. 1 m/25 m	0	1	2	3	4	5	6	7	
Elastofix, BSN 5 m/25 m	A	A	A	B	B	C	D	D	
Hippo Quick, Br 1 m/25 m	1	2	3	3	4	5			mit »Reißverschluss«
NOBANETZ, No 25 m	0/0,5	1	2	3	4	4	5	5	Rumpf 6 – 10
NOBANETZ-plus, No, 25 m	A	B	C	C	D	D	E	F	mit Aufreißfaden
Stülpa-fix, PH 25 m	1	2	2/3	4	4	4/5	5	6	Rumpf übergroß: 7
Surgifix, Standard, Ty 25 m	0/0,5	1	2	3	4	5/5,5	6	7/8/ 9/10	Fertigverbände: Surgislip, Surgivest, Baby-Nabel
tg-fix, LR 4 m/25 m	A	B	C	C	D	D	E	E	
Verfa-netz, Aurelia 5 m	–	I	II	II	III	III	IV	–	Netzschlauch-Baby-Nabel
weronet, We 4 m/25 m	0	1	2	3	4	5	6	7	
WS-fix, Sö 4 m/25 m	–	1	2	3	4	4	–	–	
YPSINETZ, Hh 4 m (Größe 3) 25 m (Größe 1 – 5)	1	1/2	2/3	2/3	4/5	4/5	5	–	

Tab. 4.8: Besondere Schlauchverbände.

	Verwendung	Handelsbeispiel	Hersteller
Wasserresistenter Trikotschlauch aus Synthesefaser	Unterzug unter Kunststoff-Starrverbänden	Askina Stockinette	BB
Frottier-Polster-schlauch		HELIOS Frottierpolster-schlauch Meterware und Fertigverbände	Ty
Trikotschlauch-Wickelbinde	Schanz'sche Halskrawatte für HWS-Syndrom	Cervidur Halskrawatte (mod. nach Schanz)	LR
Schaumstoff-Cervicalstützen mit Trikot-schlauchüberzug – einfach	Stabilisierung der Halswirbelsäule Positionsnummer im Hilfsmittelindex 05.12.01.0...	021 Cellacare Cervical 025 Cellacare Cervical Plus	LR LR
– mit Verstärkung	05.12.01.1...	002 Collafoam	Ty
Schulter-Arm-Verbände	Ruhigstellungsbandagen Positionsnummer im Hilfsmittelverzeichnis		
– Gilchrist	05.09.01.1...	013 Cellacare Gilchrist div. 010 HELIOS-Gilchrist 024 Cellacare Gilchrist easy div. 000 Tricodur Gilchrist	LR Ty LR BSN
Schlüsselbeinbandage – Rucksackverband	05.09.02.0...	017 Cellacare Clavicula 006 Tricodur Clavicula	LR BSN
Fingerverband gepolstert	Fingerverband, guter Schutz vor Stoß und Druck	Singlefix	Ty
Nasenverband Saugkissen in Gestrick mit Ohrenschlaufen	Saugverband zwischen Nase und Oberlippe	NOBARHINAL	No

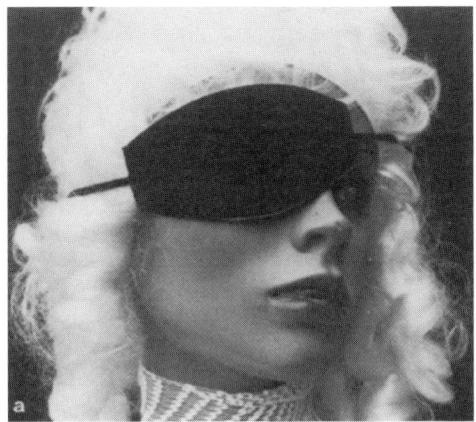 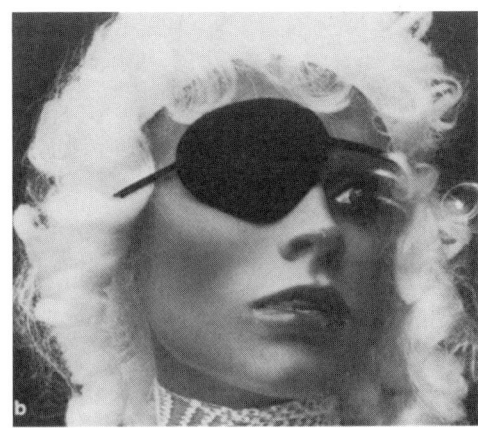

Abb. 35: Augenverbände: a) Augenbinde   b) Augenklappe

4.4 Augenbinden – Ohrenbinden

Augenbinden und Ohrenbinden (Abb. 35a, b, 36) bestehen aus weichem, schwarzem Tuch, oval oder dreieckig geformt, und besitzen Bänder zum Befestigen. Ohrenbinden sind größer als Augenbinden und haben zur leichteren Fixierung meist zusätzlich eine Schlaufe. Augenklappen haben eine steife Einlage und dienen vor allem dem Schutz des Auges ohne Kompresse.

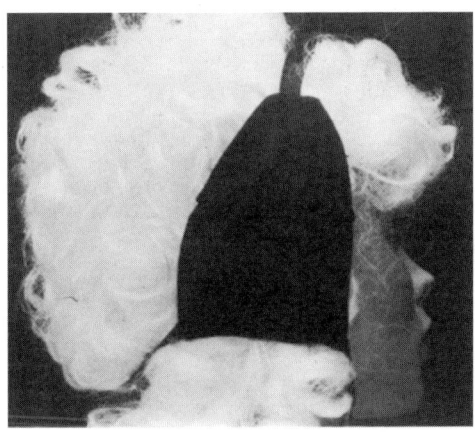

Abb. 36: Ohrenbinde

4.5 Dreiecktücher

Bei ihnen handelt es sich um mittelkräftige Viskose-Renforcé-Tücher in rohweiß, sandfarben oder schwarz. Sie können in der Ersten Hilfe vielseitig verwendet werden.

Als Beispiele seien genannt: Armtragetuch, Tragering, Kopfverband, Handverband, als Hilfsmittel zum Abbinden oder zum Befestigen von Schienen.

Als preisgünstige Einmalprodukte werden zur Fixierung von Wundauflagen Dreiecktücher auch aus Vliesstoff angeboten (Tab. 1.3).

5

STÜTZ- UND KOMPRESSIONSBINDEN

Stütz- und Kompressionsbinden sind angezeigt bei Verletungen im Bereich des Bewegungsapparates und bei den so genannten Beinleiden.

Zu ersteren zählen z. B. Verstauchung (Distorsion), Verrenkung (Luxation), Muskelriss, Sehnenscheidenentzündung.

Zu den Beinleiden gehören Krampfaderleiden (Varicosis), insbesondere die Krampfaderentzündung (Varicophlebitis) und Blutpfropfbildung in Krampfadern (Varicothrombose), Venenentzündungen (Phlebitis) und die sich oft daraus entwickelnde Thrombose oberflächlicher Venen oder tieferliegender Venen (Thrombophlebitis/Phlebothrombose).

Auch bei Ödembildung, zu der es bei venösen Stauungen kommen kann, oder dem Unterschenkelgeschwür (Ulcus cruris) sind Kompressionsverbände angezeigt.

Die Stütz- und Kompressionsbinden können unterschiedlich eingeteilt werden. Eine Möglichkeit ist die Einteilung nach dem Material:

- Binden aus 100 % Cellulosegarnen
- dauerelastische Binden mit Synthesefäden
- Schaumgummi- und Schaumstoffbinden
- Pflasterbinden
- Zinkleimbinden.

5.1 Binden aus 100 % Cellulosegarnen

Diese Binden (Tab. 5.1) erzielen ihre Dehnbarkeit durch stark überdrehte Baumwollzwirne, so genannte Kreppzwirne.

Zu den Binden aus 100 % Cellulosegarnen zählen

- Idealbinden nach DIN 61 632
- nicht genormte elastische Binden aus Cellulosegarnen.

Idealbinden nach DIN 61 632

Diese Binden sind auch bekannt unter der Bezeichnung **elastische Binden.**

Idealbinden, die der DIN 61 632 entsprechen, bestehen aus stark überdrehten Baumwoll-Kettfäden und Baumwoll-Schussfäden. Bis maximal 33 % dürfen im Schuss anstelle von Baumwollfasern Viskosefasern verarbeitet sein.

Vorteile der Idealbinden: hautfreundliches Material, widerstandsfähig gegenüber Sekreten und Salben; Schweiß wird aufgesaugt.

Nachteil ist: »Ausleiern« beim Tragen, dadurch Verlust an Kompressionswirkung.

Durch häufiges Waschen der Binde und täglich neues Wickeln mit einer frischen Binde kann der Elastizitätsverlust ausgeglichen werden. Die Binden dürfen nach dem Waschen zum Trocknen weder aufgehängt noch sollten sie gebügelt werden. Es empfiehlt sich, diese und alle anderen Binden immer in einem Säckchen getrennt von der anderen Wäsche zu waschen.

Handelsformen

Idealbinden gibt es als Schlingkantbinden und – bei den weißen Binden seltener und zudem teurer – als Webkantbinden.

Schlingkantbinden können auf Breitwebstühlen hergestellt werden. Diese

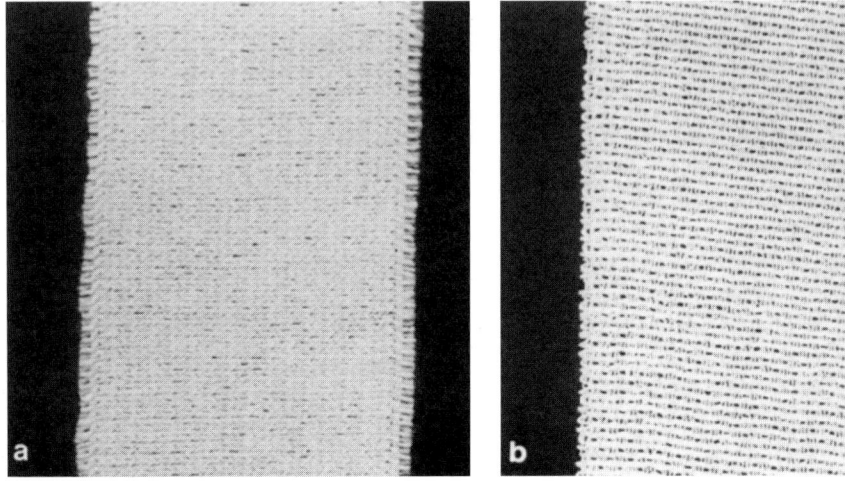

Abb.37: Idealbinden: a) Schlingkantbinde (ungedehnt); b) Webkantbinde (etwas gedehnt)

sind dann zwischen den Bindenbreiten mit einer Vorrichtung ausgestattet, die die letzten beiden Kettfäden nach Eintrag eines jeden Schussfadens in ihrer Position vertauscht. Dadurch kann es nach dem Schneiden nicht zu einem Ausfransen kommen.

Webkantbinden werden auf schmalen Bandwebstühlen hergestellt. Die sich umdrehenden Schussfäden ergeben hier die Webkante (Abb. 37).

Größen

Idealbinden werden in den Breiten 4, 6, 8, 10, 12, 15, 20 und 30 cm angeboten. Die Breite ist aus der DIN-Angabe ersichtlich: Idealbinde DIN 61632 – IB 8-S (es handelt sich um eine 8 cm breite Binde, schlingkantig).

Die üblichen Idealbinden sind alle weiß, ungedehnt ca. 2,5 m, maschinell gedehnt ca. 5 m. Dieser Wert ergibt sich aus der Prüfung der Dehnbarkeit nach DIN. Die Dehnbarkeit wird an der Binde bei einer Zugkraft von 10 Newton je cm Bindenbreite während 1 Minute gemes-

sen. Diese Messtechnik hat sich bei allen dehnbaren Binden durchgesetzt.

Den Einzelpackungen liegen im Allgemeinen zwei Verbandklammern zur Endfixierung bei.

Nicht genormte elastische Binden aus Cellulosegarnen (Tab. 5.1)

Hierzu zählen
- hautfarbene elastische Binden
- kohäsive Binden
- Nabelbinden
- Kreppbinden.

Hautfarbene elastische Binden

Einerseits gibt es hautfarbene Idealbinden nach DIN 61632, andererseits gibt es eine Reihe von hautfarbenen elastischen Binden mit Handelsnamen, die weitgehendst den DIN-Idealbinden entsprechen, ohne sich auf die Norm zu beziehen. Häufig bestehen sie aus 100 % Baumwolle in Kette und Schuss und zeichnen sich bei geringerer Dehnbarkeit durch eine höhere Kompressionswirkung im Vergleich zu den Idealbinden aus.

Tab. 5.1: Kompressionsbinden aus 100 % Cellulosegarnen

Produkt	Handelsbeispiele	Her-steller	Besonderheiten
ohne Latexauftrag			
• Idealbinden **weiß, Schlingkante** nach DIN 61632	Askina Ideal Idena Idealbinde URBA-IDEAL-Binden Urgolast DIN YPSIDAL Idealbinden	BB Er Te Ug Hh	
• Idealbinden **weiß, Webkante** nach DIN 61632	Askina Ideal Plus amicus Permelast Idealbinden DRACO Idealbinden WK Elasticon Helios Idealbinden WK	BB Mi Au PH Ty	
• Idealbindenstruktur **hautfarben,** meist Webkante, nach DIN und ohne DIN	Comprilan – textilelast. Kurzzugbinde – Verband Cottonelast DRACOLASTIC kräftig DRACO-Set kräftig Elko Michallik H-Idealbinde HF Nobalan – Kurzzugbinde – Verband Pütterbinde Pütter-Verband Rosidal-Binde kräftig Tensolan K – Doppelbindenverband URBA-LAN Urgoband – duo	 BSN BSN Hh Au Au LR Mi No No PH PH LR BSN BSN Te Ug	 2 Binden à 10 cm 2 Binden 8 cm+10 cm 2 Binden à 10 cm 2 Binden à 10 cm 2 Binden à 10 cm 2 Binden à 10 cm 2 Binden à 10 cm
• **Nabelbinden**	Bambino Nabelbinde Telelast elast. Nabelbinde	LR PH	
• **Idealbindenstruktur mit Latexauftrag**	Askina Forte Comprihaft Idealhaft Rosidal haft-Binde Snögg elasto-bind Urgoband kohäsiv	BB BSN PH LR VOS Ug	alle kohäsiv
• **100% Naturfaser, Kreppstruktur**	Heliocrepp NOBACREPP	Ty No	

Firmenverzeichnis siehe unter Abkürzungen

Hautfarbene, besonders kräftige Binden werden gerne für die »**Doppelbindentechnik nach Pütter**« verwendet. Zwei Binden werden dabei nacheinander, aber gegenläufig gewickelt. Die Kompressionswirkung wird dadurch verstärkt. Für diesen Zweck bieten Firmen Packungen an, in denen sich zwei hautfarbene elastische Binden von 10 cm Breite befinden.

Zudem werden Doppelpackungen mit zwei Binden von unterschiedlicher Breite (8 und 10 cm) angeboten.

Kohäsive Binden

Binden mit Latexauftrag haben den Vorzug, dass die Bindentouren besser aufeinander haften, ohne dass die Binden auf

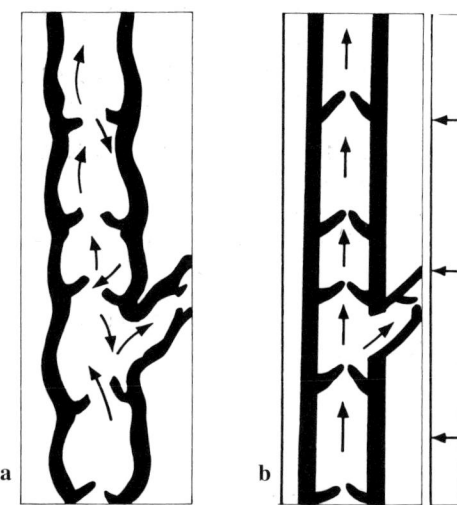

a   **b**

Abb.38a: Krankhaft erweiterte Vene. Die Venenklappen können Ventilfunktion nicht mehr erfüllen! Das Blut strömt auch zurück.

Abb 38b: Wirkung des Kompressionsverbandes. Durch ein festes Widerlager werden die Venen verengt, die Ventilfunktion der Klappen wieder hergestellt und die Strömungsgeschwindigkeit erhöht.

Haut und Haaren kleben. Als Nachteil muss angesehen werden, dass beim Waschen der Latexauftrag zerstört wird.

Nicht verwechselt werden dürfen diese Binden mit den adhäsiven Binden, die Zinkoxid-Kautschuk-Klebemasse oder Polyacrylat-Klebemasse aufgetragen haben und als Pflasterbinden eingestuft werden.

Nabelbinden

Kürzere Idealbinden in 5 oder 6 cm Breite mit Befestigungsband werden für Säuglinge zur Fixierung der Nabelkompresse und als leichter Stützverband zur Nabelbruchprophylaxe angeboten.

Kreppbinden

in schwerer Qualität werden für Stütz- und Entlastungsverbände in rohweiß oder hautfarben angeboten. Im Vergleich zu den Idealbinden ist die Oberfläche stark gekreppt. Diese Struktur führt aber zu gut sitzenden, rutschfesten Verbänden.

5.2 Dauerelastische Binden

Sie haben den Vorteil, dass sie beim Tragen nicht ausleiern und ihre Kompressionswirkung nicht verlieren (Tab. 5.2).

Hierzu zählen Binden mit Kettgarnen aus

• texturiertem Polyamid
• umsponnenen Polyurethanfäden.

Polyurethan-Elastomere sind alterungsbeständig und widerstandsfähig gegenüber Sekreten, Salben, Schweiß.

Kurzzugbinden – Langzugbinden

Bei allen Stütz- und Kompressionsbinden ist die Dehnbarkeit und der Kompressionsdruck von großem Interesse, um indikationsgebunden die richtige Wahl zu treffen.

Die meisten venösen Beinleiden sind durch einen schlechten venösen Rückfluss gekennzeichnet (Abb. 38a). Venenklappendefekt, Ödeme, Ulcus cruris oder Thrombose können die Folge sein. Der venöse Rückfluss kann bedeutend gefördert werden, wenn die Muskelpumpe ausgenutzt wird.

Wenn sich beim Gehen die Muskeln dehnen und entspannen, reagiert eine unnachgiebige Binde mit hohem und niedrigem Kompressionsdruck, das ist jeweils der Druck, den der Verband der Muskelkontraktion und Muskelerschlaffung entgegensetzt (Abb. 38b). Dadurch wird auch ein ständig wechselnder Druck auf die Venen ausgeübt, womit letztlich der Verband als kräftige Saug- und Druckpumpe wirkt. Folge des verbesserten venösen Rückstroms ist die Ausschwemmung der Ödeme, die Abheilung von Unterschenkelgeschwüren und die Vermeidung einer Thrombenbildung.

Man spricht auch von Arbeitsdruck und Ruhedruck und meint im ersten Fall den Kompressionsdruck bei Muskelkontraktion, im zweiten Fall den Druck, der vom Verband im bewegungslosen Zustand ausgeübt wird.

Verbände mit der größten Tiefenwirkung sind die unnachgiebigen Verbände. Sie können vom Arzt in Form des Zinkleimverbands angelegt werden.

Bei den Wechselverbänden muss der Tatsache Rechnung getragen werden, dass mit **unelastischen** Binden durch die anatomischen Gegebenheiten, z. B. am Bein, keine Zirkulärtouren mit gleichmäßigem bzw. herzwärts abnehmendem Kompressionsdruck durchgeführt werden können.

Zur Versorgung schwerer Formen venöser Beinleiden sind für Wechselverbände Binden mit nur etwas Dehnbarkeit die wirkungsvollsten. Es sind aber gleichzeitig diejenigen Binden, die am schwierigsten richtig zu wickeln sind.

Für weniger schwere Formen von Beinleiden, zum Stützen von Gelenken oder für Entlastungsverbände werden dagegen dehnbare Binden, die leichter anzulegen sind, bevorzugt.

Je nach Indikation stehen deshalb Binden von unterschiedlicher Dehnfähigkeit und unterschiedlich starker Qualität zur Verfügung.

Man kann die dauerelastischen Stütz- und Kompressionsbinden einteilen in

- **Kurzzugbinden mit Dehnbarkeit unter 100 %**
  - von kräftiger Qualität mit ultrakurzer Dehnbarkeit unter 50 %
  - von kräftiger bis mittelkräftiger Qualität mit Dehnbarkeit unter 100 %

- **Mittelzugbinden mit Dehnbarkeit von 100 bis 150 %**
  - von kräftiger Qualität
  - von mittelkräftiger Qualität
  - von leichter Qualität

- **Langzugbinden mit Dehnbarkeit über 150 %.**

5.2.1 Kurzzugbinden von kräftiger und mittelkräftiger Qualität

Zu ihnen zählen kräftige Ausführungen von Binden mit Kettgarnen aus texturiertem Polyamid, die genormten und nicht genormten Idealbinden sowie so genannte »Dauerelastische Idealbinden« (Abb. 39).

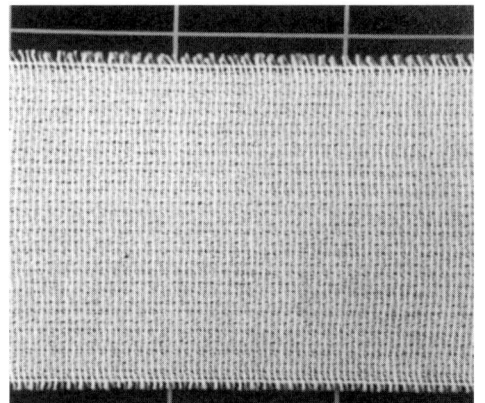

Abb. 39: Dauerelastische Idealbinde

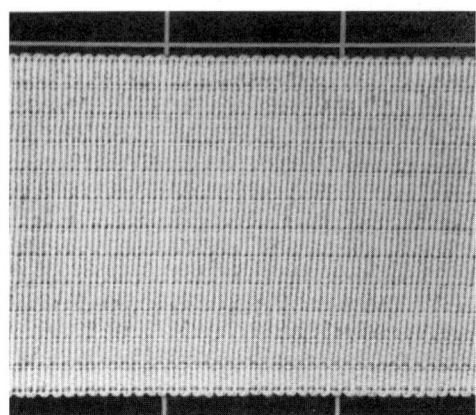

Abb. 40: Universalbinde

Letztere sind Binden mit Kreppzwirnen und zusätzlich texturierten Polyamidgarnen (in Tab. abgekürzt: PA), selten Polyurethan-Elastomeren (in Tab. abgekürzt: EL).

Je kürzer das Dehnungsverhalten (»ultrakurz«) und je kräftiger die Binde ist, desto größer ist die Tiefenwirkung.

Binden mit texturierten Polyamidgarnen und Idealbinden üben trotz hohen Arbeitsdrucks einen geringen Ruhedruck aus.

Bei herkömmlichen Idealbinden ohne Polyamid ist jedoch zu beachten, dass sie beim Tragen »ausleiern« und damit ihre Wirksamkeit verlieren, wenn sie nicht häufig neu gewickelt und gewaschen werden.

Indikation

Krampfaderentzündung, Unterschenkelgeschwür, Thromboseprophylaxe und -nachbehandlung, Ödeme, Stützverband. Kurzzugbinden können über Nacht bzw. vom immobilen Patienten getragen werden.

5.2.2 Mittelzugbinden von kräftiger Qualität

Mittelzugbinden können leichter angewickelt werden als Kurzzugbinden. In der Tiefenwirkung liegen die Binden von kräftiger Qualität entsprechend zwischen den Kurzzugbinden und den Langzugbinden. Sie enthalten Polyurethan-Elastomere. Als Dauerverband beim immobilen Patienten oder zum Tragen über Nacht sind sie – wie die Langzugbinden – nicht geeignet.

Mittelzugbinden von leichter bis mittelkräftiger Qualität

Diese Binden tragen oft das Prädikat »Universalbinde« (Abb. 40), da sie sich aufgrund ihrer Elastizität überall leicht anpassen und mit ihnen sowohl Fixierverbände mit komprimierender Wirkung wie auch leichte Stütz- und Kompressionsverbände angelegt werden können. Für akute Beinleiden haben sie oft keine ausreichende Tiefenwirkung.

Tab. 5.2: Dauerelastische Binden

Dehn-barkeit	Handelsbeispiele	Her-steller	Synthesefasern/ Elastomere	Besonderheiten
Kurzzug				
• ≤ 50%	bevorzugte Verwendung: für kräftigen Kompressionsverband			
	Compridur	BSN	PA	
	– Kombi	BSN	PA	8 cm+10 cm
	Durelast	LR	PA	
	– Combi	LR	PA	8 cm+10 cm
	Lastobind	PH	PA	
	– Duo	PH	PA	8 cm+10 cm
	NOBADUR	No	PA	
	– cohesive	No	PA	kohäsiv
	– Verband	No	PA	8 cm+10 cm
	Rhena Varidress	Kr	PA	
	– Kombipackung	Kr	PA	8 cm+10 cm
	URBA-LAN ULTRA	Te	PA	
	Urgoband ultra	Ug	PA	
	YPSIDUR	Hh	PA	
• > 50 % – ca 100 %	bevorzugte Verwendung: für Stütz-und Entlastungsverband und für mittelkräftigen Kompressionsverband			
	amicus Permelast			
	– Nylasticbinde HF	Mi	PA	hautfarben
	– Universalbinde	Mi	PA	weiß
	Askina Universalbinde	BB	PA,EL	
	Cottonamid	Hh	PA	
	DAURODUR			
	– weiß	DW	PA	
	– hautfarben	DW	PA	
	Idealast	PH	PA	weiß
	– C	PH	PA	hautfarben
	– color cohesive	PH	PA, EL	kohäsiv
	– haft	PH	PA, EL	kohäsiv
	Idealflex	PH	PES	
	Lenkıdeal	LR	PA,EL	
	Uniflex Ideal	BSN	PA	
	Unihaft	BSN	PA,EL	kohäsıv
	Urgolast			
	– forte	Ug	PA, EL	
	– color/- color mix	Ug	PA, EL	
	werohaft	We	PA,EL	kohäsiv
	werolastic-Idealbinde	We	PA	hautfarben
	werosal-Idealbinde	We	PA	weiß
	WS-Universal	Sö	PA,EL	

Tab. 5.2: Dauerelastische Binden (Fortsetzung)

Dehn-barkeit	Handelsbeispiele	Her-steller	Synthesefasern/ Elastomere	Besonderheiten
Mittelzug 100 – 150 %	bevorzugte Verwendung: für Stütz- und Entlastungsverband und leichten bis mittelkräftigen Kompressionsverband			
kräftige bis mittel-kräftige Qualität	Eloflex Lycra	BNS	EL	
	Idenalast	Er	PA, EL	
	Lenkelast	LR	PA, EL	
	– color	LR	PA, EL	
	Michallik Idealbinden COLOR	Mi	PA, EL	
	Uniflex			
	– color (AP)	BSN	PA, EL	
	– Universal	BSN	PA, EL	
	Urgo Idealbinde	Ug	PA,EL	
	Urgolast			
	– haft	Ug	PA, EL	kohäsiv
	– universal	Ug	PA, EL	
	YPSIDAL Universalbinde	Hh	PA, EL	
Langzug >150 %	bevorzugte Verwendung: für Stütz- und Entlastungsverband; zur Verstärkung der Kompressionswirkung anderer Verbände			
	Dauerbinde			
	– K	LR	PA, EL	auch Gelenkverband
	– F	LR	PA, EL	auch Gelenkverband
	Elodur			
	– forte	BSN	EL	
	– fine	BSN	EL	
	Eloflex	BSN	PA,EL	auch Gelenkbinde
	Idena Dur			
	– kräftig	Er	PA, EL	
	– fein	Er	EL	
	Lastodur			
	– straff	PH	PA, EL	auch Gelenkbinde
	– weich	PH	EL	
	Lastohaft	PH	PH, EL	kohäsiv
	NOBASTRETCH			
	– kräftig	No	EL	
	– fein	No	EL	
	– cohesive	No	EL	kohäsiv
	Perfekta Kohäsiv	LR	EL	kohäsiv

Tab. 5.2: Dauerelastische Binden (Fortsetzung)

Dehn-barkeit	Handelsbeispiele	Her-steller	Synthesefasern/Elastomere	Besonderheiten
Langzug-binden > 150 %	bevorzugte Verwendung: für Stütz- und Entlastungsverband und leichten bis mittelkräftigen Kompressionsverband			
Langzug (Fortsetzung)	Tensopress – F	BNS	EL	
	URBA-LAN – Forte – Medium	Te Te	PA, EL PA, EL	
	Urgolan – kräftig – fein	Ug Ug	PA, EL PA, EL	
	weroforte	We	EL	auch Gelenkverband
	YPSISTRETCH	Hh	PA, EL	
Sonstige Binden bei Sportverletzungen				
• **reißbare Binden mit Latex**	3M Coban Aktivbandage	3M	EL	kohäsiv
	Medirip 198 forte	div.	EL	kohäsiv
	Urgohaft kohäsiv	Ug	EL	kohäsiv
• **Kühl-binden**	Ausbüttel Kühlbandage	Au	EL	mit Kampfer, Menthol und ätherischen Ölen

5.2.3 Langzugbinden

Um Langzugbinden zu dehnen, braucht man weit weniger Kraft, als man benötigen würde, dieselbe Längenzunahme bei einer Kurzzugbinde zu erreichen. Wird nun eine leichte Langzugbinde unter geringer Vordehnung angelegt, wird sie beim Gehen durch die Muskelbewegung mitgedehnt bzw. entspannt, ohne dass sich an den Strömungsverhältnissen in den Venen etwas ändert.

Binden, die beim Anlegen weniger vorgedehnt wurden, haben dagegen den Vorzug, dass sie einen geringeren Ruhedruck ausüben als Binden, die beim Anlegen stark gedehnt wurden. Da die für Langzugbinden verwendeten elastischen Polyurethan-Elastomere ein hohes Rückstellvermögen haben, d. h. ein großes Bestreben, sich in den Ausgangszustand zusammenzuziehen, üben stark gedehnte Binden einen hohen Ruhedruck aus. Dadurch kann es zu einem Verschluss der Kapillargefäße kommen. Deshalb dürfen Langzugbinden nicht über Nacht oder bei längeren Ruhepausen tagsüber angelegt bleiben.

Im Allgemeinen kommen Patienten mit Langzugbinden beim Anlegen besser zurecht als mit Kurzzugbinden, da sie sich leichter faltenlos anlegen lassen. Einen therapeutisch wirkungsvollen Verband bei Venenleiden wird jedoch nur der Geübte anlegen können.

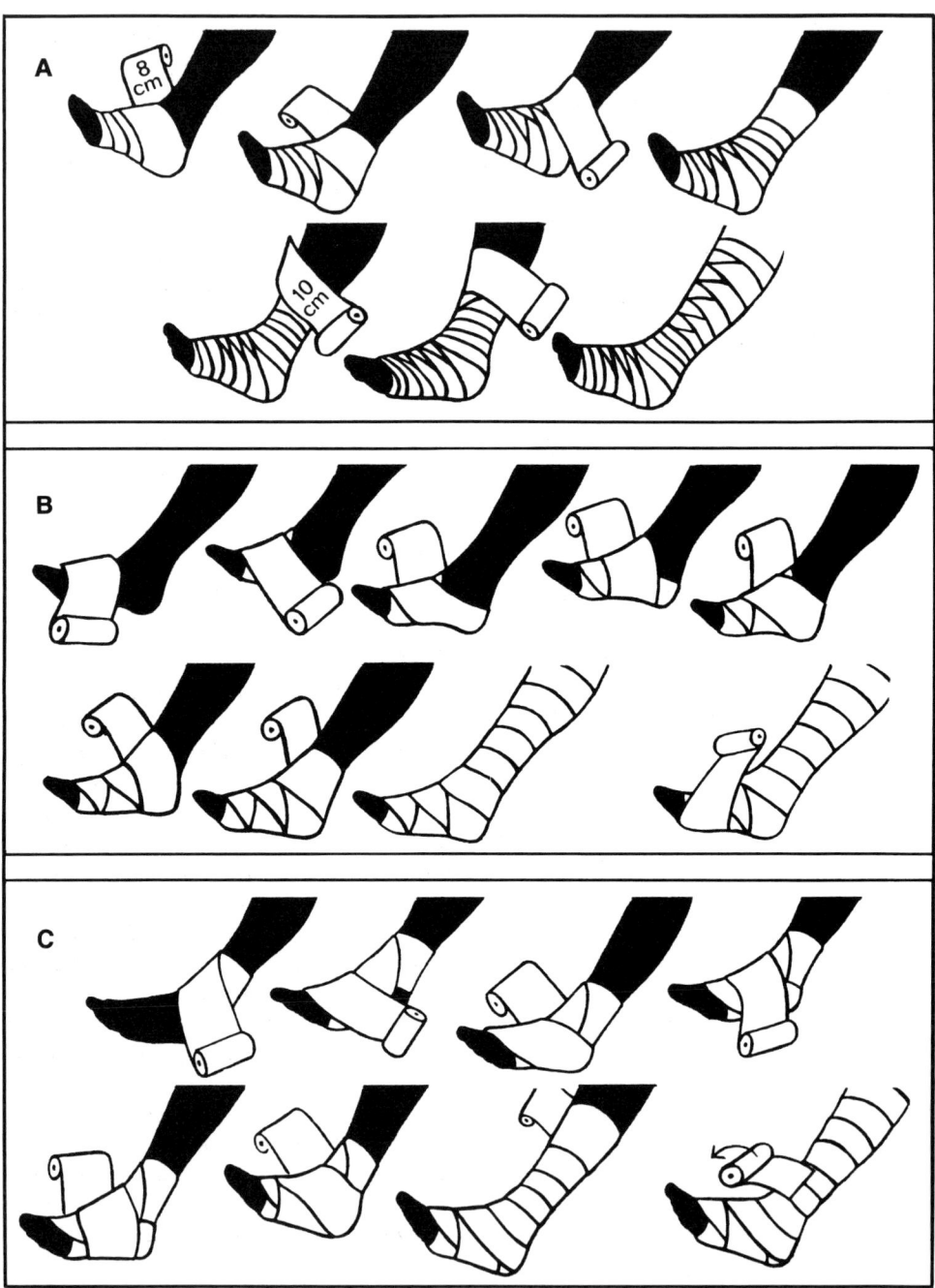

Abb.41: Mögliche Verbandtechniken (Beipackzettel der Dauerbinde, Lohmann&Rauscher GmbH & Co KG, Rengsdorf)

Indikation

Zum Ruhigstellen von Gelenken, zum stundenweisen Überwickeln von Kurzzugbinden oder Kompressionsstrümpfen, als Kompressionsverband beim mobilen Patienten.

Kontraindiziert sind Langzugbinden bei arteriellen Verschlusskrankheiten.

Unterschiede bei Binden mit Elastomeren

• Unterschiede werden bei Binden mit Polyurethan auch hinsichtlich weicher bzw. feiner und kräftiger bzw. straffer Kompression getroffen. Bei gleicher End-Dehnbarkeit auf z. B. 180 % wird für die Binden mit weicher Kompression anfangs weniger Kraft zum Dehnen benötigt als für die Binden mit kräftiger bzw. straffer Kompression. Entsprechend haben Binden mit weicher Kompression eine geringere Tiefenwirkung und auch geringeres Stützvermögen als Binden mit dem Prädikat »kräftige Kompression« oder »straffe Kompression«. Da der weiche Typ bei Binden von dünnerer Qualität vorkommt, werden diese Binden für leichte, unauffällige Verbände, z.B. am Arm, bevorzugt verwendet.

• Binden mit Polyurethanfäden sind endfixiert und dürfen im Allgemeinen nicht abgeschnitten werden.

Als **Gelenkbinden** werden deshalb dauerelastische Binden angeboten, die sich nur hinsichtlich der Länge von den anderen unterscheiden. Sie sind gedehnt etwa 3,5 m lang, besitzen ihre Elastizität vornehmlich durch Polyurethanfäden und sind meistens den Langzugbinden in kräftiger Ausführung zuzuordnen.

Kohäsive dauerelastische Binden

Wie bei den kohäsiven Fixierbinden und Idealbinden führt ein Latexauftrag auf den Binden dazu, dass die Bindentouren fester aufeinander haften, ohne dass die Binden auf Haut und Haaren kleben. Sie dürfen deshalb nicht mit den Pflasterbinden verwechselt werden, die fest auf der Haut kleben. Die Binden können mit der Hand gewaschen werden, verlieren aber an Latex.

Größen

Binden mit materialelastischen Fäden sind 6, 8, 10 und 12 cm breit. Kräuselpolyamid-Binden sind gedehnt meist 5 m, die übrigen Binden 7 m lang.

Ausnahmen stellen 12 m und 14 m lange Ausführungen dar.

Anlegetechnik (Abb. 41)

Es werden sehr unterschiedliche Techniken beschrieben. Allen gleich ist das Ziel, einen Verband zu bekommen, der straff sitzt und nicht zu Einschnürungen führt. Die Binde muss beim Anlegen um so stärker gedehnt werden, je weiter der Verband vom Herzen entfernt ist. Grundsätzlich ist zu beachten: je dicker das Bein, desto breiter die Binde. Üblich ist am Fuß eine 8 cm breite, bei Kindern 6 cm breite Binde. Über dem Wadenansatz kann eine 10 cm breite, bei dicken Beinen eine 12 cm breite Binde gewickelt werden. Der Fuß ist rechtwinklig zu halten. Um das Fußgelenk ist die Binde um 3/4 und mehr ihrer Dehnungsfähigkeit zu strecken. Die Ferse ist mit einzuwickeln. Umschlagtouren sind wegen der Gefahr von Schnürfurchen zu vermeiden.

Beim mobilen Patienten soll der Verband am Fuß so straff sein, dass der Vorfuß blaurot wird. Beim sofortigen Gehen nach Anlegen des Verbandes muss nach einigen Schritten die Farbe wieder normal werden. Verschwindet die Farbe nicht, so liegen ein zu hoher Druck oder Einschnürungen vor.

5.3 Schaumgummi-/ Schaumstoffbinden

Diese Binden zeichnen sich durch die zusätzliche vertikale Elastizität aus.
Sie werden unterschiedlich dick hergestellt und haben entsprechend unterschiedlichen Verwendungszweck.

Als Stütz-und Kompressionsbinden werden dicke Ausführungen mit oder ohne Idealbinden-Kaschierung in Bindenformat verwendet. Sie werden bei starken Ödemen und zur Druckverstärkung, vor allem am Oberschenkel, sowie für Stützverbände am Rumpf verwendet. Eine Wirkungssteigerung erfährt der Kompressionsverband durch Überwickeln mit elastischen Binden.

Diese Schaumgummi- und Schaumstoff-binden (Tab. 5.3), klebende und nicht klebende Platten und spezielle Formate werden auch zur partiellen Polsterung unter Verbänden und Schienen und in der Decubitus-Prophylaxe eingesetzt.

Tab. 5.3: Schaumgummi- und Schaumstoffbinden

Handelsbeispiele	Hersteller	Besonderheit
1. Binden mit Kompressionswirkung		
• aus Schaumgummi		
Komprex-Binde	LR	auch Kompressen in verschiedenen Formaten und Platte
Lastocomp	PH	mit Idealbinden-Kaschierung
• aus Schaumstoff		
Autosana	Kr	Verwendung auch als durchblutungsfördernde Wärmebinde, z. B. Rumpf
3M Reston Schaumstoffpolster Rolle	3M	auch Platte, selbstklebend
NOBASANA	No	
2. Platten aus Schaumgummi oder Schaumstoff		
Dalzofoam	Ty	Schaumstoff
Komprex-Platte	LR	Schaumgummi
Urgofoam	Ug	kaschierter Schaumstoff
3. Polsterbinden		
Rosidal soft	LR	
4. Unterzugbinden		
ATHLETICARE	De	
Haftan	LR	
Heliosoft	Ty	
NOBA Pretape	No	
Tensoban	BSN	
Urgo Undertape	Ug	
YPSIPUR	Hh	

Dünnere, sehr anschmiegsame Binden eignen sich zur Polsterung unter lymphologischen und phlebologischen Kompressionsverbänden.

Extrem dünne Schaumstoffbinden werden als Hautschutz und rutschfester Unterzug bei Pflasterbinden und Tapeverbänden verwendet. Auch zur faltenfreien Fixierung von Polstermaterial unter Gips und Kunststoff-Steifverbänden eignen sich diese Binden.

Im Vergleich zu Schaumgummi-Binden altern Binden aus Polyurethan-Schaumstoff nicht.

5.4 Pflasterbinden

Pflasterbinden (Tab. 5.4) sind elastische Binden mit einem Pflasterstrich. Mit ihnen kann ein konstanter und lang anhaltender Kompressionsdruck erzielt werden.

Indikation

Als Dauerverband (z. B. 3 Wochen) nach Abklingen akuter Venenerkrankungen wie Thrombose oberflächlicher oder tiefer Venen, bei Stauungen des postthrombotischen Syndroms, nach Krampfaderverödung, zur Thromboseprophylaxe

Tab. 5.4: Pflasterbinden

Dehnbarkeit	Handelsbeispiele	Hersteller	Klebemasse
Längselastische Binden	Acrylastic	BSN	Polyacrylat
	amicus Permelast	Mi	Polyacrylat
	acryl Klebebinde		
	Askina Plast		
	– Acryl	BB	Polyacrylat
	Elastobind	We	Zinkoxid-Kautschuk
	Elastoplast	BSN	Zinkoxid-Kautschuk
	Gothaplast Pfl.	Go	Zinkoxid-Kautschuk
	HELIOSPORT Pflaster	Ty	Zinkoxid-Kautschuk
	Hypolastic	PH	Polyacrylat
	Idealplast	PH	Zinkoxid-Kautschuk
	Porelast-Pflasterbinde	LR	Zinkoxid-Kautschuk
	– Acryl	LR	Polyacrylat
	RUDALASTIC	No	Polyacrylat
	RUDALASTOPLAST	No	Zinkoxid-Kautschuk
	Tensoplast Pfl.	BSN	Zinkoxid-Kautschuk
	URBA-LASTIC	Te	Polyacrylat
	Urgostrapping	Ug	Zinkoxid-Kautschuk
	Urgoacryl	Ug	Polyacrylat
Querelastische Binden	Porodress-Pflasterbinde	LR	Zinkoxid-Kautschuk
Längs- und querelastische Binden	amicus Permelast	Mi	Polyacrylat
	biacryl Klebebinde		
	HELIOSPORT Biacryl	Ty	Polyacrylat
	Panelast-Pflasterbinde	LR	Zinkoxid-Kautschuk
	– Acryl	LR	Polyacrylat
	Tricoplast	BSN	Polyacrylat
	URBA-BILASTIC	Te	Polyacrylat
	Urgoacryl Bi-elast	Ug	Polyacrylat
Firmenverzeichnis siehe unter Abkürzungen			

gefährdeter Patienten, bei Rippen-
brüchen, zur Nachbehandlung von Knochenbrüchen.

Kontraindiziert sind sie bei arteriellen
Verschlusskrankheiten.

Unterschiede bei Pflasterbinden:

Sie werden

• längselastisch
• querelastisch und
• elastisch in Längs- und Querrichtung

hergestellt.
Durch die Querelastizität erleichtert sich
das Anlegen an Gelenken.

Andere Unterschiede beziehen sich auf
die aufgetragene Klebemasse: Sie kann
aus Zinkoxid-Kautschuk, aus Zinkoxid
mit synthetischen Elastomeren, die hautfreundlicher sind, oder aus Polyacrylaten
bestehen. Die ersten beiden Klebemassen
haften stärker, Hautreizungen und
schmerzhaftes Abnehmen der Binde
kommen vor allem bei den Binden mit
der herkömmlichen Zinkoxid-Kautschuk-
Klebemasse vor. Binden mit Polyacrylat-
Klebemasse sind thermostabil und röntgenstrahlendurchlässig.

Unterschiedlich beurteilt wird in der
Literatur, ob bei Pflasterbinden die Haut
zu rasieren ist oder nicht. Empfindliche
Stellen wie Knöchel, Schienbein usw.sind
auf jeden Fall abzupolstern. Ein Trikot-
schlauchunterzug oder eine Mullbinde
sind ungeeignet, da die Massagewirkung
auf der Haut und der fixierte Druck nicht
gegeben sind.

Wird ein noch größerer Kompressionsdruck erwünscht, als die Pflasterbinde liefern kann, ist das zusätzliche Überwickeln mit einer Idealbinde, tagsüber
auch Langzugbinde, oder Steifgazebinde
möglich.

Elastische Binden, die mit Latexemul-
sion imprägniert sind, haften auf sich

selbst, nicht auf Haut und Haaren. Sie
sind dadurch rutschfest. Ihr Kompressionsdruck reicht für die hier genannten
Indikationen nicht aus.

Größen

Breite: meist 6, 8, 10 cm, Länge: 2,5 m.

5.5 Zinkleimbinden

Zinkleimbinden (Tab. 5.5) gibt es ge-
brauchsfertig im Handel. Es handelt sich
dabei um Mullbinden oder elastische Binden mit einem dem Arzneibuch ähnlichen
Zinkleim.

Gebrauchsfertige Zinkleimbinden stehen in luftdichten, vor dem Austrocknen
schützenden Verpackungen zur Verfügung. Bietet der Hersteller eine feuchte
und trockene Sorte an, so wird den verschiedenen klimatischen Verhältnissen
Rechnung getragen.

Über den fertigen Zinkleimverband
sollte ein Schlauchverband übergezogen
werden, um ein Verkleben mit der Wäsche zu vermeiden.

Auch wenn dies der Patient nicht
schätzt, sollte unter dem Zinkleimverband – mit Ausnahme bei einem Unterschenkelgeschwür und an empfindlichen
Hautstellen – die Haut nicht durch Verbandmaterial geschützt werden.

Durch das Haften auf der Haut und
durch die Festigkeit des Materials kann
der einmal angelegte Kompressionsdruck
über längere Zeit aufrecht erhalten bleiben.

Bei Thrombose will man dadurch den
Thrombus an der Venenwand fixieren,
um eine Embolie zu verhindern. Die
Wirksamkeit ist aber nur gegeben, wenn
sich an den Druckverhältnissen nichts ändert. Wird eine Entstauung beobachtet,
muss der Zinkleimverband sofort neu an-

Tab. 5.5: Zinkleimbinden

Handelsbeispiele	Hersteller	Besonderheiten
Gelocast Zink-Gel-Verband	BSN	Statt Gelatine sind gelbildende Cellulose-derivate verarbeitet. Durch die neue Rezeptur wird eine längere Haltbarkeit erzielt.
– elastic	BSN	Kreppbinden-Basis
Gelostretch	BSN	Zink-Gelbinde, längs und quer dehnbar
Helios Zinkleimbinden	Ty	Starre Zinkleimbinde
Heliocast Zinkleimbinden	Ty	Elastische Zinkleimbinde
NOBAVARO-Zinkleimbinden	No	Feuchte, elastische Zinkleimbinde
Urgozink		
– elast	Ug	Längselastische Zinkleimbinde
– sensitive	Ug	w. o. mit Dexpanthenol
– Bielast	Ug	längs- und quer dehnbar
Varicex Zinkleimbinde		
– F (feucht)	LR	Langsam austrocknend
– T (trocken)	LR	Schnell austrocknend
– E (elastisch)	LR	Elastisch
– S (Stretch)	LR	Stretcheffekt
Varix	PH	Starre Zinkleimbinde
Ideal Varix	PH	Längselastische Zinkleimbinde
Varolast	PH	längs- und quer dehnbar
YPSIFORM Zinkleimbinde	Hh	Längselastische Zinkleimbinde
Firmenverzeichnis siehe unter Abkürzungen		

gelegt werden, da sonst der umgekehrte Fall eintritt, dass das Bein in den locker gewordenen Verband hineinschwillt.

Zinkleimbinden werden außer bei Thrombose bei einem Unterschenkelgeschwür oder zur Nachbehandlung von Knochenbrüchen verwendet. Der komprimierende Dauerverband kann bis zu drei Wochen belassen werden.

Anwendetechnik

Trotz gebrauchsfertiger Zinkleimbinden wird oft noch der Zinkleim des Arzneibuchs verwendet und in der Technik angelegt, die Heinrich Fischer 1923 beschrieben hat.

Dabei wird der Zinkleim auf 40° C erwärmt und direkt auf das Bein aufgestrichen. Nach Anmodellieren einer Mullbinde wird wieder Zinkleim aufgestrichen. Dieser wechselweise Vorgang kann bis zu viermal wiederholt werden. Abschließend wird mit einer Idealbinde überwickelt.

Die stärkste Festigkeit erzielt man dann, wenn dieser so angelegte Verband zusätzlich mit einer Steifgazebinde überwickelt wird.

Um bei Mullbindengrundlage Falten zu vermeiden, muss die Zinkleimbinde bei Faltenbildung sofort abgeschnitten werden.

Größen 8, 10 cm x 5, 7, 10 m.

5.6 Zusammenfassung

Je akuter die Venenerkrankung und je größer das Embolierisiko ist, desto unnachgiebiger muss das Verbandmaterial und um so höher muss der Kompressionsdruck sein. Während der Zinkleimverband, der zu den halbstarren Verbänden zählt, geeignet ist zur Behandlung der akuten Phlebothrombose, die zu einer Embolie führen kann, ist die Pflasterbinde als fixierter elastischer Verband als Dauerverband nach Abklingen der akuten Zustände geeignet. Nicht klebende elastische Verbände können vom Patienten selbst gewickelt werden. Je kürzer der Zug der Binde ist, desto größer ist die Möglichkeit zur Tiefenwirkung bei Muskelarbeit.

Kurzzugbinden, zu denen die Idealbinden zählen, dürfen dabei über Nacht liegen bleiben, während Langzugbinden bei Venenerkrankungen nur während der Muskelarbeit getragen werden sollen.

Als Gelenkverband sind sie aber in kräftiger Ausführung sehr geeignet.

STEIFVERBÄNDE

Sie sind bei Frakturen oder zum Ruhigstellen von Körperteilen, z. B. bei Sehnenriss, indiziert.

Steifverbände werden eingeteilt in
- Gipsverbände
- Kunststoff-Steifverbände.

Verbände von weit geringerer Festigkeit werden von Steifgazebinden erzielt.

6.1 Gipsverbände

Auf Mullbinden-, Verbandmull- oder Idealbindengrundlage befindet sich Calciumsulfat-Halbhydrat (Tab. 6.1). Dieses kann als kristalliner Hartgips (α-Halbhydrat) oder amorpher Alabastergips (β-Halbhydrat) aufgetragen sein. Beim **Abbinden** geht das Halbhydrat durch Wasseraufnahme in das Doppelhydrat über. Binden mit vornehmlich Alabastergips brauchen länger zum Abbinden als mit Hartgips.

Unter **Abbindezeit** versteht man die Zeit vom Eintauchen der Binde in Wasser bis zu dem Moment, wenn nach Aufdrücken mit der Fingerkuppe kein Wasser mehr austritt.

Das **Erhärten** setzt nach dem Abbinden unter schwacher Wärmeentwicklung ein. Dabei verfestigt sich das Kristallgefüge.

Einteilung der Gipsbinden
- Der Gips kann aufgestreut sein: Diese Binden sollten als unzeitgemäß betrachtet werden, da eine gleichmäßige Gipsverteilung im Verband nicht garantiert werden kann.

- Der Gips ist mit Hilfe von Bindemitteln fixiert: Eine gleichmäßige Gipsverteilung ist gewährleistet.

Longetten und Breitlongetten
(andere Schreibweise: Longuetten)

Sie sind breiter als die normalen Gipsbinden. Longetten sind meist 4-fach gelegt auf 10, 12, 15 und 20 cm Breite. Die Längen sind sehr unterschiedlich (1, 3, 20 und 25 m). Longetten dienen zur partiellen Verstärkung von zirkulär angelegten Gipsverbänden.

Breitlongetten sind 40, 60 oder 80 cm breit, einfach gelegt, in 5-m-Rollen im Handel. Sie dienen für großflächige Gipsverbände, z. B. Gipskorsett.

Gipsbinden sind im Allgemeinen 6, 8, 10, 12, 15 und 20 cm breit sowie 2, 3 oder 4 m lang.

Beurteilung von Gipsverbänden

Gipsbinden haben den Vorteil, gut modellierfähig zu sein.

Es stehen Binden mit unterschiedlichen Abbindezeiten zur Verfügung, um den verschiedenen zeitlichen Ansprüchen beim Eingipsen von Knochenbrüchen Rechnung zu tragen.

Gips ist umweltfreundlich, preiswert, hautverträglich und universell einsetzbar.

Als Nachteil ist zu sehen, dass Gipsverbände bis zu 48 Stunden benötigen, bis sie voll belastbar sind. Sie sind relativ schwer und nicht wasserfest.

Steifgazebinden / Stärkebinden

Auf Verbandmull wird Stärke mittels Bindemittel fixiert und dieser dann in Mullbindenbreiten geschnitten. Zum Anlegen wird die Binde in warmes Wasser getaucht. Beim Trocknen erhält man einen halbsteifen Verband.

Verwendung

Als leichter Steifverband, zur Erhöhung der Kompression über Pflasterbinden oder wo der Arzt vermeiden will, dass der Patient an der Wundversorgung manipuliert.

Für Steifgazebinden gibt es keine spezifischen Handelsnamen.

6.2 Kunststoff-Steifverbände

Sie haben den Vorteil, wesentlich leichter zu sein als Gipsverbände. Zudem sind sie meist schon nach 30 Minuten voll belastbar, sind im Allgemeinen stabiler, meist röntgenstrahlendurchlässig und wasserfest. Zu bedenken ist jedoch, dass trotzdem kein direkter Kontakt mit Wasser stattfinden sollte, da Wasser, das bis zur Haut durchdringt, nur schwer getrocknet werden und zu einer Mazeration mit möglichen Hautschäden führen kann.

Kunststoff-Steifverbände   (Tab. 6.1) sind nicht so gut modellierfähig und hautverträglich wie Gips. auch sind sie meist wesentlich teurer. Die Grundlage von Kunststoff-Steifverbänden ist sehr unterschiedlich.

Verformbares Schienenmaterial

Aus verschiedenen Kunststoffen werden auch Schienenmaterialien angeboten, die sich in der Hitze verformen und so angepasst werden können.

6.3   Ergänzungsmaterial für Steifverbände

Vor Anlegen eines Steifverbandes wird im Allgemeinen der betroffene Körperteil mit Schlauchverband und Polstermaterial geschützt. Dieses wiederum kann mit Krepp-Papierbinden oder dünnen Schaumstoffbinden fixiert werden. Für Gehverbände können Gehstollen eingearbeitet werden oder der fertige Fußverband kann mit einer Gehsohle getragen werden. Zum Anlegen der Kunststoff-Steifverbände sind meist Schutzhandschuhe zu verwenden. Für die Hautpflege stehen Gipslösegel und Hautschutzcreme zur Verfügung.

Übersicht über das Ergänzungsmaterial (Tab. 6.2):
- Polsterbinden und anderes Polstermaterial (siehe auch Tab. 2.3)
- Schaumstoff-Unterzugbinden (siehe Tab. 5.3.4)
- Schlauchverbände (siehe Tab. 4.5)
- Krepp-Papierbinden
- Gehstollen und Gehsohlen
- Badefolien.

Polsterbinden und anderes Polstermaterial

Die Polsterbinden aus saugender und nicht saugender Watte sowie Vliesstoffbinden aus Synthesefasern sind im Kapitel 2.3, Tab. 2.3 zusammengefasst. Daneben gibt es verschiedene Materialien zum Zuschneiden, die vor allem zum Polstern exponierter Knochenpartien oder zum Auskleiden von Gipsschalen gedacht sind. Hierzu zählen Polsterfilz (ohne spezifische Handelsnamen) und klebende Vliesstoff-Polster (Tab. 6.2), aber auch Schaumgummi- oder Schaumstoff-Zuschnitte, wie sie im Kapitel 5.3, Tab. 5.3 beschrieben sind, werden verwendet.

Tab. 6.1: Handelsbeispiele für Steifverbände

Handelsbeispiele	Hersteller	Besonderheiten
1. Gipsbinden		
1.1 Nicht fixierte Gipsbinden		
Ruhrstern Elastik	No	dehnbare Bindengrundlage
1.2 Gestrichene Gipsbinden und Longuetten		
Biplatrix	BSN	schnell abbindend
Cellona-Gipsbinde	Lo	
HELIOFRACT		
Schnellgipsbinden	Ty	
NOBAFORM	No	
Plastrona	PH	
Platrix	BSN	
SUPREMA		
Schnellgipsbinden	Au	
Temediacell Gipsbinden	Hh	
Temedia-special-Gipsbinden	Hh	schnell abbindend
2. Kunststoff-Steifverbände (Binden und Longuetten)		
Articast	BSN	Glasfasergewebe mit PUR-Harz
– color	BSN	
Articast S	BSN	längs-und querdehnbares Polyestergewebe mit PUR-Harz
– Ultra	BSN	besonders stabil
Askina Cast	BB	Glasfasergewebe mit PUR-Harz
– Flex Cast	BB	teilelastischer Stützverband für funktionelle Immobilisation
Cellacast		
– Active	LR	längs-quer- und diagonalelastisches Polypropylengewirk mit PUR-Harz
– Xtra	LR	quer und diagonal dehnbares Glasfasergewirk mit PUR-Harz
DELTA-CAST		
– CONFORMABLE	De	Polyestergewirk mit PUR-Harz (leicht)
– ELITE	De	Polyestergewirk mit PUR-Harz (stabil)
DELTA-LITE		
– CONFORMABLE	De	Glasfasergewirk mit PUR-Harz (sehr stabil)
– FlashCast	De	Polyestergewirk mit PUR-Harz (Kinder)
Dynacast		
– Extra	S&N	Glasfasergewebe mit PUR-Harz
– Optima	S&N	Polypropylengewebe mit PUR-Harz
NOBACAST	No	Polyestergewebe mit PUR-Harz

Tab. 6.1: Handelsbeispiele für Steifverbände (Fortsetzung)

Produktgruppe	Handelsbeispiele	Besonderheiten
Scotchcast Plus – Color	3M 3M	Glasfasergewirk mit PUR-Harz
3M Scotchcast Poly	3M	Micro-Krepp-Polyestermaterial
3M SoftCast semi-rigider Stützverband	3M	teilelastischer Stützverband für funktionelle Immobilisation
3. Schienenmaterial Askina Splint – Comfort	BB BB	Fiberglasmaterial mit hautfreundlicher Polsterung mit Vlies-Polsterung
Cellaform	LR	Thermoplastisches Schienenmaterial mit einseitig integriertem PES-Gewirk
Delta Splint	De	Gepolsterte Polyester-Longuette
Dynacast Prelude	BSN	Fiberglasmaterial mit PUR-Harz und PP-Polsterung
3M Primacast Schienen	3M	schnelle Aushärtung
Scotchcast One Step Schiene 3M Scotchcast Conformable Splint	3M 3M	mit Schaumstoff-Polsterung mit wasserabweisender Filzpolsterung, auch von der Rolle
Firmenverzeichnis siehe unter Abkürzungen		

Tab. 6.2: Ergänzungsmaterial für Steifverbände

Produkt	Handelsbeispiele	Hersteller	Besonderheiten
Polstermaterial (ohne Binden)	Cellona Polster	LR	Selbstklebendes Nadelvlies aus PES, PP und CV
	Cellona Randpolster	LR	Vliesstoff aus Synthesefaser und Viskose, Polyacrylatkleber, 5 mm und 2 mm stark
	Delta Terry-Net Selbstklebendes – Randpolster – Schaumpolster – Filzpolster	 De De De	
Gehstollen	Cellona Gehstollen	LR	
	Plastrona-step	PH	
Gehsohlen	Cellona Shoecast delta-solo Gehschuh HELIOS Laufsohle PLUS	LR De Ty	
Badefolien	Badestrumpf Duschhülle TELFA	LR Ty	

Schaumstoff-Unterzugbinden

Diesen dünnen Schaumstoffbinden kommt als Unterzugbinden steigende Bedeutung zu. Die elastischen Binden lassen sich faltenfrei anlegen und verrutschen nicht. Sie dienen als Hautschutz und Unterzugmaterial bei Gips- und Kunststoffsteifverbänden sowie Pflaster- und Tape-Verbänden. Auch zur Fixierung von Polstermaterial werden diese Binden verwendet. Mehrlagig kann mit ihnen eine gewisse Polsterwirkung erzielt werden

Schlauchverbände

Trikotschlauchbinden nach DIN 61 633 aus Baumwolle oder Schlauchverbände aus Baumwoll-/Viskose-Mischungen sind beliebte Unterzüge unter Steifverbänden und wurden im Kapitel 4.3, Tab. 4.5 beschrieben.

Für Gipsverbände im Rumpfbereich gibt es auch gebrauchsfertige Trikothemden zum Unterziehen, für Gipsverbände im Becken-Bein-Bereich Trikothosen (Tab. 4.5).

Krepp-Papierbinden (Papierbinden)

Sie bestehen aus gekrepptem Papier und sind sehr dehnfähig. Sie sind leicht abreißbar und verrutschen nicht. Damit eignen sie sich zum Fixieren von Polsterwatte. Für Krepp-Papierbinden gibt es keine spezifischen Handelsnamen.

Gehstollen und Gehsohlen

Während der Gehstollen mit dem Gehgips oder dem Kunststoff-Steifverband fest verankert ist, handelt es sich bei der Gehsohle um eine abnehmbare stabile Sohle, die den gesamten Fuß vor Schmutz und Feuchtigkeit schützt.

Badefolien

Diese wasserdichten Folien dienen dem Schutz der Steifverbände während des Duschens oder Badens..

CHIRURGISCHES NAHTMATERIAL

Tab. 7.1: Das Europäische Arzneibuch und das DAB enthalten folgende Monografien zur Anwendung am Menschen:

Ph. Eur.	Steriles Catgut	Chorda resorbilis sterilis
Ph. Eur.	Sterile, nicht resorbierbare Fäden	Fila non resorbilia sterilia
Ph. Eur.	Sterile, resorbierbare, synthetische Fäden	Fila resorbilia synthetica monofilamenta, sterilia
Ph. Eur.	Sterile, resorbierbare, geflochtene, synthetische Fäden	Fila resorbilia synthetica torta sterilia
DAB	Steriles Catgut im Fadenspender	Chorda resorbilis sterilis in receptaculo
DAB	Steriler Leinenfaden im Fadenspender	Filum lini sterile in receptaculo
DAB	Steriler Polyamid-6-Faden im Fadenspender	Filum polyamidicum-6 sterile in receptaculo
DAB	Steriler Polyamid-6/6-Faden im Fadenspender	Filum polyamidicum-6/6 sterile in receptaculo
DAB	Steriler Polyesterfaden im Fadenspender	Filum ethyleni polyterephthalici sterile in receptaculo
DAB	Steriler, geflochtener Seidenfaden im Fadenspender	Filum bombycis tortum sterile in receptaculo

Bei chirurgischem Nahtmaterial wird zwischen resorbierbarem und nicht resorbierbarem unterschieden. Zu ersterem zählt das Catgut, das aus dem Kollagen der Darmwand von Säugetieren gewonnen wird. Nach der Reinigung werden die Darmschichten in der Längsrichtung in verschieden breite Streifen geschnitten, in kleiner Zahl je nach gewünschtem Durchmesser zusammengelegt und unter Spannen verzwirnt, getrocknet, geglättet, sortiert und sterilisiert.

Zur Verzögerung der Resorption ist laut Arzneibuch die Behandlung mit Chromsalzen, zur Erhöhung der Geschmeidigkeit die mit Glycerol erlaubt. Steriles Catgut ist – wie alle anderen Nahtmaterialien – in sterilen Einzelbeuteln verpackt, die sowohl eine sterile Lagerung als auch eine aseptische Entnahme zum Gebrauch ermöglichen. Sterile Nahtmaterialien können entweder trocken aufbewahrt werden oder in einer konservierenden Flüssigkeit, die antimikrobielle Zusätze, nicht aber Antibiotika, enthalten darf.

Chirurgisches Nahtmaterial wird meist in einer Länge von 3,5 m angeboten, im Fadenspender jedoch auch in anderen Abmessungen. Die Behältnisse sind dabei so konstruiert, dass der Faden anteilsweise entnommen werden kann, ohne dass die Sterilität des im Gefäß verbleibenden Fadens gefährdet ist. Der Durchmesser der Fäden wird in der Fadennummer ausgedrückt. Diese ergibt sich aus dem 10-fachen Betrag des Durchmessers in mm. Beispiel: Fadennummer 3 heißt, der Durchmesser des Fadens beträgt 0,3 mm. Die Reißkraft wird an einem einfachen Knoten bestimmt und in Newton angegeben. Neben den in Tab. 7.1 aufgeführten chirurgischen Nahtmaterialien zur Anwendung am Menschen enthält das Arzneibuch auch chirurgisches Nahtmaterial zur Anwendung am Tier.

Das Arzneibuch enthält auch eine Vorschrift zur Prüfung von Fäden, die mit einer nicht abziehbaren Nadel ohne Öhr ausgerüstet sind. Diese Nadel-Faden-Kombinationen werden als atraumatisches Nahtmaterial bezeichnet, da sie besonders gewebeschonend sind.

VERBANDKÄSTEN FÜR KRAFTFAHRZEUGE UND KRAFTRÄDER

Verbandkästen, die in Kraftfahrzeugen mitgeführt werden, müssen der DIN 13 164 B (gültig ab Januar 1998) entsprechen. Der Inhalt besteht aus:

Stückzahl	Bezeichnung	Anmerkung Nr.
1	Heftpflaster DIN 13 019-A, 5 x 5	
8	Wundschnellverband DIN 13 019-E, 10 x 6	
1	Verbandpäckchen DIN 13 151-G	1
3	Verbandpäckchen DIN 13 151-M	1
1	Verbandtuch DIN 13 152-A	2
2	Verbandtuch DIN 13 152-BR	2
2	Fixierbinde DIN 61 634-FB-6	
3	Fixierbinde DIN 61 634-FB-8	
6	Wundkompresse 100 mm x 100 mm	3
2	Dreiecktuch DIN 13 168-D	4
1	Schere DIN 58 279-A	
1	Rettungsdecke	5
4	Einmalhandschuhe DIN EN 45-1 und DIN EN 455-2, groß	6
1	Erste-Hilfe-Broschüre	7
1	Inhaltsverzeichnis	

Erste-Hilfe-Material für Motorräder nach DIN 13 167 (1995)

- 1 Heftpflaster DIN 13 019 – A 5 x 1,25
- 8 Wundschnellverbände DIN 13 019 – E 10 x 6
- 2 Verbandpäckchen DIN 13 151 – M
- 1 metallisierte Polyesterfolie als Decke, Oberseite Aluminium, Mindestgröße 2100 mm x 1600 mm, Mindestfoliendicke 12 μm.
- 1 Verbandtuch DIN 13 152 – A
- 1 Schere
- 1 Inhaltsverzeichnis
- 4 Einmalhandschuhe aus PVC
- Erste-Hilfe-Broschüre

Anmerkungen:

1 Verbandpäckchen: Sie bestehen aus einer Kompresse, die auf eine Fixierbinde aufgenäht ist.
Größen: M 80 x 100 Fixierbinden 80 x 4000
           G 100 x 120 Fixierbinde 100 x 4000
Als Material der Kompresse zugelassen sind:
- Verbandwatte DIN 61 640 – V – CO/CV mit Verbandmull nach DIN 61 630 allseitig umhüllt oder
- Verbandzellstoff nach DAB mit Verbandmull allseitig umhüllt oder
- ein- oder mehrlagiges Flächengebilde, Oberfläche nicht saugend, sekretdurchlässig.
Als Fixierbinde zugelassen sind:
- Mullbinde zur Fixierung nach DIN 61 631 (jedoch abweichend in der Länge) oder
- elastische Fixierbinde mit gewebten Kanten, 20-fädig mit mindestens 35 % hydrophilem Faseranteil.
Die Verbandpäckchen sind steril. Die Umhüllung ist schwarz auf weiß beschriftet.
2 Verbandtuch: Es handelt sich um ein Tuch in den Größen
BR (klein) 400 x 600
A (mittel) 600 x 800
Als Material zugelassen sind:
- Gewebe in Leinwandbindung aus Viskosespinnfaser oder
- Flächengebilde (mit genormten Anforderungen).
Verbandtücher (früher: Brandwundenverbandtücher) sind steril. Die Beschriftung auf der Umhüllung ist rot auf weiß.
3 Kompressen-Anforderungen an das Material: physiologisch unbedenklich, saugfähig, porös, mindestens 225 g/m^2
oder
Kompresse aus Verbandmull VM 17 nach DIN 61 630 8-fach gelegt, maximal paarweise verpackt, steril.
4 Dreiecktuch: Material: Gewebe aus Viskosespinnfaser in Leinwandbindung.
oder
einlagiges Flächengebilde mit einer nach DIN formulierten Anforderung an die Zugkraft.
Dreiecktücher sind nicht steril und damit als direkte Wundauflage nicht geeignet!
5 Rettungsdecke: 210 x 160 cm, aluminiumbeschichtet
6 Einmalhandschuhe: PVC, nahtlos, Sorte groß, staubgeschützt verpackt.
7 Erste-Hilfe-Broschüre muss mindestens der Broschüre »Anleitung zur Ersten Hilfe bei Unfällen« oder »Sofortmaßnahmen am Unfallort« entsprechen.

Die Hersteller von Kraftfahrzeugver-
bandkästen und Verbandkästen für Be-
triebe bieten auch kleine Taschen mit
sinnvoller Zusammenstellung für Hobby
und Freizeit an.

Tab. 9.1: Beispiele für Erste-Hilfe-Sets zusätzlich zu den genormten Verbandkästen bzw. -taschen

Hersteller	Handelsbeispiele
Ausbüttel	Für Kids Sport & Radfahren Wandern & Trekking Erste Hilfe Motorradfahren
Beiersdorf	Hansaplast Schnelle Hilfe
Erena	SENADA Schultasche für Schule und Kindergarten SENADA Sportsortiment small, medium, large SENADA FIX Soforthilfe für unterwegs SENADA Erste Hilfe Reisebox SENADA Walking & Motorradtasche
Holthaus	VELO Fahrradverbandtasche Alpin-Set Verbandtasche AKTIV Verbandtasche NAUTISAVE Verbandkasten TRAVEL Verbandkassette
Leina	Mobiles Erste-Hilfe-Set Mini Verbandtasche Mountain-Set Reise-Set
Söhngen	SCOUT Sport- und Freizeit-Notfallset Sport-Boy (Bauchtasche) Sport-Set (Gleitverschlusstasche) **ERSTE-HILFE-Taschen:** Angler, Bergsport, Golfer, Haus & Garten, Haushalt, Hobbybastler, Jagd & Forst, Kampfsport, Leichtathletik, Messeteam, Metzger, Mit dem Rucksack unterwegs, Monteur unterwegs, Motorradfahrer, Paraglider, Radfahrer , Reiter, Rummelplatz, Skifahrer, Sport & Freizeit, Strand, Tanzsport, Tennis, Urlaub, Wassersport, Wochenmarkt, Persönliche Notverbandtasche **ERSTE-HILFE-Set:** Fahrrad, Kinder daheim, KiTa unterwegs, Schulranzen, Turnbeutel, Infekt-Set, Infektionsschutz-Set Fernreisen, Juniorsport, Mini-Set, Waldarbeiter, Traveller Reiseapotheke **Für Hunde:** Erste-Hilfe für Hunde, WauWau daheim & unterwegs, WauWau Verbandkasten

9

STERILISATION VON VERBANDSTOFFEN

Drei Verfahren kommen zur Anwendung:
- Dampfsterilisation im Autoklaven
- Gassterilisation mit Ethylenoxid
- Strahlensterilisation.

1. Dampfsterilisation

Sie findet bei Textilfasern Verwendung.

Während gespannter Wasserdampf von 121 °C mindestens 20 Minuten Einwirkungszeit benötigt, um Materialien zu sterilisieren, genügen bei Anlagen mit 134 °C 3 – 5 Minuten für eine zuverlässige Keimabtötung.

Die natürliche Cellulosefaser nimmt bei Hitzeeinwirkung ein gelbliches Aussehen ein, das um so intensiver ist, je höher die Temperatur steigt. Die Saugfähigkeit kann bei mehrmaligem Sterilisieren bei 134 °C abnehmen. Besonders auffällig ist die Abnahme der Saugfähigkeit beim Verbandzellstoff. Er sollte deshalb immer nur bei 121 °C sterilisiert werden.

2. Gassterilisation

Zur Gassterilisation zählt die Sterilisation mit Ethylenoxid. Sie findet Anwendung bei thermolabilen Medizinprodukten.

Ethylenoxid ist ein Gas, das mit Luft explosive Mischungen gibt. Es wird deshalb mit Inertgas gemischt angewendet. Da Eto ein starkes Protoplasmagift ist und die Atemwege reizt, sind strenge Vorsichtsmaßnahmen bzw. Auflagen bei diesem Sterilisationsverfahren anzuwenden.

3. Strahlensterilisation

An ionisierenden Strahlen finden Verwendung
- β-Strahlen
- γ-Strahlen.

Die Anlagen zur Sterilisation von Verbandstoffen mit ionisierenden Strahlen sind sehr kostspielig. β-Strahlen haben gegenüber den γ-Strahlen den Vorteil der größeren Eindringtiefe. Die Sterilisationszeit beträgt nur wenige Sekunden, um Keime und Sporen wirksam abzutöten.

Sterilisationskontrolle

Verbandstoffe, die mit ihrer Verpackung einer Sterilisation unterworfen werden, haben Indikatoren auf gekennzeichneten Feldern, die sich beim Sterilisieren verfärben.

Der Bereich Sterilisation ist von einer Vielzahl Normen geregelt, die beachtet werden müssen.

Eine wichtige Informationsquelle zum Thema Sterilität von Medizinprodukten mit einer Übersicht der zutreffenden Normen ist in der Veröffentlichung <Anforderungen an die Hygiene bei der Aufbereitung von Medizinprodukten> zu finden, zusammengestellt als Empfehlung von der Kommission für Krankenhaushygiene und Infektionsprävention beim Robert-Koch-Institut und des Bundesinstituts für Arzneimittel und Medizinprodukte und veröffentlicht im Bundesgesetzblatt 44 (2001), 1115 – 1126.

TEIL II

Medizinprodukte/ Krankenpflegeartikel

Baldur Kohm

EINLEITUNG
RECHTLICHE GRUNDLAGEN

Das Warensortiment der Apotheke ist begrenzt, da sich der Apotheker in erster Linie seiner zentralen Aufgabe – der ordnungsgemäßen Versorgung der Bevölkerung mit Arzneimitteln – widmen soll. Die Medizinprodukte / Krankenpflegeartikel gehören jedoch unzweifelhaft seit jeher zu den Waren, für die der Apotheker als besonders sachkundig gilt. Daher sind im Katalog der apothekenüblichen Waren der Apothekenbetriebsordnung nach den Verbandmitteln die Krankenpflegeartikel als Mittel und Gegenstände zur Kranken- und Säuglingspflege, als ärztliche, zahnärztliche und tierärztliche Instrumente und als Mittel und Gegenstände der Hygiene und Körperpflege aufgeführt.

Der Autor hat den Versuch unternommen, das unübersichtliche Informationsangebot zu durchforsten und das für die Offizinapotheke Wichtigste herauszuheben. Von zahlreichen Firmen aus dem gesamten Bundesgebiet wurden wissenschaftliche und kaufmännische Informationsschriften, Broschüren und Prospekte durchgearbeitet. Auf eine reine Auflistung von Gegenständen wurde bewusst verzichtet. Stattdessen werden Zusammenhänge und Entwicklungen aufgezeigt, die das Lernen erleichtern. Dies ist auch der Grund, warum neben neuesten Produkten auch Medizinprodukte beschrieben werden, die wohl nur noch von älteren Apothekenkunden verwendet werden. Daneben wird aus ökonomischen, aus ökologischen und aus Gesichtspunkten der Müllreduzierung verstärkt über die Resterilisierung von Medizinprodukten diskutiert.

Eine Aufstellung wichtiger Hersteller und Lieferanten von Medizinprodukten findet sich im Anhang. Dank gilt allen Firmen, die die Übernahme von Abbildungen gestattet haben.

Der seit Jahrzehnten gebräuchliche Begriff »Krankenpflegeartikel« entspricht der Terminologie der Apothekenbetriebsordnung:

Auszug aus § 25 Ap BetrO Apothekenübliche Waren

»In der Apotheke dürfen neben Arzneimitteln nur in den Verkehr gebracht werden
1. Verbandmittel,
2. Mittel und Gegenstände zur Kranken- und Säuglingspflege,
3. ärztliche, zahnärztliche und tierärztliche Instrumente,
4. Mittel und Gegenstände der Hygiene und Körperpflege.
5. [...]«

Seit dem 2. August 1994 gibt es den Begriff »Medizinprodukte« im rechtlichen Sinne.

Medizinproduktegesetz – MPG

Mit dem Medizinproduktegesetz werden rechtliche Vorgaben der Europäischen Union umgesetzt. Es regelt einheitlich die Anforderungen an das Inverkehrbringen und die Inbetriebnahme entsprechender Produkte. Dabei werden neben medizinischen und technischen Anforderungen auch Anforderungen bezüglich des Nachweises der vom Hersteller angegebenen medizinischen Zweckbestimmung gestellt. Medizinprodukte unterscheiden sich von den Arzneimitteln dadurch, dass der Zweck der Medizinprodukte vorwiegend auf physikalischem Wege erreicht wird, während Arzneimittel ihren Zweck im Gegensatz dazu vorwiegend auf pharmakologischem Wege erfüllen. Produkte, die den grundlegenden Anforderungen der einschlägigen Richtlinien entsprechen, dürfen mit dem CE-Kennzeichen kenntlich gemacht und in anderen EU-Mitgliedstaaten ohne weitere Zulassungserfordernisse vertrieben werden. Die Konformität der Produkte mit der einschlägigen EU-Richtlinie wird in Konformitätsbewertungsverfahren festgestellt.

Auszug aus dem Gesetz über Medizinprodukte (Medizinproduktegesetz – MPG)

Vom 2. August 1994 (BGBl. I S. 1963) i. d. F. des Zweiten Gesetzes zur Änderung des Medizinproduktegesetzes (2. MPGÄndG) vom 13. Dezember 2001, BGBl. I S. 3586).

§ 1 Zweck des Gesetzes

Zweck dieses Gesetzes ist es, den Verkehr mit Medizinprodukten zu regeln und dadurch für die Sicherheit, Eignung und Leistung der Medizinprodukte sowie die Gesundheit und den erforderlichen Schutz der Patienten, Anwender und Dritter zu sorgen.

§ 2 Anwendungsbereich des Gesetzes

(1) Dieses Gesetz gilt für Medizinprodukte und deren Zubehör. Zubehör wird als eigenständiges Medizinprodukt behandelt.

(2) Dieses Gesetz gilt auch für Produkte, die dazu bestimmt sind, Arzneimittel im Sinne des § 2 Abs. 1 des Arzneimittelgesetzes zu verabreichen. Werden die Medizinprodukte nach Satz 1 so in den Verkehr gebracht, dass Medizinprodukt und Arzneimittel ein einheitliches, miteinander verbundenes Produkt bilden, das ausschließlich zur Anwendung in dieser Verbindung bestimmt und nicht wiederverwendbar ist, gilt dieses Gesetz nur insoweit, als das Medizinprodukt die grundlegenden Anforderungen nach § 7 erfüllen muss, die sicherheits- und leistungsbezogene Produktfunktionen betreffen. Im Übrigen gelten die Vorschriften des Arzneimittelgesetzes.

(5) Dieses Gesetz gilt nicht für
1. Arzneimittel im Sinne des § 2 Abs. 1 Nr. 2 des Arzneimittelgesetzes,
2. kosmetische Mittel im Sinne des § 4 des Lebensmittel- und Bedarfsgegenständegesetzes.

§ 3 Begriffsbestimmungen

1. Medizinprodukte sind alle einzeln oder miteinander verbunden verwendete Instrumente, Apparate, Vorrichtungen, Stoffe und Zubereitungen aus Stoffen oder andere Gegenstände einschließlich der für ein einwandfreies Funktionieren des Medizinproduktes eingesetzten Software, die vom Hersteller zur Anwendung für Menschen mittels ihrer Funktionen zum Zwecke
a) der Erkennung, Verhütung, Überwachung, Behandlung oder Linderung von Krankheiten,
b) der Erkennung, Überwachung, Behandlung, Linderung oder Kompensierung von Verletzungen oder Behinderungen,

c) der Untersuchung, der Ersetzung oder der Veränderung des anatomischen Aufbaus oder eines physiologischen Vorgangs oder

d) der Empfängnisregelung

zu dienen bestimmt sind und deren bestimmungsgemäße Hauptwirkung im oder am menschlichen Körper weder durch pharmakologisch oder immunologisch wirkende Mittel noch durch Metabolismus erreicht wird, deren Wirkungsweise aber auch durch solche Mittel unterstützt werden kann.

2. Medizinprodukte sind auch Produkte nach Nummer 1, die einen Stoff oder eine Zubereitung aus Stoffen enthalten oder auf die solche aufgetragen sind, die bei gesonderter Verwendung als Arzneimittel im Sinne des § 2 Abs. 1 des Arzneimittelgesetzes angesehen werden können und die in Ergänzung zu den Funktionen des Produktes eine Wirkung auf den menschlichen Körper entfalten können.

8. Sonderanfertigung ist ein Medizinprodukt, das nach schriftlicher Verordnung nach spezifischen Auslegungsmerkmalen eigens angefertigt wird und zur ausschließlichen Anwendung bei einem namentlich benannten Patienten bestimmt ist. Das serienmäßig hergestellte Medizinprodukt, das angepasst werden muss, um den spezifischen Anforderungen des Arztes, Zahnarztes oder des sonstigen beruflichen Anwenders zu entsprechen, gilt nicht als Sonderanfertigung.

§ 4
Verbote zum Schutz von Patienten, Anwendern und Dritten

(1) Es ist verboten, Medizinprodukte in den Verkehr zu bringen, zu errichten, in Betrieb zu nehmen, zu betreiben oder anzuwenden, wenn

1. der begründete Verdacht besteht, dass sie die Sicherheit und die Gesundheit der Patienten, der Anwender oder Dritter bei sachgemäßer Anwendung, Instandhaltung und ihrer Zweckbestimmung entsprechender Verwendung über ein nach den Erkenntnissen der medizinischen Wissenschaften vertretbares Maß hinausgehend gefährden oder

2. das Datum abgelaufen ist, bis zu dem eine gefahrlose Anwendung nachweislich möglich ist (Verfalldatum).

(2) Es ist ferner verboten, Medizinprodukte in den Verkehr zu bringen, wenn sie mit irreführender Bezeichnung, Angabe oder Aufmachung versehen sind. Eine Irreführung liegt insbesondere dann vor, wenn

1. Medizinprodukten eine Leistung beigelegt wird, die sie nicht haben,

2. fälschlich der Eindruck erweckt wird, dass ein Erfolg mit Sicherheit erwartet werden kann oder dass nach bestimmungsgemäßem oder längerem Gebrauch keine schädlichen Wirkungen eintreten, [...]

Lieferberechtigung

Im Sozialgesetzbuch (SGBV) wird die Lieferberechtigung von Hilfsmitteln an Kassenpatienten geregelt:

§ 126. Zulassung. (1) Hilfsmittel dürfen an Versicherte nur von zugelassenen Leistungserbringern abgegeben werden. Zuzulassen ist, wer eine ausreichende, zweckmäßige, funktionsgerechte und wirtschaftliche Herstellung, Abgabe und Anpassung der Hilfsmittel gewährleistet und die für die Versorgung der Versicherten geltenden Vereinbarungen anerkennt.

§ 127. Verträge. (1) Über die Einzelheiten der Versorgung mit Hilfsmitteln sowie über die Abrechnung der Festbeträge schließen die Landesverbände der Krankenkassen sowie die Verbände der Ersatzkassen auf Landesebene mit Wirkung für ihre Mitgliedskassen Verträge mit Leistungserbringern oder den Verbänden der Leistungserbringer.

§ 128. Hilfsmittelverzeichnis. Die Spitzenverbände der Krankenkasse gemeinsam erstellen ein Hilfsmittelverzeichnis. In dem Verzeichnis sind die von der Leistungspflicht umfassten Hilfsmittel aufzuführen und die dafür vorgesehenen Festbeträge oder vereinbarten Preise anzugeben.

Große Hilfsmittel

Große Hilfsmittel wie **Krankenbetten, Patientenlifter, Rollstühle** etc. bedingen eine andere Logistik als die normale Belieferung durch den Großhandel mit Wannen. Apotheken, die sich hierauf spezialisieren, benötigen besondere Räume, besonders geschultes Personal und besondere Transportfahrzeuge.

Dieses besondere Lieferprogramm würde den Rahmen eines Lehrbuches sprengen und wird daher hier nicht besprochen.

Medizinprodukte – Überblick über die rechtlichen Grundlagen

Das am 1. Januar 1995 in Kraft getretene Medizinproduktegesetz (MPG), i. d. F. vom 13. Dezember 2001, fasst unter dem Begriff Medizinprodukt verschiedenste Artikel zusammen, die vorher zum Regelungsbereich anderer Rechtsvorschriften gehörten, z. B. dem Arzneimittelgesetz (sog. Geltungsarzneimittel nach § 2 Abs. 2 AMG, wie ärztliche und zahnärztliche Instrumente und chirurgisches Nahtmaterial), dem Lebensmittel- und Bedarfsgenständegesetz (OP-Textilien), der Röntgenverordnung oder dem Seuchenrecht (Kondome).

Die Einstufung als Medizinprodukt obliegt dem Hersteller, der entscheidet, ob die physikalische oder die pharmakologische Wirkung im Vordergrund steht, z. B.

Medizinprodukt	Arzneimittel
Inhalationshilfe für Asthmaspray	Asthmaspray
Insulin-Pen	Insulin-Patrone

Die Medizinprodukteverordnung (MPV) vom 20. Dezember 2001, BGBl. I S. 3854, regelt die Konformitätsverfahren, die Hersteller von Medizinprodukten durchzuführen bzw. einzuhalten haben.

Medizinprodukte-Betreiberverordnung (MPBetreibV)

Die am 6. Juli 1998 im Bundesanzeiger veröffentliche **Medizinprodukte-Betreiberverordnung** (MPBetreibV) tangiert alle in der Apotheke eingesetzten Medizinprodukte mit Messfunktion (z. B. Messgeräte zur nichtinvasiven Blutdruckmessung). Mit dieser Verordnung wird die bisher übliche Nacheichung dieser Geräte durch eine messtechnische Kontrolle ersetzt. Für Blutdruckmessgeräte ist diese alle zwei Jahre durchzuführen.

Anlage (Auszug!)

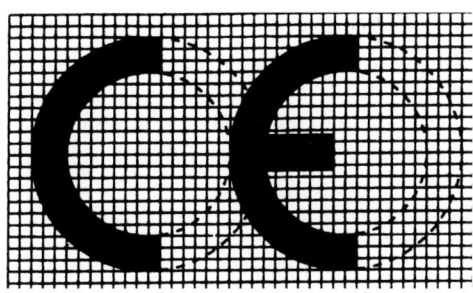

		Nachprüffristen in Jahren
1.	Medizinprodukte, die messtechnischen Kontrollen unterliegen	
1.1.1	Medizinprodukte zur Bestimmung der Hörfähigkeit (Ton- und Sprachaudiometer)	1
1.2	Medizinprodukte zur Bestimmung von Körpertemperaturen (mit Ausnahme von Quecksilberglasthermometern mit Maximumvorrichtung):	
1.2.1	– medizinische Elektrothermometer	2
1.2.2	– mit austauschbaren Temperaturfühlern	2
1.2.3	– Infrarot-Strahlungsthermometer	1
1.3	Messgeräte zur nichtinvasiven Blutdruckmessung	⊐

CE-Kennzeichnung durch den Hersteller

Der Hersteller eines Medizinproduktes darf seit dem 14. Juni 1998 nur noch Medizinprodukte mit CE-Kennzeichen erstmalig in den Verkehr bringen. Natürlich sollte auch die öffentliche Apotheke bemüht sein, nur noch CE-gekennzeichnete Medizinprodukte an den Anwender oder Patienten abzugeben.

Das CE-Kennzeichen

Die CE-Kennzeichnung besteht aus Buchstaben »CE« mit diesem Schriftbild.
– Bei Verkleinerung oder Vergrößerung der Kennzeichnung müssen die sich aus dem oben abgebildeten Raster ergebenden Proportionen eingehalten werden.
– Die verschiedenen Bestandteile der CE-Kennzeichnung müssen etwa gleich hoch sein: die Mindesthöhe beträgt 5 mm.
Von der Mindesthöhe kann bei kleinen Produkten abgewichen werden.

Medizinprodukte-Betreiberverordnung
(Auszüge)

Die Verordnung über das Errichten, Betreiben und Anwenden von Medizinprodukten (Medizinprodukte-Betreiberverordnung – MPBetreibV) vom 29. Juni 1998 wurde am 6. Juni 1998 im Bundesgesetzblatt verkündet und ist am 7. Juli 1998 in Kraft getreten. Die Übergangsvorschriften in § 14 betreffen die Funktionsprüfung und Einweisung, die sicherheitstechnischen Kontrollen, das Medizinproduktebuch und Bestandsverzeichnis sowie die medizinischen Messgeräte.

Anwendungsbereich (§ 1)

Die MP-Betreiberverordnung ist an alle gerichtet, die Medizinprodukte und dessen Zubehör einschließlich Sonderanfertigungen mit der vom Hersteller gegebenen Zweckbestimmung für Menschen errichten, betreiben oder anwenden.

Allgemeine Anforderungen (§ 2)

Medizinprodukte dürfen nur ihrer Zweckbestimmung entsprechend den rechtlichen Vorgaben von solchen Personen errichtet, betrieben und angewendet werden, die dafür geeignet sind. Es dürfen nur solche Medizinprodukte betrieben und angewendet werden, die zu dem jeweiligen Zeitpunkt funktionsfähig und im ordnungsgemäßen Zustand sind.

Reinigung, Desinfektion und Sterilisation / Resterilisation von Medizinprodukten (Instandhaltung, § 4)

Eine Resterilisation – auch von »Einmalprodukten« – in Verantwortung des Betreibers und des Anwenders wird durch diese Regelung nicht verboten.

Zur Sterilisation und Resterilisation werden vom Robert-Koch-Institut, Berlin, unter Beteiligung der betroffenen Kreise Leitlinien unter Berücksichtigung der einschlägigen Vorschriften des MPG erarbeitet und bekannt gemacht.

Sicherheitstechnische und messtechnische Kontrollen (§§ 7 und 11)

Die speziellen messtechnischen Kontrollen müssen für die in der Anlage 2 aufgeführten Medizinprodukte nach den dort und in § 11 aufgeführten Vorgaben erfolgen. An die Durchführung dieser Kontrollen und an die Personen bzw. Institutionen, die diese Kontrollen durchführen, werden genauere Anforderungen gestellt. Die messtechnischen Kontrollen sind jetzt nicht mehr an die Eichbehörden gebunden; sie können zwar noch wie bisher von Behörden durchgeführt werden, sie dürfen jedoch auch von jeder anderen entsprechend dieser Verordnung qualifizierten Person vorgenommen werden.

Eichordnung (§ 17)

Die Eichordnung bestimmt, dass die dort aufgeführten medizinischen Produkte im Hinblick auf die Messfunktionen, insbesondere bezüglich der Eichung und Wiedereichung, voll dem Medizinprodukterecht unterliegen.

ARTIKEL ZUR TEMPERATUR- UND ZYKLUSBESTIMMUNG

1.1 Thermometerarten

Die Apotheke führt drei Arten von Thermometern:

- Fieberthermometer
- Frauenthermometer
- Badethermometer

1.1.1 Fieberthermometer

Einschlussthermometer

Sie bestehen aus einer äußeren Glashülle, einer Skala mit Gradeinteilung und einer geschlossenen luftleeren Kapillare, die am unteren Ende eine Erweiterung für das

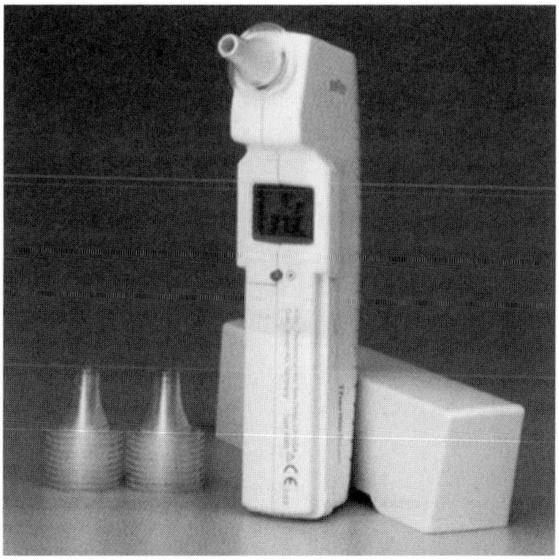

Abb. 1: Ohrthermometer: batteriebetriebenes Thermometer, neuartige Messmethode und Infrarot-Technik, Messdauer 1 Sekunde. Hygienische Anwendung durch auswechselbare Schutzkappen

Quecksilber trägt. Auf der Schmalseite befindet sich ein kleiner eingeätzter Strich, der mit dem Skalenstrich 38 übereinstimmen muss. Abweichungen lassen auf eine Verschiebung der Skala schließen.

Maxima-Einrichtung

Das Besondere am Fieberthermometer ist, dass die Quecksilbersäule auf ihrem höchsten Stand verharrt und bei Temperaturverminderung nicht von selbst zurückgeht.

Der Quecksilberfaden wird nach Beendigung des Messvorgangs durch Schleudern zurückbefördert.

Messbereich, Füllung

Fieberthermometer haben einen Messbereich von 35 bis 42 Grad Celsius, die Füllung besteht aus Quecksilber.

Eichpflicht von Medizinprodukten mit Messfunktion

(siehe Eichpflicht in der Einleitung, Rechtliche Grundlagen).

Digitalthermometer

Die verbreitetste Methode zur Fiebermessung stellt das quecksilberfreie *elektronische Digitalthermometer* (Abb. 2) dar. Es wird mit Batterie betrieben und lässt sich mit Tastendruck an- und ausstellen. Zur Messung werden nur wenige Sekunden benötigt.

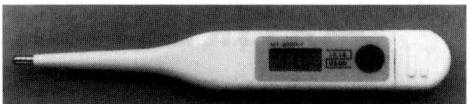

Abb. 2: Elektronisches Fieberthermometer
(Hersteller: MBO; Hestia; Roland Omron)

Fiebermessen

Man unterscheidet vier Arten der
Körpertemperaturmessung:
- **rektal**
- **axillar**
- **oral**
- **im Außenohr**

Ohrthermometer (Abb. 1)

Die Messung erfolgt sekundenschnell im
Außenohr durch einen Infrarot-Sensor.

Fiebermessen im Ohr

Das Trommelfell und das Temperatur-
Kontrollzentrum im Gehirn werden gemeinsam mit Blut versorgt. Deshalb spie-
gelt die im Ohr gemessene Temperatur
Veränderungen der Körpertemperatur besonders gut wieder. Ein spezielles Thermometer registriert bei der Ohrmessung
die natürliche Wärme, die Infrarot-Strah-
lung. Diese Strahlung wird vom Trommelfell und dem umliegenden Gewebe
abgegeben. Ein Mini-Computer errechnet
daraus die Körpertemperatur und zeigt sie
als Zahl an.

1.1.2 Frauenthermometer

Das Frauenthermometer dient zur Messung der morgendlichen Aufwachtempe-
ratur (Basaltemperatur), aus deren regel-
mäßiger Beobachtung der Zeitpunkt des
Eisprungs ermittelt werden kann.

Morgens vor dem Aufstehen, jeweils
um die gleiche Zeit, soll vaginal mindestens fünf Minuten gemessen werden. Die
ermittelten Werte werden in Kurvenblät-
ter eingetragen, die dem Thermometer
beigefügt sind (Abb. 3). Andere Einflüsse
auf die Temperatur (Erkältung, Anstren-
gung u. a.) sind ebenfalls einzutragen.

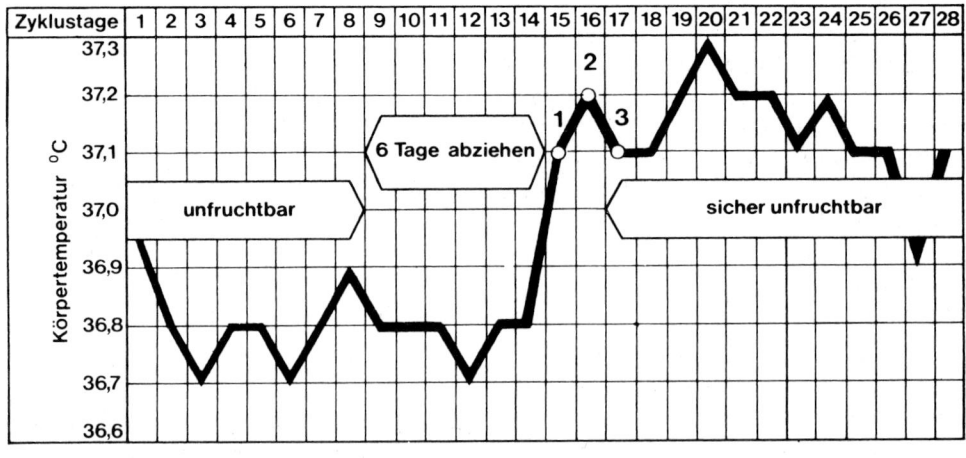

Abb. 3: Typischer Verlauf der Temperaturkurve bei einer gesunden Frau

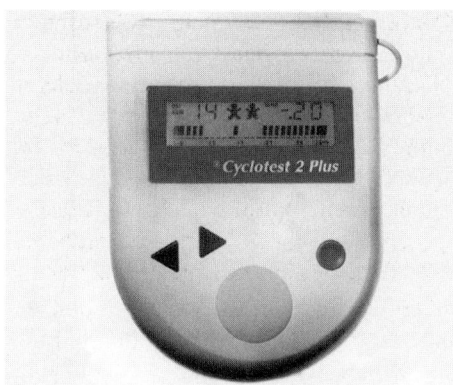

Abb. 4a: Cyclotest 2 Plus

Frauenthermometer haben einen begrenzten Messbereich von 36,3 bis 37,5 Grad Celsius.

Die Füllung besteht wie beim Fieberthermometer aus Quecksilber.

1.1.2.1 Zyklus-Computer (Abb. 4)

Diese elektronischen Geräte stellen eine Weiterentwicklung des Frauenthermometers dar. Jeden Morgen vor dem Aufstehen legt die Frau den Thermofühler des Gerätes für 30 Sekunden unter die Zunge. Der Mini-Computer errechnet anhand der Körpertemperatur die fruchtbaren und unfruchtbaren Tage der Frau. Durch die eingespeicherten Informationen kann das Gerät Messfehler erkennen und ungewöhnliche Temperaturabweichungen, z. B. durch Krankheit oder Stress, korrigieren.

Gerätebezeichnungen z. B. Ladycomp, Baby comp, Cyclotest-E.

Cyclotest®-2 Plus
Persona

Diese Geräte arbeiten nach der so genannten »symptothermalen Methode«.

Die Methode ergänzt die Temperaturmessung durch die Beobachtung und Beurteilung des Zervikalschleims (als Symp-

tom für Fruchtbarkeit). Ihre zusätzliche Sicherheit der Aussage bezieht sie aus dem Einsatz von zwei unabhängigen Parametern.

Man nennt solche Methoden »Doublecheck«-Methoden. Als zweiten Parameter kann man auch eine Hormonbestimmung im Urin durch die Frau selbst benutzen (Abb. 4 a, Abb. 4 b).

Ovulationstests

Das reife Ei ist nur während seiner »Wanderschaft« im Eileiter befruchtungsfähig. Diese Wanderschaft wird mit dem Eisprung eingeleitet, der Eisprung wiederum durch den plötzlichen Anstieg des luteinisierenden Hormons LH. Das Hormon ist schnell und sicher mit ein paar Tropfen Urin nachweisbar.

Das luteinisierende Hormon (LH) wird schon ab dem ersten Zyklustag gebildet und dann etwa 24 Stunden vor dem Eisprung in großer Menge ausgeschüttet.

Cyclotest®-2Plus

Dieser Zyklus-Computer misst zunächst die Körpertemperatur und speichert sie.

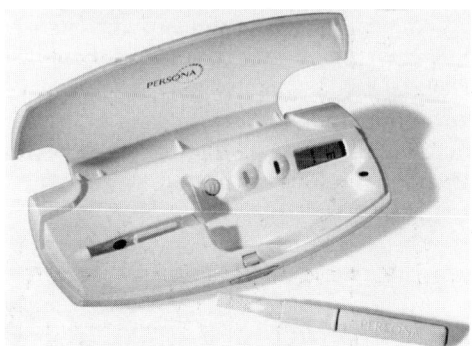

Abb. 4b: PERSONA, die Verhütungsmethode, die durch Hormonmessung fruchtbare und unfruchtbare Tage der Frau bestimmt.

Die ermittelten Werte werden mit 2000 vorgegebenen Zyklen verglichen und der aktuelle Zyklus berechnet. Damit ist das Gerät sozusagen individuell auf die Anwenderin geeicht. Mit jedem gespeicherten Zyklus erfolgt die Auswertung engmaschiger, so dass nach sechs Monaten nicht nur die unfruchtbaren Tage nach dem Eisprung, sondern auch die unfruchtbaren Tage davor zuverlässig angegeben werden. Das Gerät ermöglicht neben der Messung von Körpertemperatur die Beschaffenheit des Zervixschleims einzutragen und zusätzlich eine Hormonmessung. Auf diese Weise lassen sich die fruchtbaren Tage des Zyklus bestimmen.

Nach jeder morgendlichen Messung ermittelt der Cyclotest die aktuelle fruchtbare oder unfruchtbare Phase und zeigt sie an. Man kann aber auch jederzeit durch Druck auf die entsprechende Taste die aktuelle Anzeige für den heutigen Tag abrufen. Sieht man kein Babysymbol in der Anzeige, befindet sich die Frau in der unfruchtbaren Phase. Sieht man in der Anzeige ein oder zwei Babysymbole, befindet sich die Frau in der fruchtbaren Phase.

Der Einsatz der Cyclotest-Stäbchen

Mit dem Gerät beiliegenden und in der Apotheke nachzukaufenden Cyclotest-Stäbchen kann man nach Angaben des Herstellers die Chance, gezielt schwanger zu werden, noch erhöhen. Man bestimmt durch Messen des Ovulationshormons im Urin die Tage der höchsten Empfängnisfähigkeit.

Hinweise:

- Es ist nicht nötig, den gesamten Zyklus zu messen. Wenn der Cyclotest die *lange* unfruchtbare Phase *nach* dem Eisprung anzeigt, braucht man bis zum

Beginn der nächsten Menstruation nicht mehr zu messen.
- Bei Urlaubsreisen mit einer Zeitverschiebung bis zu vier Stunden sollte am gleichen und am folgenden Tag nicht gemessen werden, danach wieder ganz normal vor dem Aufstehen.

Persona®

Dieser Zyklus-Computer erkennt den Beginn der fruchtbaren Phase durch Messung von E3G (Estrogen-3-Glucuronid) und luteinisierendem Hormon (LH) im Morgenurin. Der Monitor zeigt die von den Teststäbchen abgelesenen Ergebnisse und damit den aktuellen Fertilitätsstatus an (rotes und grünes Licht!).

Das Ende der fruchtbaren Phase errechnet das System auf der Basis des LH-Anstiegs unter Berücksichtigung der Zeitspanne bis zur Ovulation und der maximalen Lebensdauer einer Eizelle.

Die Anwendung von Persona®

Bei dem Persona®-Teststäbchen handelt es sich um einen integrierten Probennehmer, der auf der Grundlage der monoklonalen Antikörper-Technologie arbeitet.

Persona® optimiert die Zahl der »fruchtbaren« Tage kontinuierlich. Während in den ersten drei Zyklen durchschnittlich 12 bis 15 Tage »fruchtbare« Tage sind, sinkt nach drei Zyklen die Anzahl der »fruchtbaren« Tage auf durchschnittlich 6 bis 10 Tage.

Hinweise:

Persona® ist kontraindiziert bei Frauen in der Stillphase oder Frauen, die sich einer Hormonbehandlung unterziehen, sowie bei Leber- oder Nierenerkrankungen, Anzeichen der Menopause. Die Verhütungssicherheit von Persona® kann bei Einnahme von Tetrazyklinen in dem betreffenden Zyklus beeinträchtigt werden.

In den Wechseljahren sind Frauen häufig Hormonschwankungen unterworfen, die eine Interpretation des Zyklus erschweren. Dabei kann es vorkommen, dass der Eisprung später erfolgt oder in einem Zyklus komplett ausfällt. Deshalb sollte in den Wechseljahren ungeschützter Geschlechtsverkehr nur in der langen unfruchtbaren Phase nach dem Eisprung – gemäß der strengen Form der Temperaturmethode – stattfinden.

Clearplan® -Fertilitätsmonitor

Das System besteht aus einem kleinen Monitor und Urinstäbchen. Jeden Tag zeigt der Monitor an, ob es sich um einen gering, hoch oder maximal fruchtbaren Tag handelt. Die Anwendung ist denkbar einfach: Am Morgen nach Beginn ihrer Menstruation drückt die Frau den M-Knopf auf dem Monitor. Nun wird der Monitor jeden Morgen angeschaltet, bis dieser einen Urintest anfordert. Je nach Länge und Regelmäßigkeit des Zyklus wird dieser an zehn oder zwanzig Tagen hintereinander angefordert. In diesem Fall wird ein Urinstäbchen für drei Sekunden in den Morgenurin gehalten. Das Stäbchen wird sodann zur Auswertung in den Monitor eingelegt, der die Hormonspiegeländerungen von E3G (Estron-3-Glucuronid, Urinmetabolit des Estradiols) und LH ermittelt. Auf Grundlage der LH-Messung zeigt der Monitor die beiden Tage maximaler Fruchtbarkeit an.

1.1.3 Badethermometer

Die Badethermometer sind vorwiegend Alkohol-Thermometer mit einem Temperaturbereich von 0 bis 50 °C. Sie werden beim Baden von Säuglingen und Kleinkindern, aber auch zur Einstellung der gewünschten Temperatur von Heilbädern verwendet. Das Babybad soll eine Temperatur von 36 bis 37 °C aufweisen.

1.2 Desinfektion von Thermometern zur Messung der Körpertemperatur

Um eine Keimübertragung zu vermeiden, ist eine sorgfältige Säuberung und Desinfektion des Fieberthermometers im Anschluss an die Messung geboten. Empfohlen wird 70 %iges Ethanol oder Isopropanol. Bei Verwendung von anderen Desinfektionsmitteln (z. B. Lysoform®, Sagrotan® oder Zephirol®) sollte mit Wasser nachgespült werden, um Haut- bzw. Schleimhautreizung durch Desinfektionsmittelreste zu vermeiden.

2

ARTIKEL ZUR VERHÜTUNG VON DRUCKBESCHWERDEN UND DURCHLIEGEN

2.1 Allgemeines

Die Gefahr des Durchliegens (Decubitus) besteht besonders bei Kranken, die längere Zeit bettlägerig sind. Gefährdete Körperstellen sind der Hinterkopf, das Schulterblatt, das Kreuzbein, die Ellenbogen, die Innen- und Außenknöchel sowie die Fersen und Zehen (Abb. 5). Hieraus ergeben sich verschiedene Antidecubitus-Polster, welche der Druckentlastung dienen.

2.1.1 Luftring

Luftringe (Abb. 6) dienen der Druckentlastung bei Patienten mit Operationswunden, Abszessen und anderen Erkrankungen im Bereich des Anus und im Genitalbereich. Einen Luftring sollte man nur bei Kranken anwenden, die ihn selbst bewegen können, da Luftringe leicht verrutschen und in falscher Lage Schmerzen verursachen können.

Die Prüfung des richtigen Füllungsgrades erfolgt auf einer harten Unterlage, indem man mit beiden Handflächen auf den Ring drückt. Dabei muss die Unterfläche eben noch zu fühlen sein. Der Ring wird immer in eine Hülle gesteckt bzw. in ein Leinentuch gewickelt und so unter das Gesäß geschoben, dass das Ventil seitlich liegt (Drucknekrose-Gefahr).

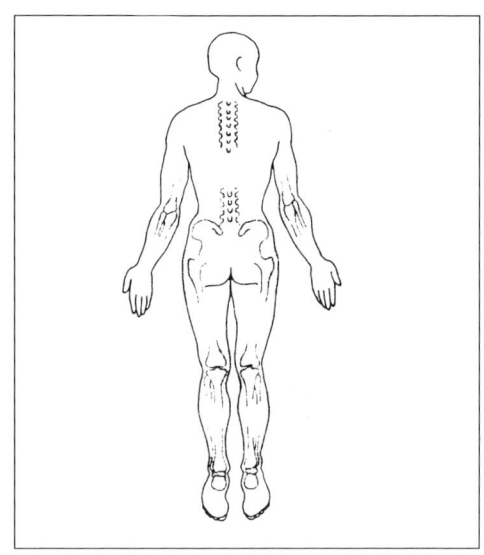

Abb. 5: Druckgefährdete Körperstellen

2.1.2 Schaumgummi-Krankenringe

Ovale Schaumgummiringe mit abnehmbarem Nesselbezug bieten hohe Elastizität und sind überdies atmungsaktiv.

2.1.3 Wasserkissen

Wasserkissen (Abb. 7) werden zur frühzeitigen Decubitus-Prophylaxe glatt oder mit Querunterteilungen hergestellt.
Die Kissen bestehen aus Gummi und haben eine Größe von 58 x 63 cm oder

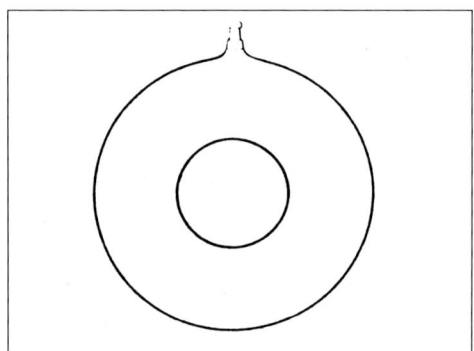

Abb. 6: Luftring

Abb. 7: Wasserkissen mit Linien

63 x 78 cm. Sie werden mit Wasser von 38 bis 39 °C bis zur Hälfte gefüllt. Die überschüssige Luft kann mit einem Besenstiel o. ä. bis zum Verschluss ausgerollt werden.

Der richtige Füllungsgrad ist erreicht, wenn man mit beiden Unterarmen die Oberfläche des Wasserkissens gerade noch gegen die Unterseite pressen kann. Das gefüllte Wasserkissen trägt man am besten in einem Bettlaken, niemals am Verschluss. Auch hier gehört der Verschluss an die Seite!

Die Körpertemperatur des Patienten sorgt dafür, dass über längere Zeit hin-

durch eine angenehme Kissentemperatur aufrechterhalten wird.

Hinweise

Nach Gebrauch wird das Wasserkissen mit Seifenlösung abgewaschen, getrocknet und leicht mit Luft gefüllt aufgehängt.

Wasserkissen, Luftringe und Gummiunterlagen dürfen nie gefaltet werden, da sonst das Gummi an den Knickstellen verklebt und brüchig wird.

2.1.4 Antidecubitusfell

Es handelt sich um eine Bettauflage aus einem dickflauschigen Polyester-Faser-Flor. Das Fell wirkt wie ein elastisches Kissen und verteilt den Auflagedruck des Körpers gleichmäßig.

2.2 Decubitex-Polystyrol-Polster

2.2.1 Allgemeines

Diese Polster sind mit leicht beweglichen Polystyrol-Kügelchen gefüllt und passen sich dadurch dem Körper des Patienten besonders gut an. Der Druck wird so über die größtmögliche Oberfläche verteilt.

Daneben bewirken selbst kleine Bewegungen des Patienten eine leichte Massage der Haut, so dass die Blutzirkulation angeregt wird. Zwischenräume zwischen den Polystyrol-Kugeln sorgen für eine gute Durchlüftung, vermeiden Wärmestau und bewirken Schweiß- und Harndurchlässigkeit.

2.2.2 Decubitex-Beinpolster

wird zur Unterstützung der Beine verwendet – entweder gesondert oder gemeinsam mit dem Gesäßpolster.

2.2.3 Decubitex-Gesäßpolster

Dieses Polster (Abb. 8) hat in der Mitte eine V-förmige Vertiefung, die das Unterschieben einer Urinflasche oder das Anbringen eines Urinals erleichtert. Durch Kombination eines Gesäßpolsters mit zwei Beinpolstern lässt sich eine gute durchge-

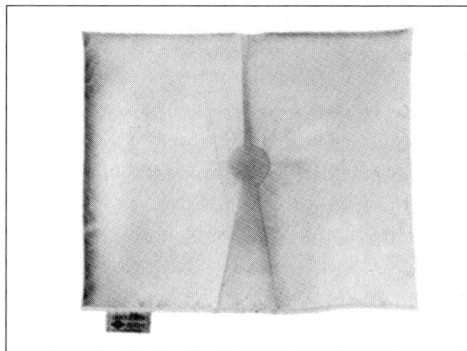

Abb. 8: Decubitex-Gesäßpolster

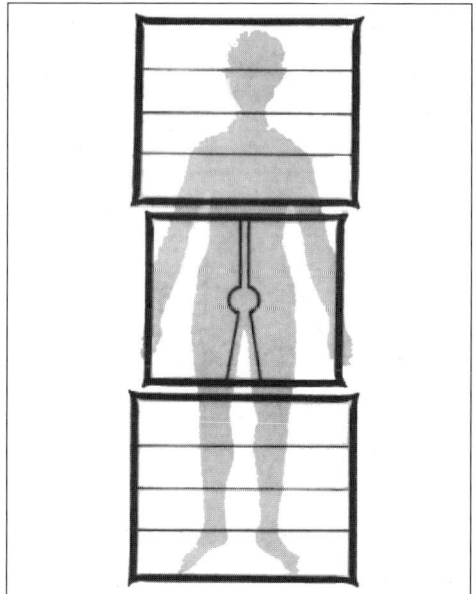

Abb. 9: Decubitex-Polster-Kombination für bettlägerige und unbewegliche Patienten

hende Matratze für bettlägerige und unbewegliche Patienten bilden (Abb. 9).

2.2.4 Decubitex-Stuhlkissen

Das Stuhlkissen ist für Patienten gedacht, die den Tag ganz oder teilweise in sitzender Stellung verbringen, sei es im Krankenrollstuhl oder in einem gewöhnlichen Stuhl.

2.2.5 Decubitex-Frakturpolster

Hierbei handelt es sich um ein Stützpolster bei Frakturen und orthopädischer Versorgung. Daneben dient es als Unterlage für den Arm bei Infusionen.

2.3 Reinigung – Desinfektion von Decubitex-Polstern

Decubitex-Polster können mit der Hand oder der Waschmaschine gewaschen werden, vorausgesetzt, dass die Temperatur nicht höher als 80 °C ist. Daneben ist eine Desinfektion durch Eintauchen in eine 0,1 %ige Benzalkonium-Chlorid-Lösung (z. B. Zephirol®) möglich.

2.4 Antidecubitus-Würfelmatratze

Spezialmatratze aus Polyurethanschaum (Abb. 10), die leicht ist, waschbar und autoclavierbar, wird mit einem antibakteriellen Dermalon-Bezug versehen. Bei einem speziellen Modell können Einzelelemente herausgenommen wer-

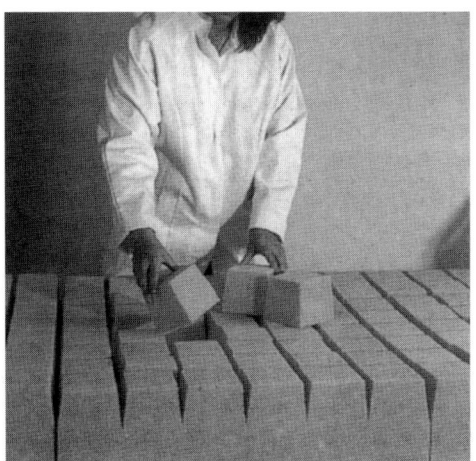

Abb. 10: Antidecubitus-Würfelmatratze

den. Damit ist die Hohllagerung bestimmter Körperstellen möglich.

2.5 Wechseldruck-Matratzen

Eine weitere Entwicklung in der Decubitus-Prophylaxe stellen Wechseldruck-Matratzen (Abb. 11) dar, bei denen Doppelluftschläuche oder Luftkissen mit einer elektrischen Pumpe kombiniert werden.

Der Patient liegt auf einer Matratze, die aus kleinen Luftpolstern besteht, in denen der Druck ständig wechselt. Sie schaffen damit die notwendigen Perioden der Entlastung, womit ein ähnlicher therapeutischer Nutzen erzielt wird, als würde der Patient per Hand umgedreht werden.

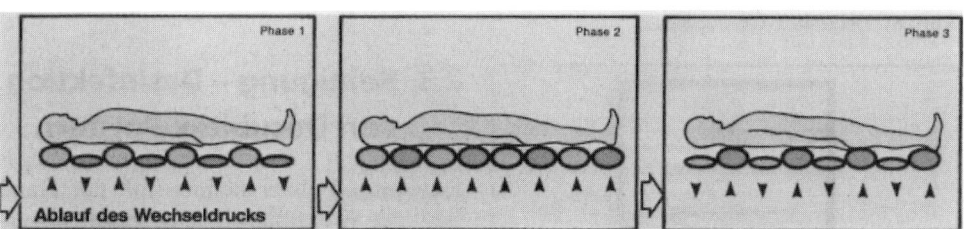

Abb. 11: Prinzip der Wechseldruck-Matratze

HILFSMITTEL ZUM SAMMELN VON AUSSCHEIDUNGEN/ STOMA-VERSORGUNG

Harninkontinenz

Der tabuisierte Bereich der Inkontinenz gewinnt für die Apotheke zunehmend an Bedeutung. Diese Entwicklung ist bedingt durch die sich verändernde Altersstruktur in unserer Gesellschaft. Unerlässlich für eine optimale Versorgung ist die Diagnostik durch einen Facharzt, um den Inkontinenztyp abzuklären.

Einteilung der International Continence Society (1976):

1. *Stressinkontinenz:* Harnverlust bei insuffizientem Harnröhrenverschluss unter Belastung, etwa bei Husten, Pressen, Niesen, Bücken.

2. *Dranginkontinenz* (Urgeinkontinenz): Unkontrollierter, unfreiwilliger Urinabgang bei intensivem Harndrang, nicht unterdrückbare Detrusorkontraktionen, »instabile Blase«.
   Sensorische Urgeinkontinenz: Verstärkte afferente Nervenimpulse von der Blasenwand, zum Beispiel bei Blasenentzündung, Tumor, Blasenstein.
   Motorische Urgeinkontinenz: Entspricht der nichtinhibierten neurogenen Blase. Trotz normaler sensorischer Impulse wird die Miktion ausgelöst infolge Wegfall der zentralen Hemmung, zum Beispiel beim hirnorganischen Psychosyndrom oder bei Apoplexie; nicht selten Medikamentenwirkung.

3. *Reflexinkontinenz:* Entspricht der reflektorischen neurogenen Blase. Abnorme spinale Reflexaktivität durch Wegfall der zentralen Hemmung führt zum unwillkürlichen Harnverlust ohne Harndrang. Die Ursache liegt in einer Totalunterbrechung der spinalen Bahnen oberhalb des sakralen Miktionszentrums.

4. *Überlaufinkontinenz:* Intravesikaler Druck übersteigt den Druck in der Harnröhre durch passive Überdehnung der Blasenwand infolge Abflussbehinderung bei Prostatahyperplasie, Stein, Tumor, Urethrastriktur oder Neuropathie (Diabetes).

5. *Extraurethrale Inkontinenz:* Urinabgänge aus der Harnblase nicht über die Harnröhre.

Bei der Versorgung unterscheiden wir
* aufsaugende Materialien und
* ableitende Systeme.

3.1 Aufsaugende Materialien

3.1.1 Krankenhose

Krankenhosen (Abb. 12) gibt es als Schlupf- oder als Knöpfhosen aus Kunststoff. Sie finden bei Inkontinenz Anwendung, d. h. bei Unvermögen, Harn oder Stuhl zurückzuhalten.

Bei speziellen Ausführungen kann zusätzlich eine Saugwindel eingelegt werden.

Eine große Hilfe bei der häuslichen Krankenpflege älterer oder gebrechlicher Personen stellen Einmal-Slips und Einmal-Einlagen dar, die nach Gebrauch vernichtet werden. Besonders saugfähig sind Einlagen oder Slips, bei denen Polyacrylate mit dem Urin ein nichttropfendes Gel bilden.

In die undurchlässige Außenfolie kann ein Nässeindikator integriert sein, an dem die Pflegeperson erkennen kann, wann die Hose zu wechseln ist.

Abb.12: Inkontinenz-Einmalartikel:
a) Inkontinenz-Slips mit Ultra-Saugschicht und Nässeindikator: das ideale Versorgungssystem bei schwerer Harn- oder Stuhlinkontinenz sowie bei hochgradig pflegebedürftigen oder sehr unruhigen Patienten. Der Slip gibt aber auch aktiven Patienten mit leichteren Inkontinenz-Formen größtmögliche Sicherheit.
b) Inkontinenz-Einlagen mit Ultra-Saugschicht, anatomisch geformt, wurde speziell für die Versorgung bei leichter Harninkontinenz entwickelt, beispielsweise bei leichten Formen der weiblichen Stressinkontinenz.
c) Inkontinenz-Einlagen mit Ultra-Saugschicht, anatomisch geformt, besonders variables Versorgungssystem mit unterschiedlichen Größen und Saugstärken.

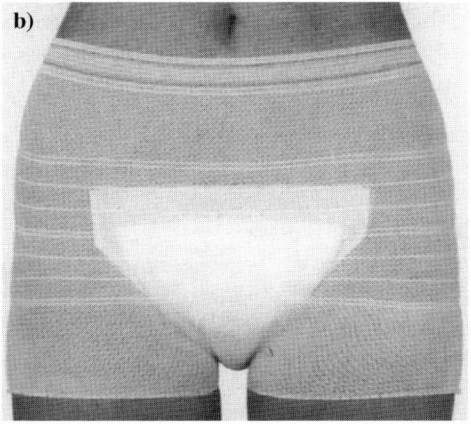

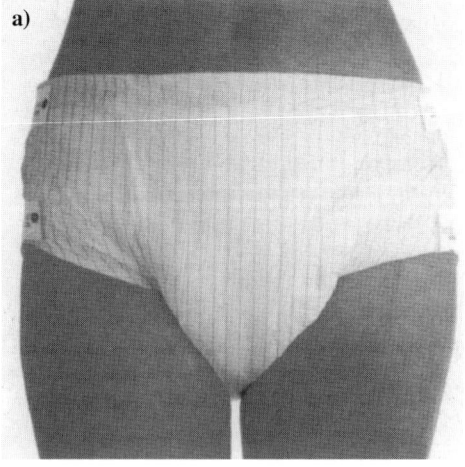

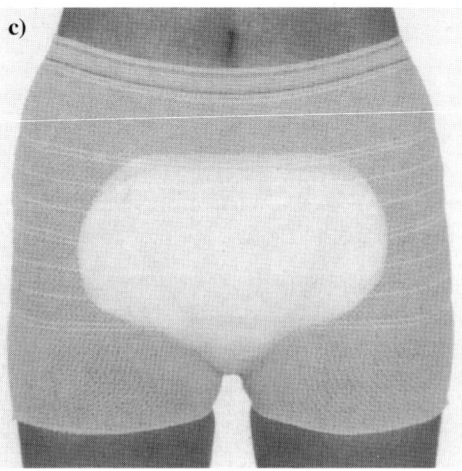

d)

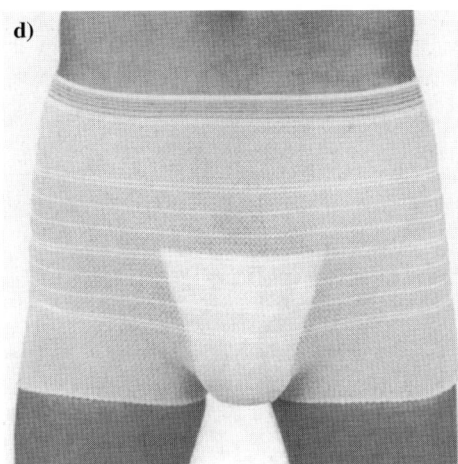

Abb. 12 d) Inkontinenz-Einlagen für Männer, mit Ultra-Saugschicht, anatomisch geformt, ermöglichen eine hygienisch einwandfreie Versorgung männlicher Patienten mit leichter Harninkontinenz. Neben dem guten Tragekomfort bieten die Einlagen dem Patienten dabei vor allem optimalen Hautschutz.
e) Saugkissen für die Inkontinenten- und Krankenpflege. Eignen sich bei leichter bis mittelschwerer Inkontinenz sowohl für bettlägerige als auch für mobile Patienten. Je nach den individuellen Bedürfnissen kann dabei zwischen zwei Formaten gewählt werden.

e)

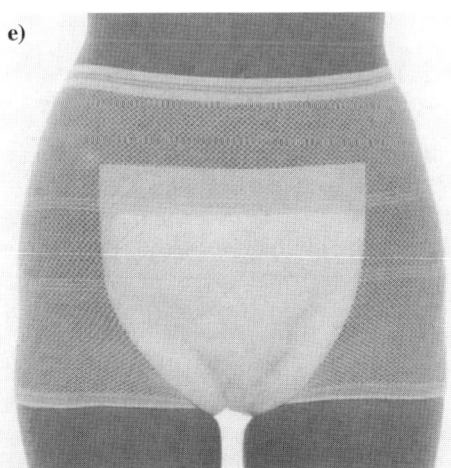

3.1.2 Tropfenfänger

Der Tropfenfänger (Abb. 13) ist eine flache, dünne Tasche, die über den Penis gestreift wird.

Er besteht aus einem hochsaugfähigen Material, das den Urin schnell aufnimmt. Das saugfähige Material ist von einer urinundurchlässigen Folie umgeben und

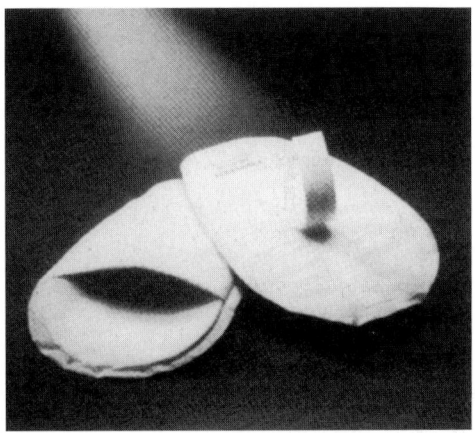

Abb. 13: Tropfenfänger bei leichter Inkontinenz

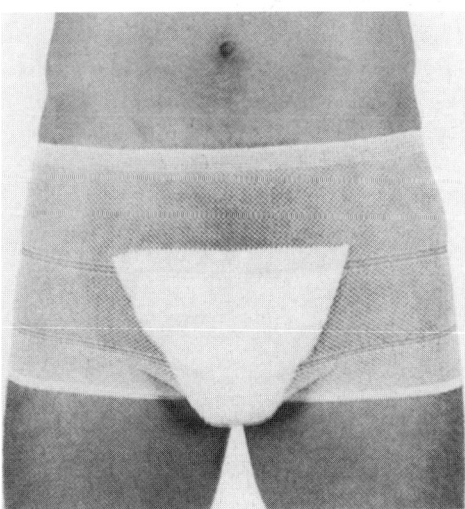

Abb. 14: Fixierhose

an der Außenseite mit hautfreundlichem, weichen Vlies umhüllt. Die Saugeinlage kann auch einen Gelbildner oder Aktivkohle enthalten.

Ein Klebestreifen sichert den festen Sitz des Tropfenfängers an der Unterhose. Bei weiter Unterwäsche sollte zusätzlich eine Netzhose getragen werden (Abb. 14).

Markennamen: Conveen®, Licodrop®, Tenador®, Inclina®.

3.1.3 Hilfsmittel gegen Stress-Inkontinenz von Frauen (VIVA)

Ein Verschlussstöpsel aus Weichkunststoff (Abb. 15 a, b) wird in die Harnröhre eingeführt und unterstützt dort die normalen Körperfunktionen zweifach:
– es verhindert den willkürlichen Harnverlust
– es stimuliert die Muskulatur und wirkt so wie ein Beckenboden-Training.

3.2 Urinauffangsysteme (Urinhalter/Urinale)

Urinale für Frauen und Männer sind speziell geformte Gummi- oder Latexbehälter. Sie dienen zur Aufnahme von Harn bei Inkontinenz. Die Flüssigkeitsaufnahme erfolgt in einem leichten, am Bein

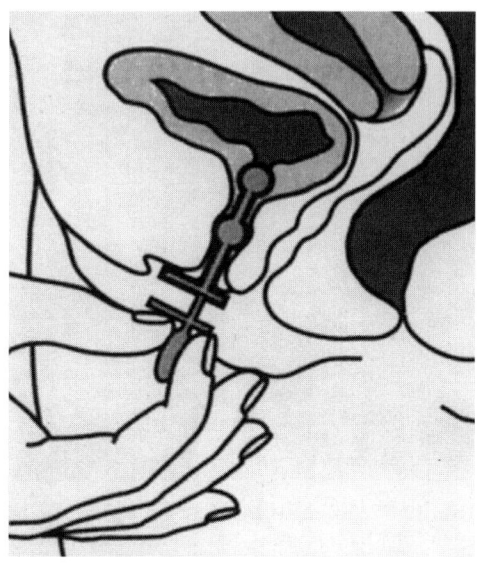

Abb. 15 b: So wird VIVA eingeführt

zu befestigenden Urinbeutel, der über einen Kunststoffschlauch beim Mann mit einem Rolltrichter verbunden wird. Dieser Rolltrichter wird wie ein Kondom über den Penis gezogen (Abb. 16).

Für Patienten mit Latex-Allergie bietet die Fa. Hollister (Incare) latexfreie Kondomurinale an.

3.2.1 Urindeflektor (Tamponurinal)

Für mobile weibliche Patienten stehen bei leichter Inkontinenz Einlagen verschiedener Größen und Formen zur Verfügung. Bei stärkerer Inkontinenz kann neben Windelhosen mit Gelbildnern auch ein spezieller Urinableiter (Abb. 17a, b) empfohlen werden.

Es handelt sich um ein Silikonurinal, dessen Kollektor wie ein Tampon in die Scheide eingeführt wird. Durch die anatomische Form und das weiche, flexible

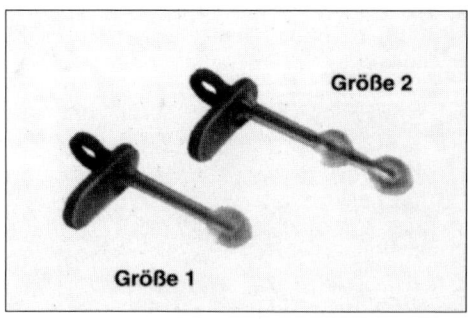

Größe 2

Größe 1

Abb. 15 a: VIVA gibt es in zwei Größen

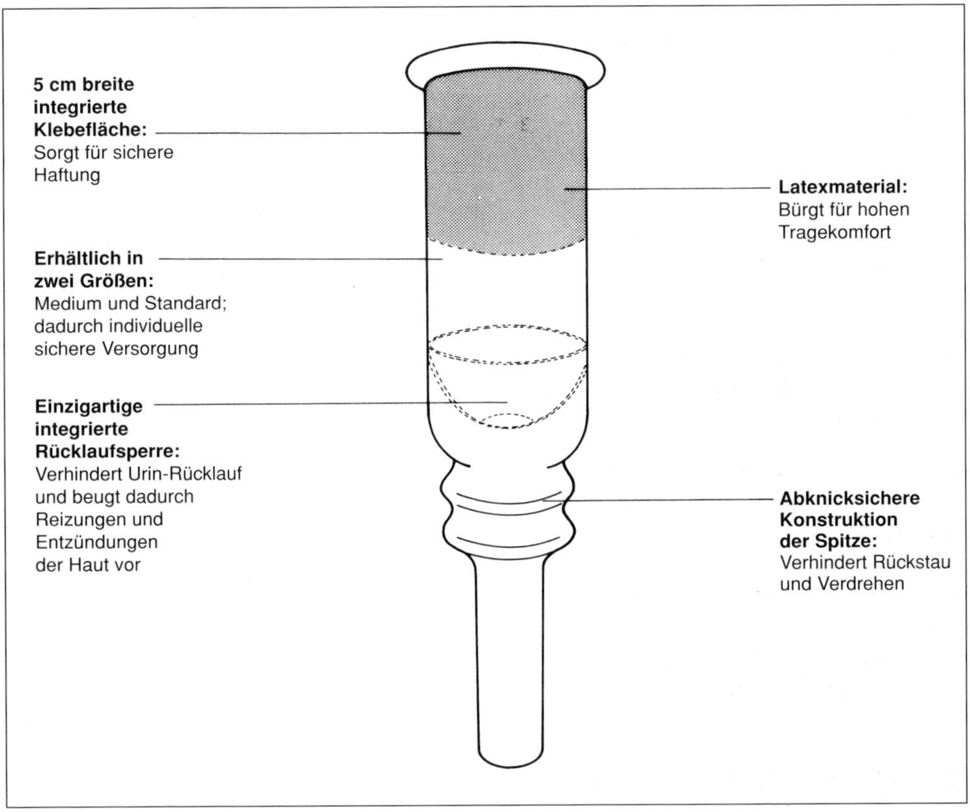

5 cm breite integrierte Klebefläche:
Sorgt für sichere Haftung
Erhältlich in zwei Größen:
Medium und Standard; dadurch individuelle sichere Versorgung
Einzigartige integrierte Rücklaufsperre:
Verhindert Urin-Rücklauf und beugt dadurch Reizungen und Entzündungen der Haut vor
Latexmaterial:
Bürgt für hohen Tragekomfort
Abknicksichere Konstruktion der Spitze:
Verhindert Rückstau und Verdrehen

Abb. 16: Anti-Reflux-Kondom mit integrierter Klebefläche; Tragezeit: 24 bis 48 Stunden

Supportslips, die dem Urinableiter zusätzlichen Halt geben
Beingürtel aus Baumwollstretch zur sicheren Befestigung
Flacher Beinbeutel kann unauffällig getragen werden

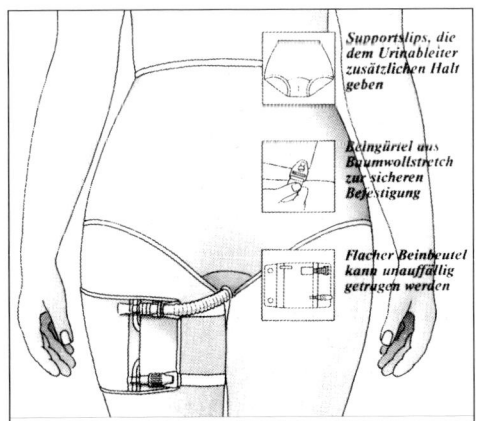

Abb. 17a: Tamponurinal-System mit Slip und Beinbeutel

1 Blase
2 Harnröhre
3 Vagina
4 Äußere Schamlippen
5 Innere Schamlippen

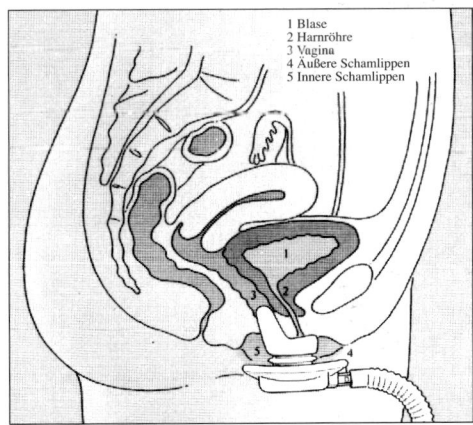

Abb. 17b: Urindeflektor – Tamponurinal Schnittzeichnung

Muster passt sich der Ableiter den Bewegungen an und bietet so einen guten Sitz. Zusätzlichen Halt bieten waschbare Supportslips. Über einen flexiblen Ableitungsschlauch wird der Urin in einen Beinbeutel geleitet. Bei diesen Beinbeuteln haben sich Mehrkammersysteme bewährt. Sie nehmen den Urin gleichmäßig und geräuscharm auf und verhindern das Hin- und Herschlingern größerer Flüssigkeitsmengen. Um Infektionen durch diesen vaginal eingeführten Urinableiter zu verhindern, muss er täglich gründlich gereinigt werden. Dazu werden spezielle Reinigungstabletten angeboten.

3.2.2 Externer Urinableiter für Frauen

Für bettlägerige Frauen eignet sich ein externer Urinableiter (Abb. 18). Die Haftung erfolgt über eine individuell anpassbare Hautschutzplatte, die an den äußeren Schamlippen anliegt. So kann der Urin, ohne die Haut zu reizen, direkt in den in-

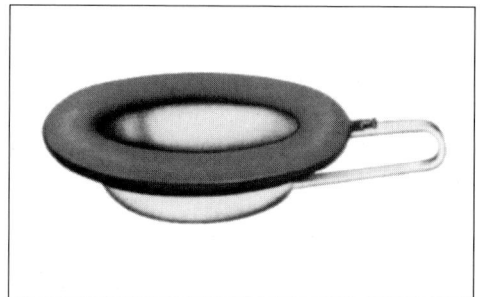

Abb. 19: Stechbecken mit Stechbeckenkranz aus Gummi

tegrierten Auffangbeutel fließen. Die Patientin liegt trocken und Wundschäden werden verhindert. Externe Urinableiter eignen sich auch zur Überbrückung von Zeiten, in denen ein Dauerkatheter abgesetzt wird.

3.3 Stechbecken

Stechbecken (Abb. 19 und 20) bestehen aus Stahl, Kunststoff oder Gummi (aufblasbar) und dienen als Bettschüsseln oder Unterschieber zur Aufnahme des Stuhles bei bettlägerigen Patienten.

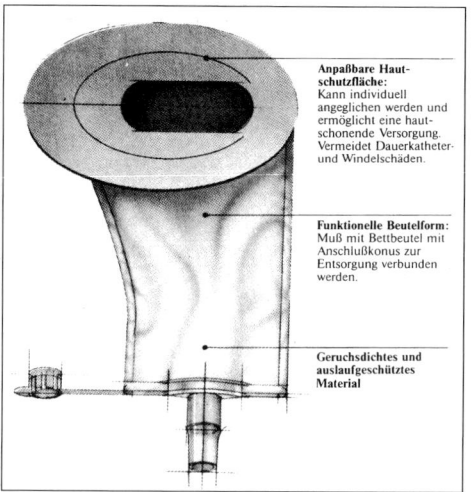

Anpaßbare Hautschutzfläche:
Kann individuell angeglichen werden und ermöglicht eine hautschonende Versorgung. Vermeidet Dauerkatheter- und Windelschäden.

Funktionelle Beutelform:
Muß mit Bettbeutel mit Anschlußkonus zur Entsorgung verbunden werden.

Geruchsdichtes und auslaufgeschütztes Material

Abb. 18: Externer Urinableiter

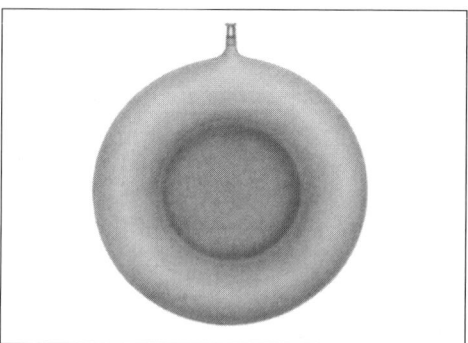

Abb. 20: Stechbecken aus Gummi

3.4 Fäkalkollektor

Für bettlägerige, stuhlinkontinente Patienten gibt es ein spezielles Beutel-Versorgungssystem (Abb. 21) . Es handelt sich um einen Auffangbeutel aus einer geruchsdichten Plastikfolie. Mittels einer selbstklebenden Hautschutzfläche wird der Kollektor im Analbereich befestigt. Durch ein Ventil können Darmgase entweichen und Fiebermessungen vorgenommen werden.

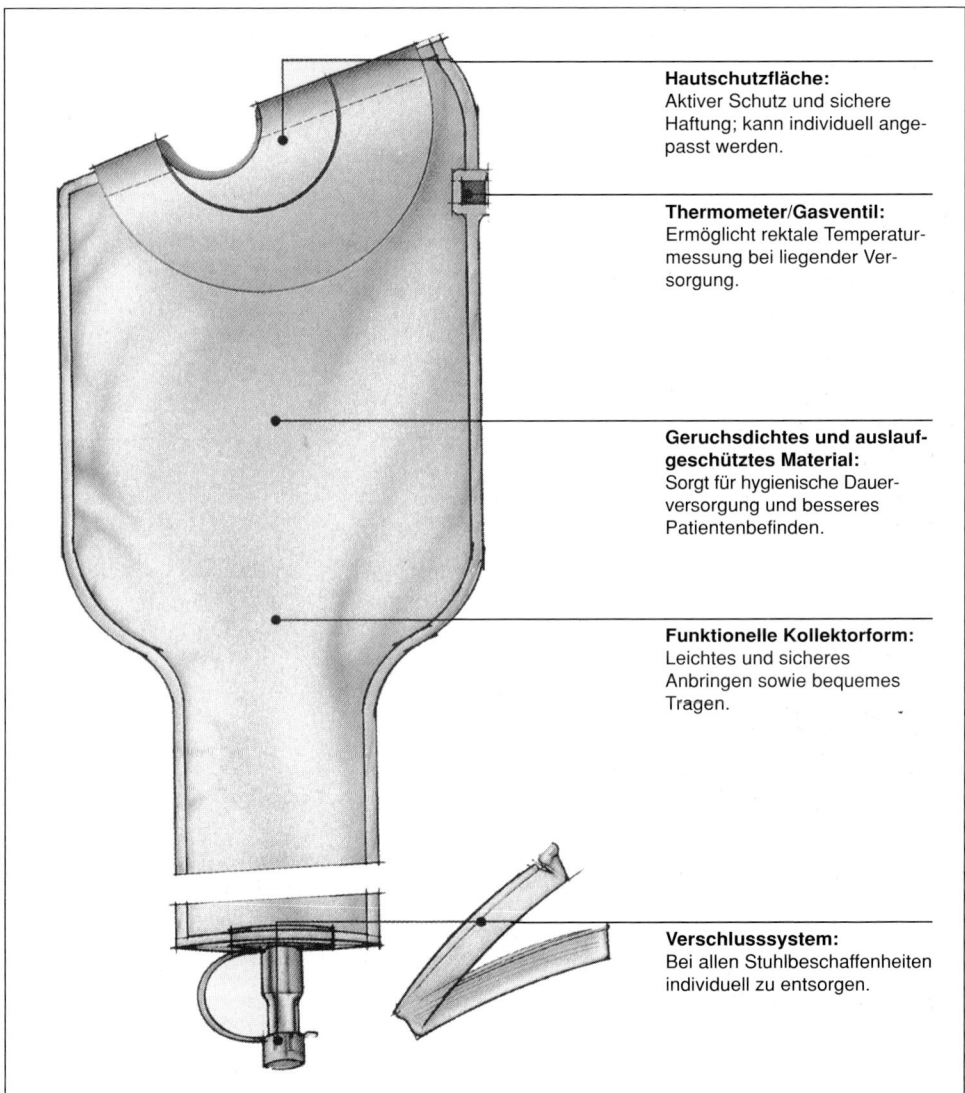

Hautschutzfläche:
Aktiver Schutz und sichere Haftung; kann individuell angepasst werden.

Thermometer/Gasventil:
Ermöglicht rektale Temperaturmessung bei liegender Versorgung.

Geruchsdichtes und auslaufgeschütztes Material:
Sorgt für hygienische Dauerversorgung und besseres Patientenbefinden.

Funktionelle Kollektorform:
Leichtes und sicheres Anbringen sowie bequemes Tragen.

Verschlusssystem:
Bei allen Stuhlbeschaffenheiten individuell zu entsorgen.

Abb. 21: Fäkalkollektor

3.5 Toilettenstuhl, fahrbar

Der Toilettenstuhl (Abb. 22) kann in das Krankenzimmer gerollt werden. Er erlaubt durch beidseitig hochklappbare und abnehmbare Armlehnen ein bequemes Einsteigen auch aus seitlicher Position. Dies bedeutet eine große Hilfe für das Pflegepersonal.

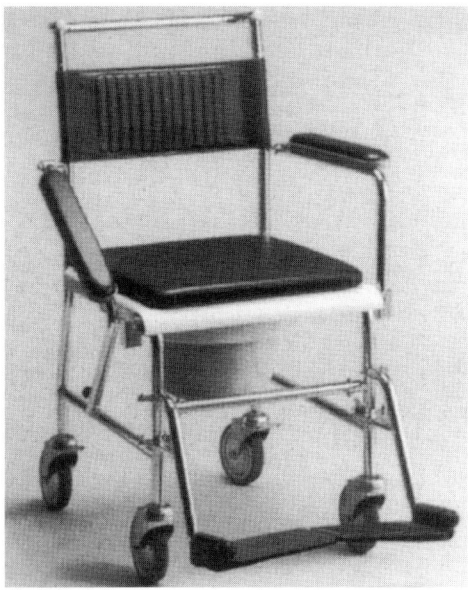

Abb. 22: Krankenstuhl. Toilettenstuhl, fahrbar mit 4 Lenkrollen, abnehmbare Fußstützen, Armlehnen nach unten schwenkbar.

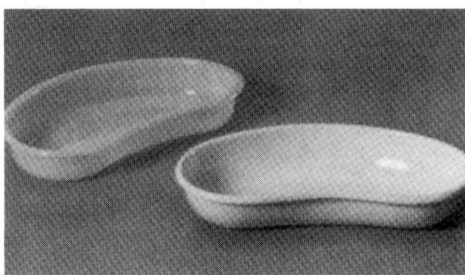

Abb. 23: Nierenschalen

3.6 Sputum-Becher / Spuck-Becher

Sie dienen zum Auffangen und Sammeln des Auswurfs (Sputum). Sputum-Becher gibt es als undurchsichtige Edelstahl- oder Kunststoffbecher mit Deckel. Sie werden zum Gebrauch zweckmäßigerweise zu einem Viertel mit einer geeigneten Desinfektionslösung gefüllt.

3.7 Nierenschale

Nierenschalen (Abb. 23) sind aus Edelstahl, Kunststoff oder aber als Einmalartikel zu beziehen. Man verwendet sie zum Auffangen von Sekret und Erbrochenem sowie als Abwurfschale für Instrumente und Verbandmaterial.

3.8 Urinflaschen

Sie werden entsprechend den anatomischen Gegebenheiten in verschiedenen Formen für Männer und Frauen angeboten. Urinflaschen (Abb. 24) gibt es aus Glas, aus Polyethylen, Cellulose-Acetat oder aus Polypropylen mit und ohne Graduierung.

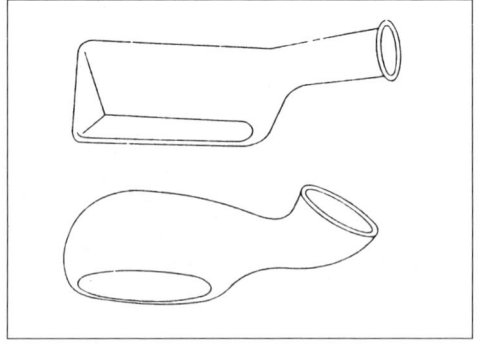

Abb. 24: oben: Urinflasche für Männer unten: Urinflasche für Frauen

Verschlusskappen aus Gummi oder Plastik, die auf die Flaschen aufgesetzt werden, sind nützliches Zubehör, wenn die Urinflasche nach der Benutzung nicht sofort gereinigt werden kann.

3.8.1 Reinigung und Desinfektion von Urinflaschen

Zur gründlichen Reinigung von Urinflaschen nach jedem Gebrauch gibt es als Hilfsmittel eine Urinflaschenbürste, mit der auch im Inneren an sonst schwer zugänglichen Teilen eine einwandfreie Reinigung vorgenommen werden kann. Nach dem Spülen kann die ganze Flasche mit einem Desinfektionsspray entkeimt werden.

3.8.2 Einweg-Urinflaschen

Zeitsparender und hygienischer ist die Verwendung von Einmalurinflaschen, z. B. »ready one« (Firma Beiersdorf).

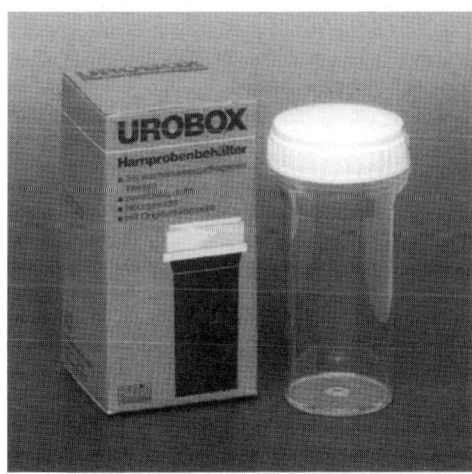

Abb. 25: Harnprobenbehälter, Polystyrol glasklar, frei von harnwegspathogenen Keimen, laborgerecht, dicht schließender Schraubverschluss.

Vor dem Hintergrund wachsender Entsorgungsprobleme sollte aber darüber nachgedacht werden, ob Einmal-Artikel nur Vorteile bieten.

3.9 Urinprobebecher

Einmal-Urinprobebecher (Abb. 25) dienen zum Sammeln der ärztlich angeforderten Urinprobe.

3.9.1 Uringewinnung bei Kleinkindern und Säuglingen

Zur Uringewinnung beim Säugling und Kleinkind haben sich Einwegurinauffangbeutel zum Ankleben (Abb. 26) bewährt.

Glied oder Schamlippen werden sorgfältig gereinigt und das Schutzpapier von der Klebefläche der Einmalbeutel abgezogen. Bei Knaben wird der Penis in den Beutel eingeführt und die Klebefläche leicht angedrückt. Bei Mädchen werden die Schamlippen leicht gespreizt und die Klebefläche so aufgebracht, dass die Harnröhrenmündung im oberen Drittel der Beutelöffnung liegt.

Der Beutel wird nach dem Abnehmen durch Zusammenknicken der Klebefläche dicht verschlossen.

3.10 Versorgung des künstlichen Blasenausgangs (Urinstoma)

3.10.1 Allgemeines

Eine künstliche Harnableitung wird häufig durch folgende Erkrankungen bedingt:

Rückfluss von Harn in Harnleiter und Nieren

Ist die Ventilfunktion der Harnblasenwand gestört, so wird bei jeder Miktion

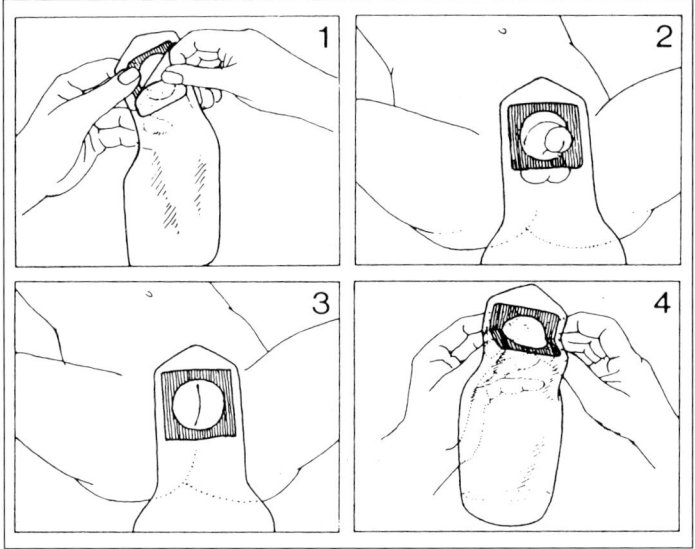

Abb. 26:
Ankleben von Einmal-
beuteln zur Harn-
gewinnung bei Kindern
1 Öffnen des Beutels
2 Anheften bei Jungen
3 Anheften bei Mädchen
4 Verschließen des
  gefüllten Beutels

Harn in die Nieren zurückgedrückt. Hierbei werden die Nieren durch hohen Reflexdruck belastet und können zudem von aufsteigenden Bakterien geschädigt werden.

Ausfall der Harnblase als Sammelorgan
Die Harnblase kann angeboren weitgehend fehlen. In diesem Fall sowie beim Harnblasenkrebs, der zur totalen Entfernung der Harnblase zwingt, muss eine künstliche Harnableitung geschaffen werden.

Urinstoma
Man leitet durch Zwischenschaltung eines herausoperierten Dünndarm- oder Dickdarmsegments (Conduit), in welches die Harnleiter eingepflanzt werden, den Urin über ein Urinstoma ab: Ileum-Conduit, Colon-Conduit.

An das Urinstoma werden spezielle Beutel zur Harnsammlung angeschlossen (Abb. 27 und Abb. 28).

3.10.2 Urostomieversorgungen

Die Urinstoma-Beutel besitzen eine eingearbeitete Rückflusssperre, die das Zurückfließen von Urin und Schleim zum Stoma verhindert. Dadurch wird das Risiko von Niereninfektionen reduziert.

3.11 Katheter und Zubehör

3.11.1 Allgemeines

Als Katheter werden schlauchförmige Instrumente bezeichnet, die in Hohlräume des Körpers eingeführt werden. Es gibt u. a. Katheter für die Luftröhre, die Nase, das Ohr und die Nabelschnur des Säuglings. Im Sortiment der Offizin-Apotheke spielen jedoch fast ausschließlich solche zur Katheterisierung der Harnblase eine Rolle. Katheterisiert wird zur Entleerung der Harnblase bei Harnverhaltung und Inkontinenz, zur Kontrolle der Nierenfunk-

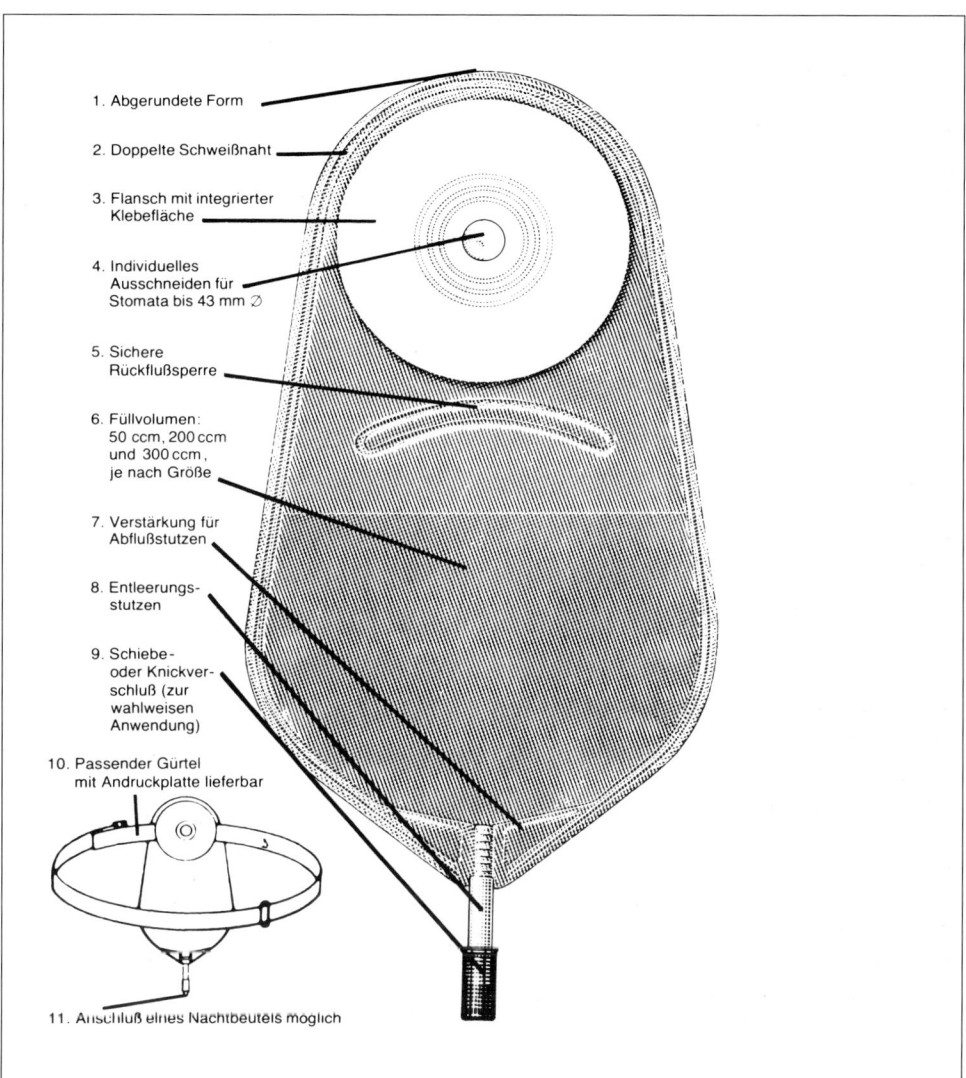

1. Abgerundete Form

2. Doppelte Schweißnaht

3. Flansch mit integrierter Klebefläche

4. Individuelles Ausschneiden für Stomata bis 43 mm ⌀

5. Sichere Rückflußsperre

6. Füllvolumen: 50 ccm, 200 ccm und 300 ccm, je nach Größe

7. Verstärkung für Abflußstutzen

8. Entleerungsstutzen

9. Schiebe- oder Knickverschluß (zur wahlweisen Anwendung)

10. Passender Gürtel mit Andruckplatte lieferbar

11. Anschluß eines Nachtbeutels möglich

Abb. 27: Urinstoma-Beutel

tion bei Unfallverletzten und Vergifteten sowie zur Diagnose (Bestimmung des Restharnes, Nierenfunktionsprüfung oder Ausscheidungskontrolle bei bakteriologischen Untersuchungen, wenn eine Mittelstrahlentnahme nicht möglich ist). Weiter wird ein Katheter gelegt vor bestimmten Operationen (Rektumoperationen, Operationen von sehr langer Dauer, gynäkologischen Operationen, Prostataoperationen) und zur Therapie (Blasenspülung oder Instillation).

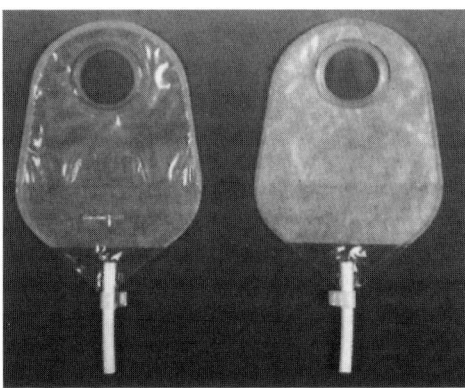

Abb. 28: Coloplast URO 2002, transparent

Katheterarten

Man unterscheidet Frauen- und Männerkatheter. Frauenkatheter sind 20 cm, Männerkatheter sind 40 cm lang, wobei anzumerken ist, dass oft auch bei Frauen 40 cm lange Katheter eingesetzt werden, weil sie besser zu handhaben sind.

Katheter werden steril verpackt geliefert. Wegen der Gefahr von Verletzungen der Harnröhre sollten sie nur vom Arzt oder geschultem Pflegepersonal mit Hilfe von Kathetergleitmitteln gesetzt werden.

Verboten sind pflanzliche, tierische und mineralische Fette und Öle (s. Abb. 33).

Katheterstärken

Die Katheterstärke wird in Charrière angegeben (1 CH = 1/3 mm). Im Handel sind Stärken von CH 4 bis 30. Bei Kindern verwendet man üblicherweise Katheter CH 8, Frauen CH 12 bis 14 und bei Männern CH 18 bis 22. Ballonverweilkatheter werden zum schnellen und sicheren Identifizieren der einzelnen Größen durch einen Farbcode am Ventil gekennzeichnet (Abb. 29).

3.11.2 Einmalkatheter

Einmalkatheter (Abb. 30) werden für Kinder, Frauen und Männer steril geliefert und nach einmaligem Gebrauch vernichtet.

Salzhaltiger Blaseneinmalkatheter

Es handelt sich um Einmalkatheter, die außen mit ca. 0,9 % NaCl beschichtet sind (z. B. Puricat).

Selbstkatheterismus wird zum Beispiel bei Rückenmarksverletzungen, Überlaufinkontinenz, Spina bifida oder Multipler Sklerose durchgeführt. Der Patient entleert mit Hilfe eines Katheters vier- bis sechsmal täglich seine Blase, häufig über Jahre. Hierfür wurden spezielle Katheter entwickelt, die entweder mit einer gleitfähigen Beschichtung versehen sind oder der Katheter befindet sich in einer Verpackung mit Gleitmittel. Enthält die Beschichtung oder das Gleitmittel Salz, wird ein physiologisches Gleichgewicht zwischen der Beschichtung und der Harnröhre erreicht, so dass eine Dehydration der Katheteroberfläche verhindert wird. Dadurch kommt es nicht zu einer Austrocknung zwischen Katheteroberfläche und Harnröhre, so dass der Katheter schmerzlos aus der Harnröhre entfernt werden kann.

Zum Aktivieren des Gleitmittels wird der Katheter mit Wasser angefeuchtet.

3.11.3 Ballonverweilkatheter

Sie können längere Zeit gelegt bleiben, wobei ein Ballon das Herausgleiten des Katheters verhindert.

Ballonkatheter (Abb. 31 bis 36) sind in der Regel doppelläufig. Der innere Lauf dient zum Abfließen des Harns bzw. zum Einbringen und Ausfließen der Spülflüssigkeit (Abb. 32), der äußere zur Ballonfüllung.

Der äußere anvulkanisierte Lauf ist mit einem Ventil verschlossen, durch das mit einer Spritze die auf dem Katheter angegebene Menge destillierten Wassers eingespritzt wird (Abb. 35). Dadurch füllt sich der unmittelbar hinter der Spitze des Katheters liegende Ballon und verhindert so das Herausgleiten des Katheters aus der Blase (Abb. 36). Zur Entfernung wird die Ballonfüllung mit einer Spritze wieder herausgesogen.

3.11.4 Hinweise

Zum Füllen des Ballons darf unter keinen Umständen Leitungswasser oder Kochsalzlösung verwendet werden. Bei Dauerkathetern besteht sonst die Gefahr der Verstopfung der Füllkanäle durch Algen- bzw. Kristallbildung.

	Charrière 6 hellgrün		Charrière 22 violett
	Charrière 8 hellblau		Charrière 24 dunkelblau
	Charrière 10 schwarz		Charrière 25 mittelgrau
	Charrière 12 weiß		Charrière 26 weiß
	Charrière 14 mittelgrün		Charrière 28 olivgrün
	Charrière 16 orange		Charrière 30 dunkelgrau
	Charrière 18 rot		Charrière 32 braun
	Charrière 20 gelb		Charrière 35 hellgrau

Abb. 29: Katheterstärken und Farbcode

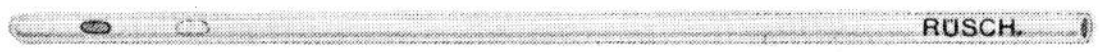

Einmal-Frauenkatheter, zylindrisch, 2 Augen.

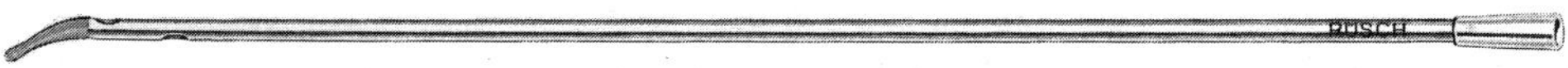

Einmal-Plastik-Männerkatheter nach Tiemann, 2 Augen.

Abb. 30: Einmalkatheter

Silkolatex-Katheter

Sie bestehen aus einem wasserfrei chemisch vernetzten Coagulat aus natürlichem Kautschuklatex, das zur Verbesserung seiner Eigenschaften mit sili-

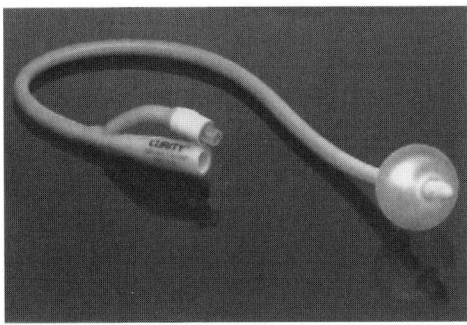

Abb. 31: Ballonkatheter

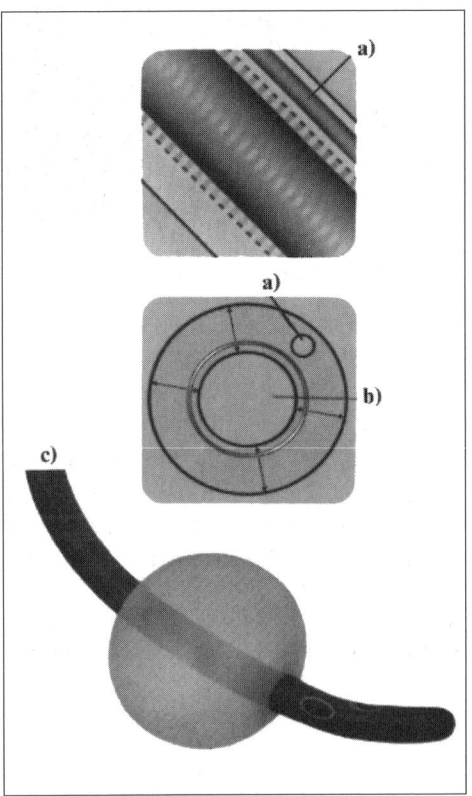

Abb. 32: Zweiläufiger Katheter; a) anvulkanisierter Lauf zur Ballonfüllung; b) Katheterkanal; c) gefüllter Ballon

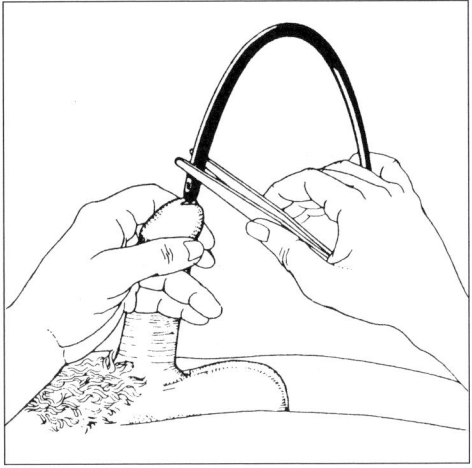

Abb. 33: Einführen eines Katheters beim Mann

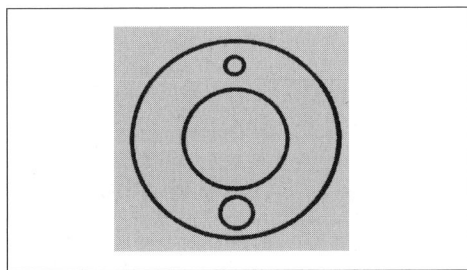

Abb. 34: Querschnitt durch dreiläufigen Ballonkatheter

ziumorganischen Verbindungen veredelt ist.

Hierdurch wird eine Inkrustierung von Blut, Serum, Harnsedimenten etc. weitgehend verhindert.

Brillant-Katheter

Diese Ballonkatheter bestehen aus 100 % Silikon und ermöglichen ebenfalls eine längere Verweildauer.

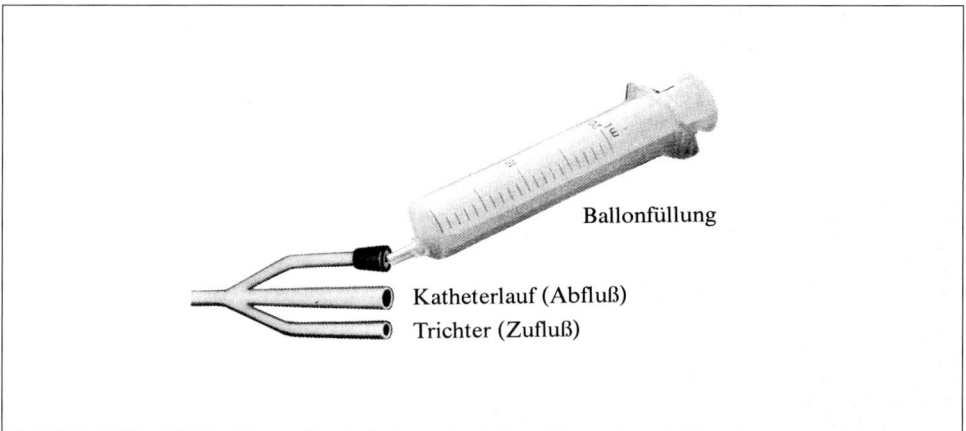

Abb. 35: Ballonfüllung

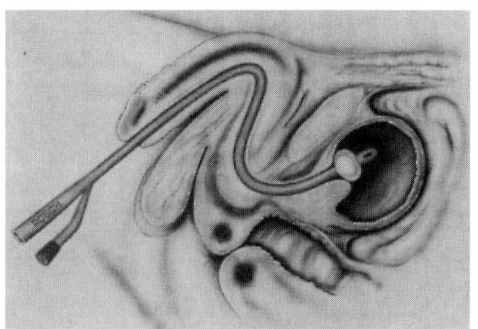 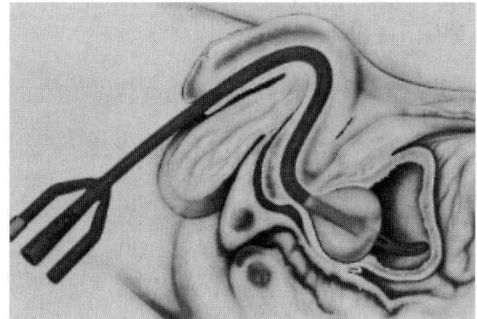

Abb. 36: Ballonkatheter für Männer in situ (links). Ballonkatheter zur Tamponade und Dauerspülung in situ (rechts)

3.11.5 Katheterstöpsel

Er dient zum Verschließen des Katheters, nachdem Arzneimittel in die Blase gebracht sind. Außerdem bestünde bei einer ständig geöffneten Katheterableitung die Möglichkeit zur Bildung der so genannten Schrumpfblase.

3.11.6 Katheterspitzen

Die Form der Katheterspitzen ist äußerst vielfältig. Die wichtigsten Spitzen sind in der Abb. 37 dargestellt.

3.11.7 Katheteraugen

Die seitlichen Öffnungen (Abb. 38) werden als »Augen« bezeichnet. Die Anordnung dieser Augen wird durch den jeweiligen Verwendungszweck bestimmt. Wenn mehrere Augen nötig sind, werden diese spiralförmig angeordnet, damit der Katheter bei Belastung nicht kollabiert.

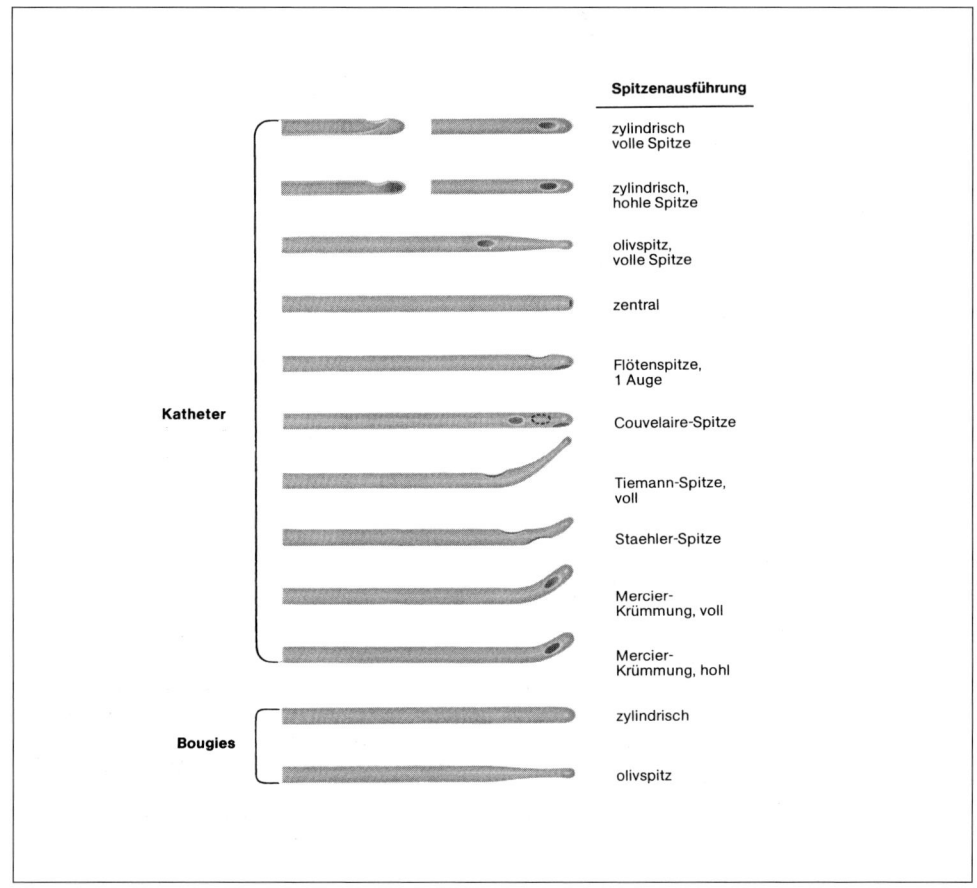

Abb. 37: Katheterspitzen

3.11.8 Bougies

Katheter ohne Öffnung nennt man »Bougies«. Sie werden vom Urologen zum Dehnen und Weiten der Harnröhre benutzt.

3.12 Geschlossene Kathetersysteme

Als Folge einer Dauerkatheterisierung stellen sich häufig Harnwegsinfekte ein. Oft werden Keime bereits während des Katheterisierens eingeschleppt und wandern längs der Katheteroberfläche in die Blase. Selbst beim Anlegen des Katheters unter sterilen Bedingungen und sachgemäßer Katheterpflege sind einige Keimeintrittspforten vorhanden, deren Existenz auf unkorrekten Manipulationen am Harnableitungssystem beruhen: Wird z. B. während des Katheterspülens, beim Abstöpseln des Katheters, der Entnahme von Probeurin oder dem Wechsel einfacher Urinbeutel das Ableitungssystem geöffnet, können Keime eindringen.

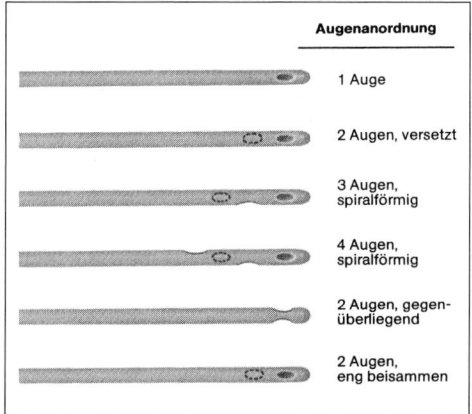

Abb. 38: Katheteröffnungen

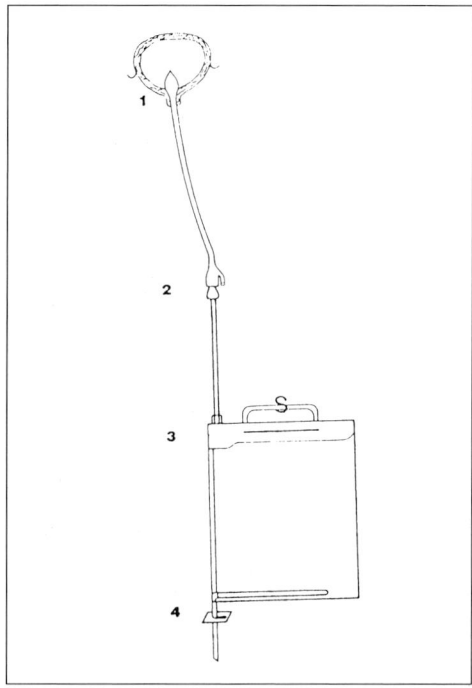

Abb. 39: Infektionsrisiko beim Dauerkatheter:
1 Urethalsekretion als Keimstraße
2 Katheterkonus und Plastikverbindungsstück zum Urinsammelgefäß
3 Keimaszension aus dem Urinsammelgefäß
4 Kontamination beim Entleeren

Zur Vermeidung derartiger Infektionen sind besonders bei geschwächten bettlägerigen Patienten geschlossene Systeme (Abb. 39) einzusetzen, die während der gesamten Liegedauer des Katheters fest mit diesem verbunden bleiben. Hierbei erfolgt die Belüftung der Tropfkammer durch ein bakteriendichtes hydrophobes Belüftungsfilter. Ein Antirefluxventil und eine Tropfkammer dienen als Keimschranke, und bei den Ersatzbeuteln handelt es sich um einzeln steril verpackte Einmalartikel.

3.12.1 Pflegehinweise für Verweilkatheter

Sie gelten sinngemäß auch für andere Krankenpflegemittelartikel aus Weichgummi und Latex. Das **Auskochen** in Wasser ist besonders für Latex-Artikel die schonendste Behandlungsweise. Dies stellt jedoch nur eine Notmaßnahme dar, die einen **Zusatz** von 0,5 % bis 1 % Formalin und 0,5 % Natriumnitrit oder 2 % Natriumkarbonat erfordert. **Kochzeit:** Nicht länger als 20 Minuten, die Gegen-

stände sollen dabei stets vollständig mit Wasser bedeckt sein. Nur destilliertes oder demineralisiertes Wasser verwenden!

Heißdampf-Sterilisation

Die Heißdampf-Sterilisation im Autoklaven bewirkt bei Weichgummi- und Latexutensilien eine Nachvulkanisation und beschleunigt damit die natürliche Alterung des Katheters, besonders des Ballons. Dieser muss vor der Sterilisation sorgfältig entleert werden, damit eine

Überdehnung durch verdampfende Flüssigkeit vermieden wird. Bei Beendigung des Sterilisationsvorganges wird der Druck im Autoklaven langsam heruntergenommen, da bei schneller Dampfentspannung der Ballon platzen könnte.

Kaltsterilisation, Desinfektion

Alle Weichgummi-Latexartikel können in geeigneten Desinfektionsmitteln keimfrei gemacht werden. Ungeeignet sind Desinfektionsmittel, die phenolartige Verbindungen enthalten: Phenol und Phenolderivate reichern sich an – Schleimhautschäden! Weiter ist zu beachten, dass Katheter, die mit Desinfektionsmitteln auf der Basis quartärer Ammoniumbasen behandelt wurden, eine nachfolgende Heißluftsterilisation nicht ohne Schäden überstehen.

Rat: Die einmal gewählte Desinfektionsmethode nicht wechseln!

3.12.2 Hinweise

Jeglicher Kontakt der Gummiartikel mit folgenden Stoffen ist zu vermeiden, da sonst Schäden zu erwarten sind, die bis zur völligen Zerstörung gehen können:
1. Sämtliche pflanzlichen, tierischen und mineralischen Fette und Öle. Ausnahmen: Siliconöle und -fette.
2. Organische Lösungsmittel.
3. Oxydierende Stoffe, hierzu zählt auch Ozon, z. B. an UV-Bestrahlungslampen.
4. Mineralische Säuren und Laugen.
   Zu ähnlichen Schäden führen:
- Längere Einwirkung von Sonne.
- Die Berührung mit kupfer- oder manganenthaltenden Legierungen (besonders während des Sterilisationsvorgangs).

Um einen Kontakt mit Metallteilen während der Sterilisation auszuschließen, werden die mit Wasser gereinigten Katheter in Tücher (z. B. Nessel) eingeschlagen.

Latex-Allergie

Bereits 1993 hat das damalige BGA hierzu wie folgt Stellung genommen:

»In den letzten Jahren ist wiederholt darüber berichtet worden, dass allergische Reaktionen vor allem bei Personen, die oft mit latex-haltigen medizinischen Gegenständen (z. B. mit Operationshandschuhen, Schläuchen, Kathetern, Pflastern) in Kontakt kommen, aufgetreten sind. Allergische Reaktionen sind aber auch nach Kontakt mit anderen latex-haltigen Gegenständen, vor allem Haushaltshandschuhen und Kondomen, vereinzelt auch Textilien mit Gummianteil, Luftballons, Wärmflaschen, Dichtungen etc. aufgetreten. Die Intensität der allergischen Reaktionen war sehr unterschiedlich.   Es traten Reizungen der Schleimhäute von Nase, Mund und Rachen sowie Hautreaktionen auf. In einzelnen Fällen wurden auch Reaktionen bis hin zum anaphylaktischen Schock ausgelöst, die intensiver medizinischer Behandlung bedurften.

Latex bzw. Naturkautschuk wird aus dem Milchsaft von Pflanzen der Gattung Hevea gewonnen. In Naturkautschuk wie auch in latex-haltigen Produkten sind natürlich vorkommende Proteine enthalten, die bei Personen mit Latex-Überempfindlichkeit allergische Reaktionen auslösen können. Außer diesen natürlich enthaltenen Stoffen kommen in diesen Produkten auch Fabrikationshilfsstoffe als Ursache für allergische Reaktionen in Frage.

Das Bundesgesundheitsamt empfiehlt, Patienten vor chirurgischen oder diagnostischen Eingriffen bei der Erhebung der Krankengeschichte auch nach einer Latex-Allergie zu befragen.«

3.13 Stoma-Versorgungsartikel

3.13.1 Allgemeines

Bei der Betreuung von Stoma-Trägern kommt der Apotheke eine wichtige Rolle zu.

Die vielzitierte Beraterfunktion wird hier in besonderer Weise gefordert.

3.13.2 Ursachen für das Anlegen eines Anus praeter

Verschiedene Erkrankungen des Darms müssen beim Fehlen oder Versagen einer medikamentösen Therapie chirurgisch behandelt werden. Bei folgenden Erkrankungen lässt sich die Anlage eines Anus praeter häufig nicht umgehen:

A) **Angeborene Dickdarmanomalien** wie fehlender After oder Mastdarm; angeborene Dickdarmerweiterung (Megacolon congenitum).

B) **Fisteln** – Hier dient der Anus praeter zur Entlastung und besseren Sanierung der Fistelgänge.

C) **Der mechanische Verschluss** als Komplikation der chronischen Entzündung Morbus Crohn (Colitis granulomatosa – Ileitis terminalis), besonders wenn das Rektum befallen ist.

D) **Die Polyposis,** ein erbliches Leiden, bei dem Kolon und Rektum mit Polypen übersät sind, hat fast immer die operative Entfernung des Dickdarms zur Folge.

E) Die häufigste Indikation zur Anlage eines Anus praeter sind aber **Karzinome des Dickdarms.** Beim **Mastdarmkarzinom** befindet sich die Erkrankung so

nah am After, dass das Verschlussorgan nicht mehr zu erhalten ist.

3.13.3 Welche Arten von künstlichen Darmausgängen gibt es?

A) Der endständige Anus praeter

Bei der häufigsten Form des künstlichen Darmausgangs (**Kolostomie**, Abb. 40) wird nach der Entfernung des unteren Teils des Dickdarms das verbliebene Ende in der Bauchdecke, meist links, eingenäht. Da es die Aufgabe des Dickdarms ist, dem Stuhl Flüssigkeit zu entziehen, wird die Ausscheidung um so flüssiger, je kürzer der verbleibende Dickdarmanteil ist (Abb. 41).

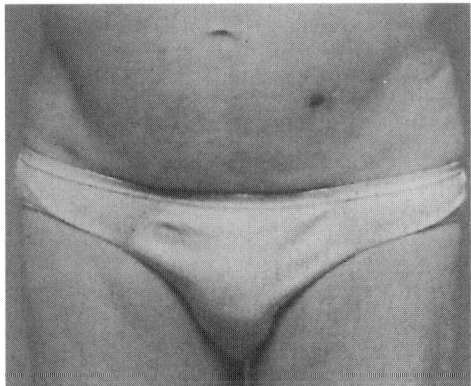

Abb. 40: Endständiger Anus praeter (Kolostomie)

B) Das Ileostoma

Nach der vollständigen Entfernung des Dickdarms muss ein Dünndarm-Kunstafter (**Ileostomie**, Abb. 42) angelegt werden. Hierbei wird das Ileostoma etwas nach außen gestülpt, damit der auslaufende Stuhl die Haut nicht berührt.

Das ist bei dieser Art des Stomas von besonderer Bedeutung, da die Nahrungs-

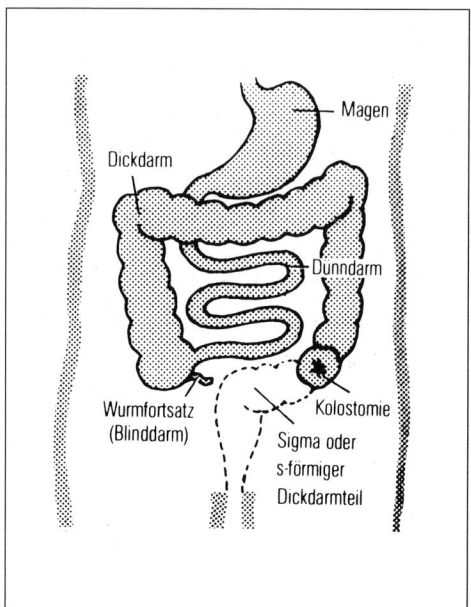

Abb. 41: Kolostomie. Am häufigsten ist die Kolostomie an der linken Bauchseite. Sie liegt am Ende des absteigenden Dickdarm-Astes (colon descendens bzw. sigmoides – Sigma-Kolostomie).

Die doppelläufige Kolostomie wird also im Gegensatz zur Kolostomie und Ileostomie, die zeitlebens bleiben, nur für eine begrenzte Zeit angelegt.

D) Die Coecalfistel/Kolonfistel

Ebenfalls nur für eine bestimmte Zeit der Entlastung wird eine Kolonfistel zwischen Dickdarm und Bauchhaut angelegt. Der Dickdarm ist in die Bauchhaut eingenäht und geöffnet, so dass nur ein Loch zu sehen ist. Der gesamte Dickdarm, Mastdarm und After bleiben in Funktion. Durch die Coecalfistel treten nur dann dünnflüssiger Stuhl und Darmgase aus, wenn es zu Stauungen kommt. Die Kolonfistel verschließt sich häufig nach einiger Zeit von selbst, muss aber in anderen Fällen auch operativ verschlossen werden.

reste hier stark mit Enzymen angereichert sind und Ausscheidungen die Haut um das Stoma »andauen« würden (Abb. 43).

C) Der doppelläufige Anus praeter

Wenn entzündlich veränderte Darmabschnitte entlastet werden müssen, wird vor dem gefährdeten Bereich ein doppelläufiger Anus praeter angelegt. Dabei wird der Dickdarm als Schlaufe vor die Bauchwand verlagert, mit einer Kunststoff-Brücke fixiert und so geöffnet, dass zwei Löcher entstehen. Die eine Öffnung führt zum Dünndarm. Aus ihr werden Kot und Darmgase ausgeschieden. Die andere führt zu Mastdarm und After, welche nur vorübergehend außer Funktion sind.

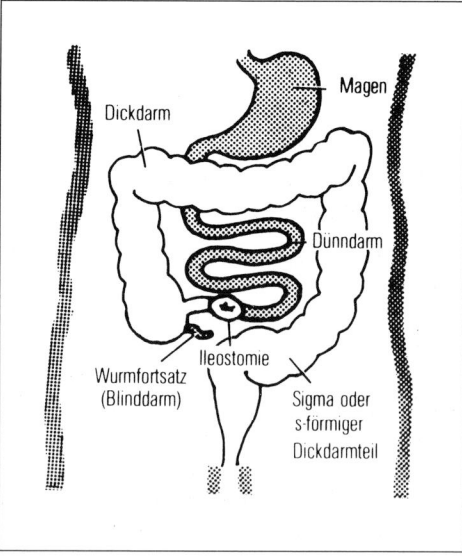

Abb. 42: Ileostomie. Muss der gesamte Dickdarm entfernt werden, wird eine Ileostomie angelegt. Sie liegt am rechten Unterbauch.

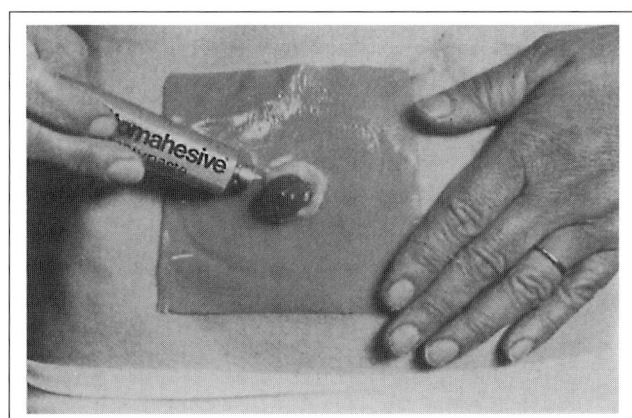

Abb. 43: Ileostomie (versorgt mit Hautschutzplatte und Hautschutzpaste)

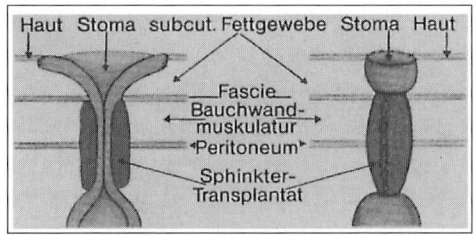

Abb. 44: Sphinkterplastik

E) Die Sphinkterplastik aus homologem Material

Operationsverfahren, bei dem ein künstlicher Ersatz des Schließmuskels (Sphinkter) (Abb. 44) geschaffen wird. Ein Stück Dickdarm wird unter Vordehnung manschettenförmig um den Darmstumpf genäht. Das Stoma wird dann in der üblichen Weise in der Bauchwand fixiert.

In kurzer Zeit wachsen Nerven und Blutgefäße in das Transplantat ein. Durch Kontraktion des vorgedehnten Muskeltransplantates wird das Stoma verschlossen und damit für festen Stuhl vollständig kontinent. Zur Stuhlentleerung wird durch den künstlichen Sphinkter ein Klysma von ca. 100 ml eingeführt (Abb. 45).

Nur alle 24 bis 58 Stunden ist die Entleerung in einen Ostomie-Entleerungsbeutel notwendig. In der Zwischenzeit wird das Stoma mit einer Kappe bedeckt.

3.13.4 Stomakomplikationen

Zu den häufigsten Komplikationen zählt der **Bruch (Hernie).** Er kommt dadurch zustande, dass die durchtrennten Bauch-

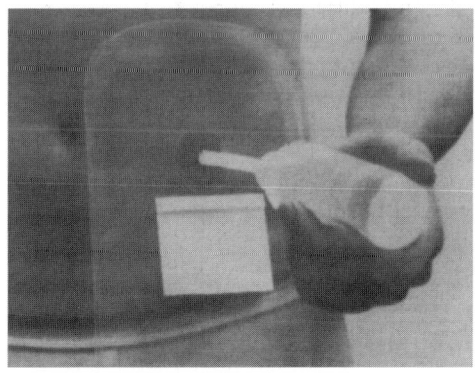

Abb. 45: Die Versorgung der Sphinkterplastik

wandschichten nicht vollständig und fest miteinander verwachsen und bei Belastung den Darm austreten lassen.

Beim **Vorfall** des Stomas (Prolaps) handelt es sich um eine relativ häufig vorkommende Komplikation, die auf eine zu weite Bauchdeckenöffnung mit unzureichender Stomafixierung zurückzuführen ist. Der Vorfall ist meist ungefährlich, und der Darm kann leicht reponiert werden.

3.13.5 Was versteht man unter Stomaversorgung?

Allgemeines

Unter dem Begriff »Stomaversorgung« fasst man die technischen und pflegerischen Maßnahmen zusammen, mit denen Träger von künstlichen Darmausgängen
a) den Stuhlgang sicher und geruchsdicht auffangen;

Übersicht über Stomaversorgungs-Systeme (indikationsbezogen)

Geschlossene Beutel zur Anwendung bei Kolostomie mit im Normalfall kaum veränderter Stuhlbeschaffenheit, da die Eindickung des Stuhls im verbleibenden Dickdarm erfolgt (jedoch abhängig von der Länge des entfernten Dickdarms).

Ausstreifbeutel zur Anwendung bei Ileostomie, bei der die Ausscheidungen nach totaler Entfernung des Mast- und Dickdarms dünnflüssig bis breiig sind und über den ganzen Tag abgegeben werden (Abb. 46).

Zu den geschlossenen Beuteln und Ausstreifbeuteln zählen Beutel für Basisplatten (zweiteilige Systeme), Beutel mit Klebefläche oder Kleberand, Beutel mit Hautschutzring, auch mit Klebefläche oder Kleberand.

Stomakappen, Minibeutel und Stomaverschlüsse (Pfropf mit integriertem Aktivkohlefilter) dienen der zeitlich beschränkten Verschließung des Stomas während der ausscheidungsfreien Zeit und nach der Irrigation (durch Darmspülung hervorgerufene Entleerung des

Darms) mit manuell oder elektronisch betriebenen Irrigatoren.

Zum **Stomazubehör** zählen
- **Basisplatten** (für zweiteilige Systeme), die je nach Art des Stomas und der Feuchtigkeitsbelastung mehrere Tage am Körper verbleiben können; **selbsthaftende Hautschutzplatten** aus synthetischen Materialien zur Abdeckung von Problembereichen der Haut, die bis zu acht Tagen auf der Haut verbleiben können;
- **selbsthaftende Hautschutzringe** aus Naturprodukten (z. B. Karaya) oder synthetischen Materialien zur Abschirmung der Haut im unmittelbaren Stomabereich;
- **Beutelbezüge** zum Schutz der Haut bei stark transpirierenden Stomaträgern oder bei Betroffenen mit Kunststoffallergien in der warmen Jahreszeit und in warmen Urlaubsgegenden und für Stomaträger, die beruflich bedingt hohen Temperaturen ausgesetzt sind.

b) die entstehenden Darmgase kontrolliert und möglichst geruchsneutral entweichen lassen

und

c) die Haut um das Stoma vor den Darmausscheidungen schützen können.

Die Wahl der Versorgung hängt von der Art, der Lage und der Größe der angelegten Öffnung sowie von der Empfindlichkeit der Haut, von Hautfalten und generell vom Körperbau des Stomaträgers ab.

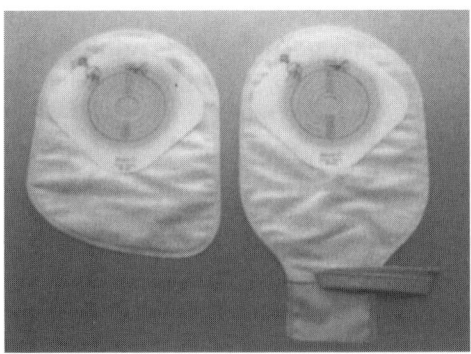

Abb. 46a: Geschlossenes und offenes, einteiliges System mit Verschlussspange

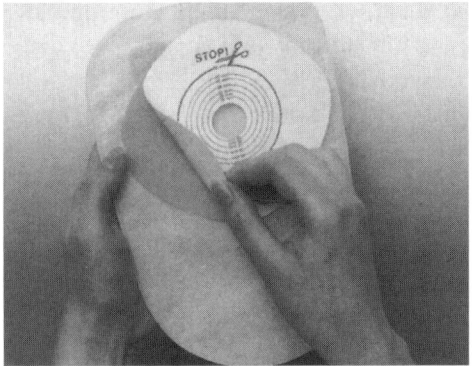

Abb. 47: Einteiliger Klebebeutel

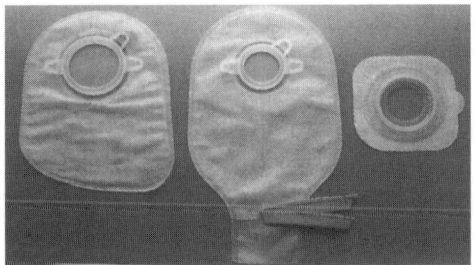

Abb. 46b: Geschlossenes und offenes, zweiteiliges System (zusätzlich kann ein Gürtel getragen werden)

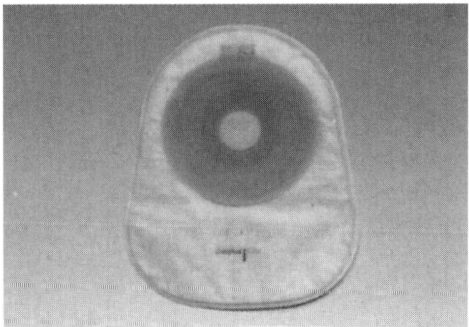

Abb. 48: Geschlossener Beutel, hautfarben

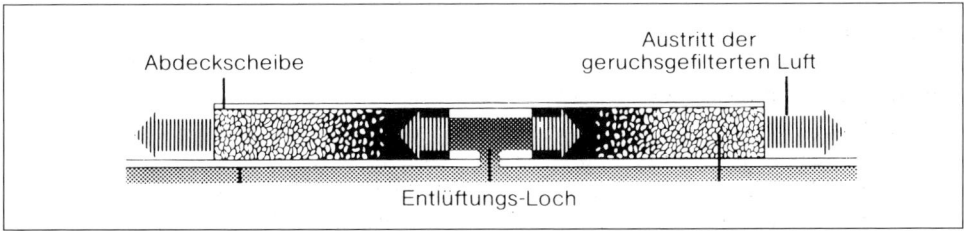

Abb. 49: Funktionsschema eines Entlüftungsfilters

3.13.6 Einteilige und zweiteilige Systeme (produktbezogene Übersicht)

Geschlossene einteilige Systeme

Hier bilden der Beutel als Stuhlreservoir und seine Befestigungsvorrichtung (Klebefläche und/oder Hautschutzring) eine untrennbare Einheit (Abb. 47 und 48).

Der Beutel kann nicht entleert werden und wird komplett mit der Befestigungsvorrichtung entfernt, wenn er gefüllt ist. Der Beutel ist meistens mit einem Filter versehen, der entstehende Gase geruchsfrei entweichen lässt (Abb. 49).

Dieses System eignet sich besonders für Patienten mit Dickdarmstoma (Kolostomie).

Offene einteilige Systeme

Beutel und Befestigungsvorrichtung bilden auch hier eine Einheit.

Der Beutel hat am unteren Ende eine Öffnung und kann bei Bedarf auf der Toilette entleert werden. Der Beutel wird durch eine mechanische Verschlussvorrichtung (meist eine Klammer) verschlossen.

Diese Systeme sind für Patienten mit Dünndarmstoma (Ileostomie) geeignet oder für den anfangs dünnflüssigen Kolostomiestuhl in der ersten Zeit nach der Operation.

Geschlossene und offene zweiteilige Systeme

Diese Systeme bestehen aus zwei sich ergänzenden Teilen: einer hautschonenden Hautschutzplatte mit oder ohne Klebefläche am Rand und einem geschlossenen oder offenen Beutel (der geschlossene Beutel mit Filter).

Im Gegensatz zu den einteiligen Versorgungssystemen kann die Platte 2 – 3 Tage auf der Haut belassen werden. Der Beutel wird bei Bedarf gewechselt oder entleert.

3.13.7 Klebebeutel

Allgemeines

Bei den leichten Kunststoff-Klebebeuteln schließt die Klebefläche die Stomaöffnung dicht ab. Bei exakter Abmessung der Beutelöffnung wird die Haut um den Anus praeter vor Reizungen durch den Darminhalt geschont. Da sich der Anus praeter jedoch im Laufe des Lebens verändert, sollte man von Zeit zu Zeit darauf hinweisen, dass die korrekte Beutelöffnung immer wieder neu ermittelt werden muss.

Feststellen der richtigen Beutelöffnung

Die richtige Größe des eingestanzten oder in Form eines Ringes vorgegebenen Beutelloches wird mit Hilfe von Messkarten ermittelt, die die Herstellerfirmen von Stomaversorgungsartikeln zur Verfügung stellen. Es wird die Ringgröße ausgewählt, die das Stoma eng umschließt, ohne es zu berühren. Dies gilt jedoch nur für Beutel ohne Karayaring. Werden die Karayabeutel verwendet, so ist die nächstgrößere Beutelöffnung erforderlich, weil der Karayaring etwa 2 mm in die Beutelöffnung hineinragt. Bei den meisten Beuteln ist es möglich, das Loch selbst auszuschneiden und der Form des Stomas anzupassen. Dies ist ein großer Vorteil bei einem nicht runden Stoma, z. B. einem doppelläufigen Ausgang.

Hinweise

Normale Klebebeutel bieten den Stomaträgern mit wenig empfindlicher und ebener Haut eine einfache und nicht auftragende Versorgung. Sie sind auch fürs

Baden und Sporttreiben gut geeignet. Die Haut unter der Klebefläche muss fettfrei und gut trocken sein. Die Reinigung erfolgt mit Wasser und milder Seife. Beim Wechseln des Beutels darf die Klebefläche nur sehr vorsichtig von einer Seite her abgelöst werden, um die Haut zu schonen. Um die Stuhlaufnahme durch den Beutel zu erleichtern, kann vor dem Anlegen ein zusammengeknülltes Zellstofftuch in den Beutel gebracht werden. Dadurch wird verhindert, dass die Folien aneinander kleben.

Gasansammlungen im Beutel entweichen entweder durch bereits eingebaute Filter oder durch nachträglich aufzubringende Kohlefilter (Abb. 49).

Natura® Ausstreifbeutel besitzen einen Gore-Filter, der vom Hersteller des Goretex® Materials entwickelt wurde. Der Filter ist unempfindlich gegen Flüssigkeitseinwirkung von innen.

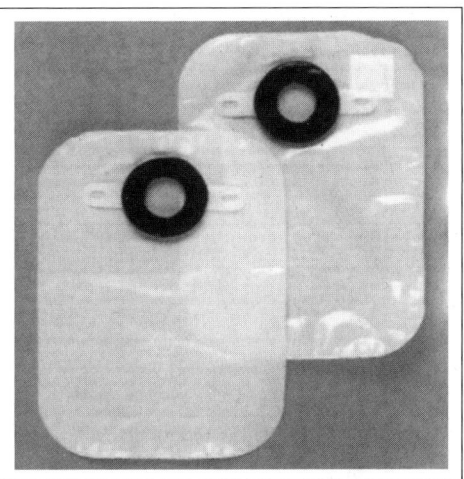

Abb. 51: Karaya-Kolostomiebeutel mit und ohne Filter (mit Gürtel zu tragen).

3.13.8 Beutel mit hautschonender Abdichtscheibe

Für Patienten mit besonders empfindlicher Haut gibt es Beutel, bei denen die Haftung am Körper und die Abdichtung des Stomas durch einen Karayaring geschieht (Abb. 50). Bei Karaya handelt es sich um das Harz von Sterculia urens, einem in Indien heimischen Baum. Karaya nimmt die durch Schwitzen entstehende

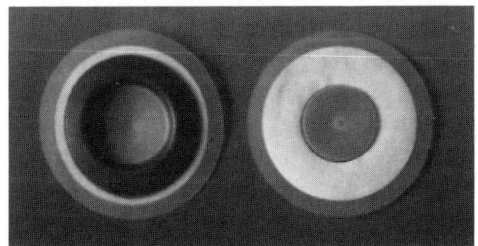

Abb. 50: Karaya Ringe

Hautfeuchtigkeit auf und hält so die Haut unter dem Ring trocken. Das hygroskope Verhalten von Karaya und das Zerfließen bei erhöhter Temperatur bedeutet für die Lagerung in der Apotheke, dass Stomaversorgungsbeutel mit Karayaringen stets an einem trockenen, kühlen Platz gelagert werden müssen. Dieser Ratschlag sollte auch dem Stomaträger gegeben werden. Es versteht sich von selbst, dass Beutel mit Karayaabdichtscheibe (Abb. 51) nicht zum Baden oder für Reisen in den Mittelmeerraum oder gar in tropische Erdteile geeignet sind. Hierzu bieten verschiedene Firmen Abdichtscheiben aus einem synthetischen Material an, das beständiger ist bei höheren Temperaturen und starkem Schwitzen.

Zusammensetzung: z. B. Pektin, Gelatine, Natrium-Carboxymethyl-Cellulose und Polyisobutylen.

Handelsnamen: »Curagard®« von Coloplast, »Stomahesive®« von Convatec, »Holligard®« von Hollister oder »biotrol S®« von Lyofil-Pfrimmer, »Stomasiegel®« von SIMCARE Medic-Eschmann, Dansac® von pfm.

3.13.9 Hautschutzplatten

Aus dem gleichen Material sind Hautschutzplatten (Abb. 52) gefertigt, deren Anwendung sich empfiehlt, wenn Falten und Narben das Stoma umgeben und dadurch keine sichere Haftung der Beutelversorgung möglich ist. Hautschutzplatten können auch auf wunde Haut geklebt werden. Sie begünstigen die Regeneration dieser Flächen. Wegen ihrer Anschmiegsamkeit passen sie sich allen Hautunebenheiten an und bilden so eine gute Unterlage für alle Beutelversorgungen (Abb. 53).

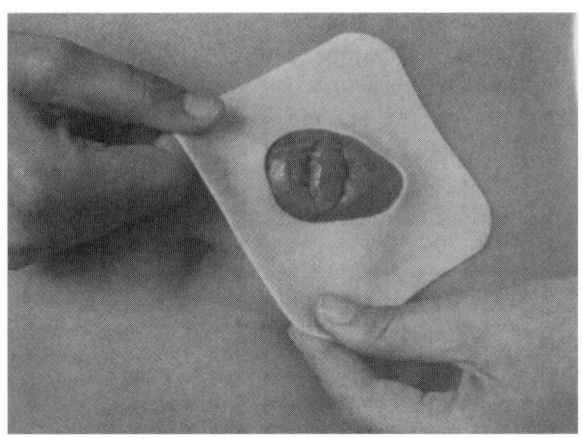

Abb. 52: Hautschutzplatte (die Beutelklebeseite ist mit elastischer Kunststoff-Folie beschichtet)

Mit einem Schneideset kann die Öffnung bedarfsorientiert ausgeschnitten werden. Durch eine präzise Passform wird Hautentzündungen vorgebeugt.

3.13.10 Beutel mit Abdichtring und Klebefläche

Während die Beutel mit hautschonender Abdichtscheibe mit einem Gürtel zu tragen sind, halten die Beutel mit Abdichtring und zusätzlicher Klebefläche (Abb. 55 und 56) auch ohne Gürtel. Die auf fettfreie Haut geklebte Klebefläche hält den Beutel, und der Abdichtring saugt Feuchtigkeit auf und verhindert so Hautentzündungen und vorzeitiges Ablösen der Klebefläche, besonders bei dünnflüssigem Stuhl.

Hinweis: Diese Versorgungsart kann auch erreicht werden, wenn man einfache Klebebeutel mit separat erhältlichen Abdichtringen kombiniert.

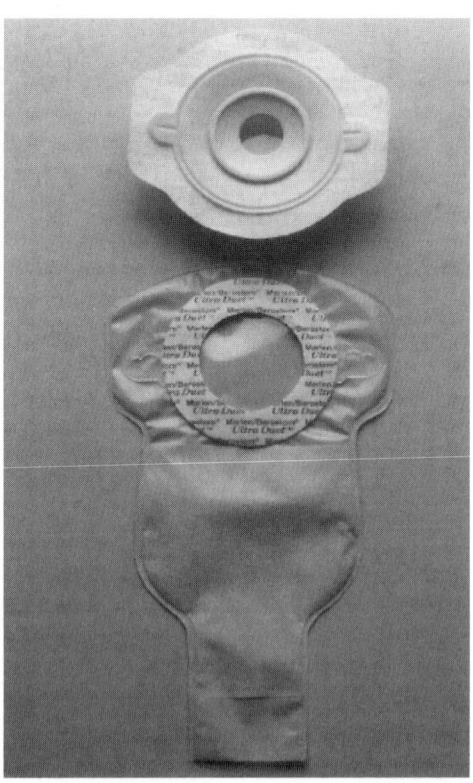

Abb. 53: Ileostomiebeutel Beroton, zweiteilig

Beim Omni-Ausspülbeutel (Abb. 54) von SIMCARE befindet sich am oberen Rand eine Öffnung, die mit einem Plastik-Druckknopf verschlossen ist. Durch diese Öffnung kann man mit einer Spritze den Beutel durchspülen. Dies kann mehrmals über einige Tage wiederholt werden, wodurch die Haut geschont wird, da

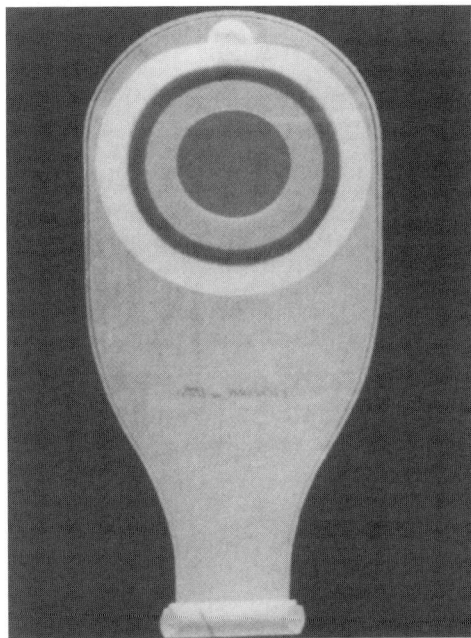

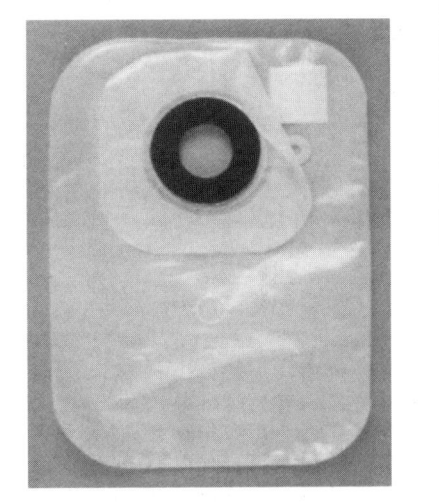

Abb. 55: Beutel mit Karaya-Abdichtring und Klebefläche

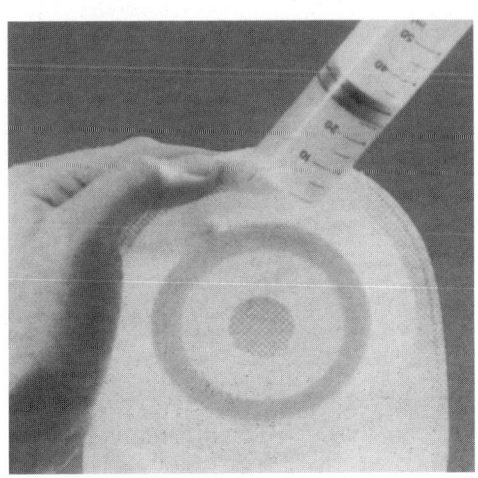

Abb. 54: Omni-Ausspülbeutel

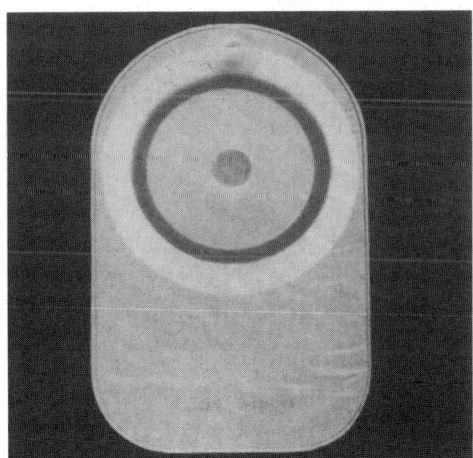

Abb. 56: Beutel mit Abdichtring und Klebefläche

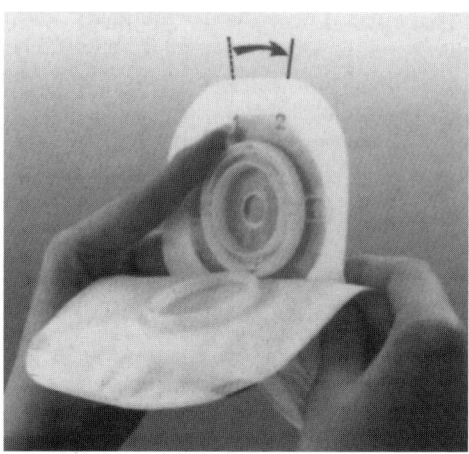

Abb. 57: biotrol-System

3.13.11 Zweiteilige Stomaversorgung

Auf die flexible Basisplatte, z. B. Simcare Serenade (Abb. 58), werden die Beutel aufgeklebt. Bei anderen Systemen, z. B. biotrol (Abb. 57), werden Basisplatte und Beutel durch Rastringe verbunden.

Schnappverschluss

Solange der Verschluss (Abb. 59) geöffnet ist, kann die Beutelposition beliebig variiert werden. Wenn der Verschlussring – wie hier abgebildet – geschlossen wird, ist die gewählte Position fixiert. Der Verschlussring öffnet sich wieder durch Druck auf den Entriegelungsknopf.

der Beutel nicht gewechselt werden muss. Kommt es zu einer Unverträglichkeit gegenüber dem Beutelmaterial, oder wird das Tragen des Kunststoffbeutels als unangenehm empfunden, so gibt es **Beutelbezüge** aus reiner Baumwolle oder Vliesmaterial, mit denen derartigen Beschwerden vorgebeugt werden kann.

3.13.12 Weitere Hilfsmittel zur Beutelversorgung

Als weitere Hilfsmittel stehen zur Verfügung:

Haftsprays zur hautschonenden Verstärkung der Klebekraft bei Beuteln mit Klebefläche.

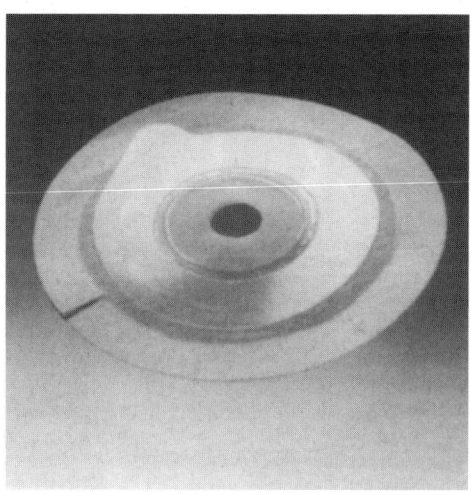

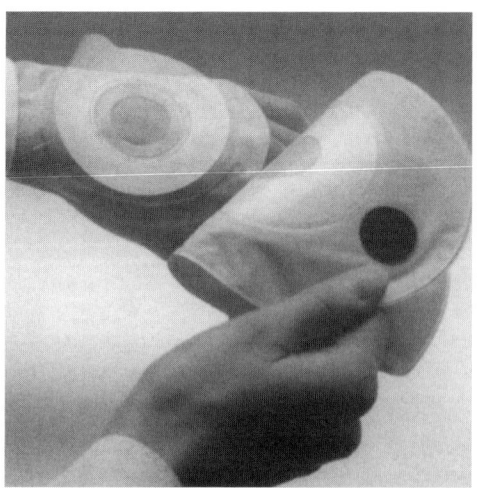

Abb. 58 links und rechts: Simcare Serenade

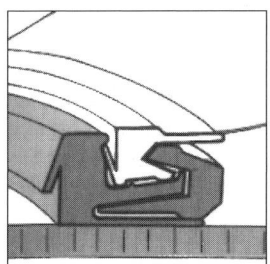

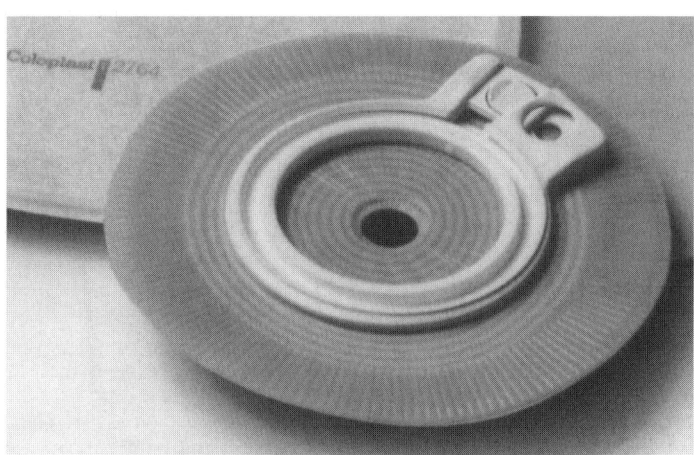

Abb. 59 links und rechts:
Coloplast Assura.
Schnappverschluss

Pflasterentferner zur behutsamen Entfernung von Klebeflächen und Kleberesten.

Karaya-Paste zum Schutz größerer Hautpartien und zum Ausgleich von Hautunebenheiten (z. B. Operationsnarben).

Anus-praeter-Lotion, um Reizungen und Entzündungen im Anus-praeter-Bereich zu vermeiden.

3.13.13 Vernichtung von Stomabeuteln

Ein besonderes Problem der Einmalklebebeutel ist ihre Vernichtung. Man kann die Beutel nicht als Ganzes in die Toilette werfen, da hierdurch die Kanalisation verstopft werden könnte. Die Beutel müssen entleert werden und kleingeschnitten vernichtet oder gesammelt in einer verknoteten Plastiktasche dem Hausmüll beigegeben werden.

Es sind auch wegspülbare Beutel erhältlich, die der Patient besonders auf Reisen verwenden kann. Wenn die Außenseite dieser Beutel mit Wasser in Berührung kommt, werden sie so schlüpfrig, dass sie die Toilette nicht verstopfen.

3.13.14 Irrigations- (Darmspülungs-) Sets

Durch die Kolostomie-Irrigation kann der Betroffene zu einer willkürlich ausgelösten Darmentleerung in regelmäßigen Zeitabschnitten kommen. Bei der Spülbehandlung wird ein Darmrohr in das Stoma eingeführt. Mit 0,5 bis 2 Liter körperwarmem Wasser – dem persönlichen Bedarf entsprechend – wird der Einlauf durchgeführt.

Der Sinn der Irrigationsbehandlung besteht aber nicht darin, den Darm zu spülen (wie der Begriff »Darmspülung« vortäuscht), sondern ihn zu stimulieren, d. h. die Peristaltik anzuregen.

Bevor sich der Darm entleert, wird ein schlauchförmiger Beutel aufgeklebt. Darminhalt und Spülflüssigkeit werden durch diesen Beutel in die Toilettenschüssel abgeleitet. Abb. 61 zeigt eine elektrische Irrigationspumpe. In der Zeit zwischen den Spülungen, die oft nur einmal täglich – in einigen Fällen sogar nur alle

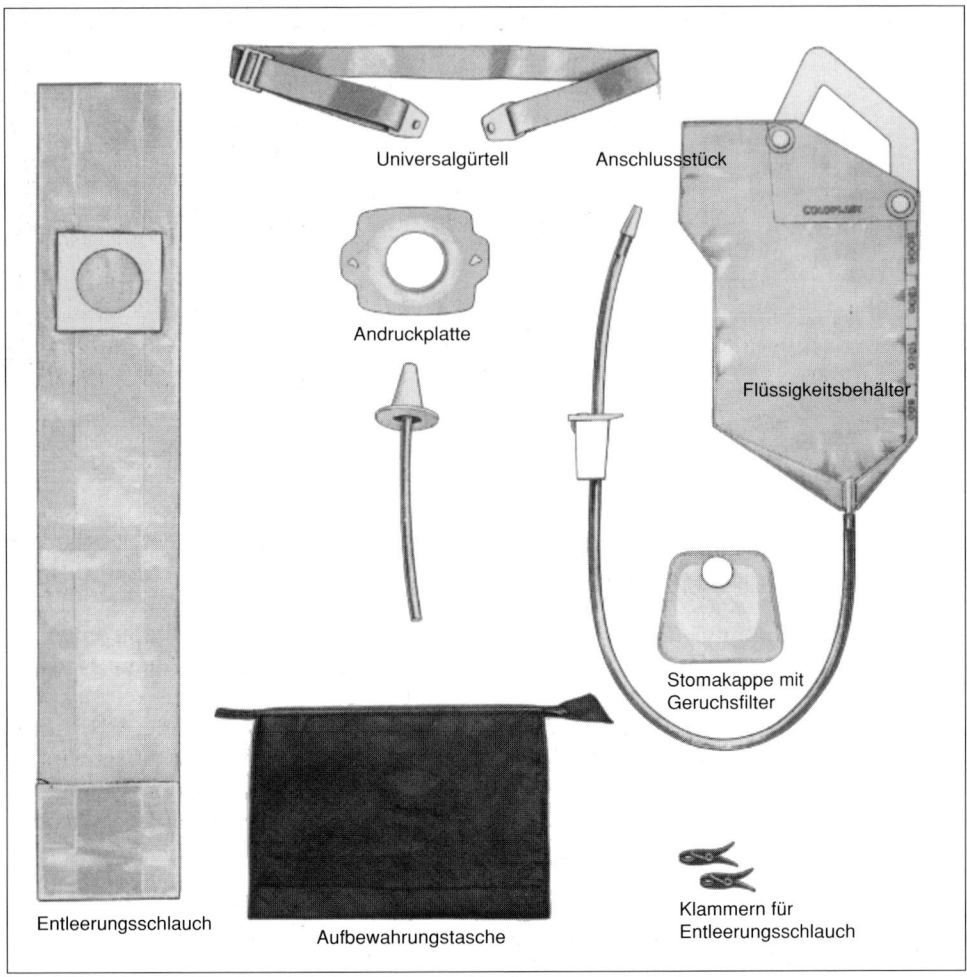

Universalgürtell

Anschlussstück

Andruckplatte

Flüssigkeitsbehälter

Stomakappe mit
Geruchsfilter

Entleerungsschlauch

Aufbewahrungstasche

Klammern für
Entleerungsschlauch

Abb. 60: Irrigations-Set, komplett

zwei Tage – angewendet werden, ist der Kolostomieträger sicher vor jeglicher Darmtätigkeit und benötigt zur Versorgung nur eine Stomakappe.

3.13.15 Erlanger Magnetverschluss

Hierbei wird unter die Haut um das Stoma herum ein Magnetring eingepflanzt. Spä-

ter kann der pilzförmige Magnetdeckel angepasst werden, wobei zwischen Haut und Deckel eine flexible Verschlussscheibe eingepasst wird, in die ein Kohlefilter eingearbeitet ist, so dass Darmgase ständig geruch- und geräuschlos entweichen können (Abb. 62).

Zusätzlich wird eine Spülbehandlung des Darmausganges durchgeführt.

Abb. 61: ProAktiv Irrimatic.
Batteriebetriebene Irrigationspumpe, stufenlos regelbarer
Druck zwischen 0 und 0,25 bar,
einsetzbar unabhängig von Auf-
stellort und -höhe.
Kontinuierlicher Spülvorgang,
der – abhängig vom gewählten
Druck – zeitlich exakt definier-
bar ist.

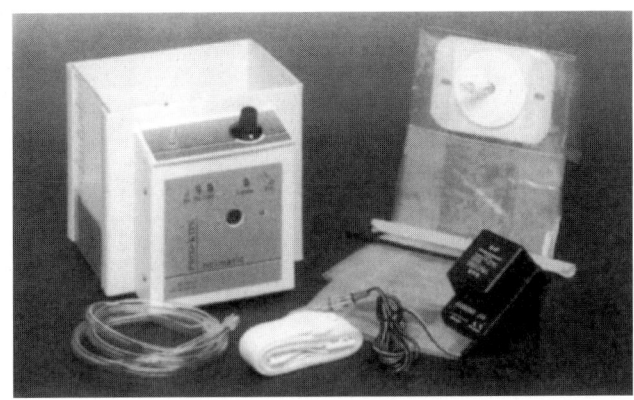

3.13.16 Die Stomakappe

Bei der Stomakappe (Abb. 63) handelt es sich um einen kleinen mit Entlüftungsfilter versehenen Beutel, der zur Abdeckung des Stomas in ausscheidungsfreien Zeiten gedacht ist. Die Stomakappe kann beim Schwimmen, in der Sauna und beim Intimleben getragen werden. Es muss jedoch darauf hingewiesen werden, dass die Stomakappe überraschende Stuhlent-leerungen nicht zurückhalten kann und daher nur bei einem Anus praeter getragen werden sollte, der sich regelmäßig entleert.

Um die Gefahr von unangenehmen Überraschungen zu reduzieren, wurden Stomakappen mit einem »Sicherheitsstöpsel« entwickelt. Dieser Stöpsel besteht aus Schaumstoff mit einer dünnen

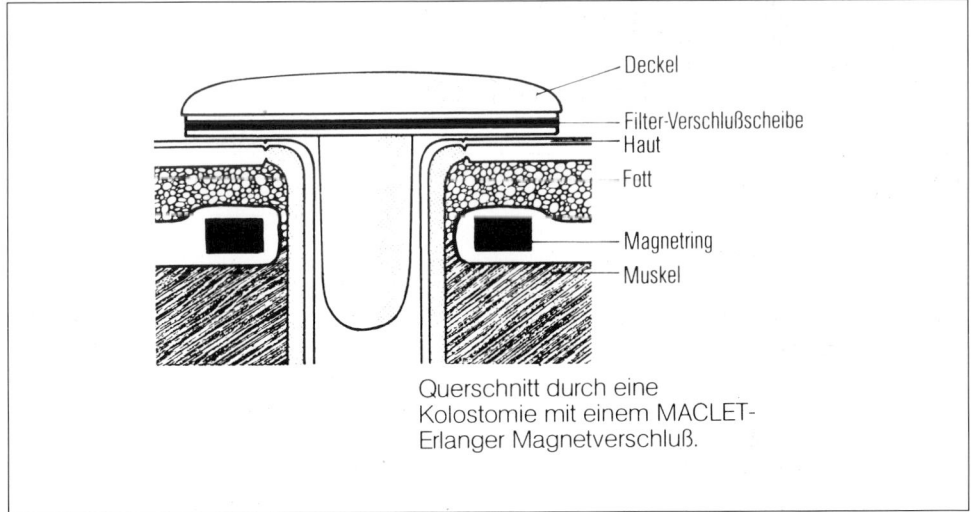

Querschnitt durch eine Kolostomie mit einem MACLET-Erlanger Magnetverschluß.

Abb. 62: Der Maclet-Erlanger Magnetverschluss

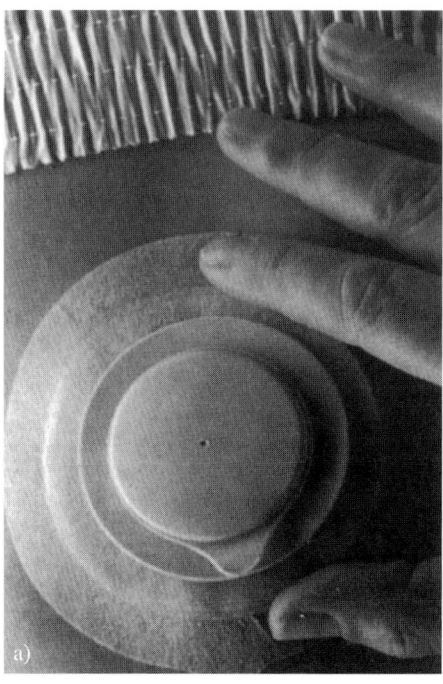

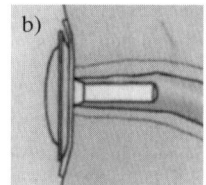

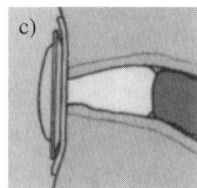

Abb. 63
a) Stomakappe Conseal (Coloplast).
b) Das dünne Schaumstoffteil des Verschlusses wird in das Stoma eingeführt.
c) Im Kolon dehnt sich der Schaumstoff voll aus. Er hält die Ausscheidungen zurück und lässt Gase geräuschlos passieren, die dann durch den Filter geruchsneutral entweichen.

Ummantelung, die sich im Kolon schnell auflöst. Der Schaumstoff dehnt sich aus und blockiert zuverlässig den Darminhalt. Gase können durch einen Filter entweichen.

3.14 Arzneimittel und Anus praeter

Die Apotheke sollte den Stomaträger darauf hinweisen, dass Arzneimittel die Darmperistaltik hemmen und so die Stuhlkonsistenz beeinflussen, aber auch die Resorption verändern können. Daneben sollte daran gedacht werden, dass bei verkürzter Darmpassage Retard- und Langzeitpräparate in ihrer Wirkung abgeschwächt bzw. im Extremfall völlig wirkungslos werden. Hier muss in Abstimmung mit dem Arzt gegebenenfalls eine andere galenische Form des Arzneimittels gewählt werden.

4

HILFSMITTEL FÜR INSTILLATIONEN, EINLÄUFE UND SPÜLUNGEN VON KÖRPERHÖHLEN, NASE UND AUGEN

4.1 Janet-Spritze (Blasenspritze)

Die Janet-Spritze (Abb. 64) dient zur Blasenspülung, worunter man das Einfüllen und Ablaufenlassen von Spülflüssigkeiten versteht. Eine sterile 100-ml- oder 200-ml-Spritze wird zur Instillation auf den Katheter gesetzt und die Spülflüssigkeit langsam in die Blase eingefüllt. Anstelle der Janet-Spritze kann auch ein graduierter Irrigator mit Ständer angeschlossen werden.

4.2 Penisklemme

Drei Größen; sie dient zum vorübergehenden Abklemmen der Harnröhre, nachdem ein Arzneimittel eingebracht wurde.

4.3 Klistierspritze

Unter einem Klistier versteht man das Einbringen **kleiner** Flüssigkeitsmengen in den Enddarm.
  Klistierspritzen (Abb. 65) bestehen aus einem birnenförmigen Gummiball mit eingestecktem Hartgummi-Klistierrohr. Für Klistiere bei Kleinkindern werden auch Ball- oder Ohrenspritzen mit fest angearbeitetem Weichgummi-Klistierrohr verwendet.

4.4 Glycerinspritze

Die Glycerinspritze (Abb. 66) wird zu Darmspülungen und Klistieren benutzt. Sie besteht in der Regel aus einer Hartgummimontur, Lederkolben und Glaszylinder von 10 – 200 ml Fassungsvermögen. Der Lederkolben darf nicht mit heißem Wasser gereinigt werden (geeig-

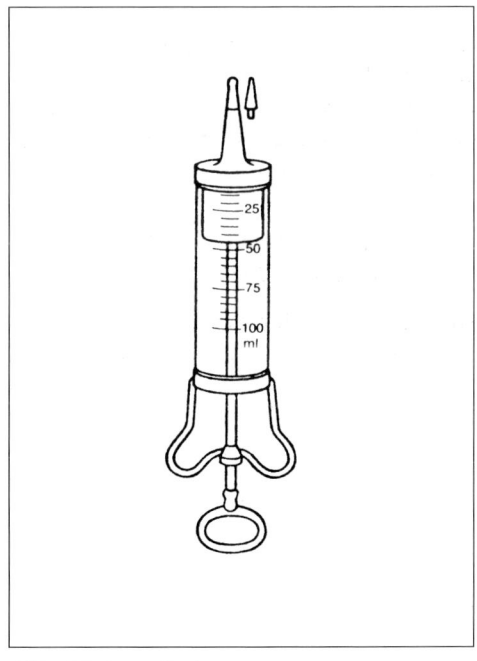

Abb. 64: Janet-Spritze

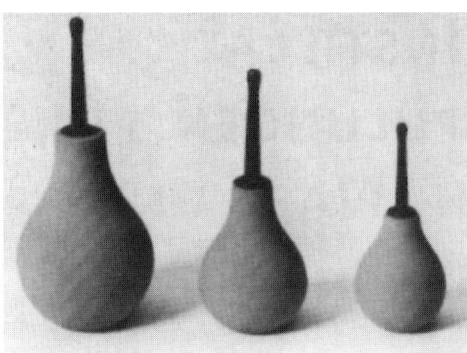

Abb. 65: Klistierspritzen

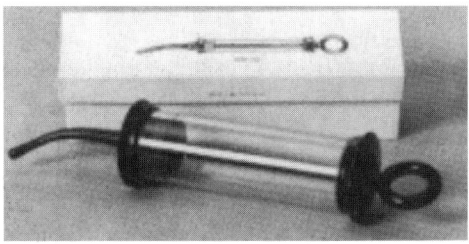

Abb. 66: Glycerinspritze (Glaszylinder, Hart-gummigarnitur)

net ist Isopropanol 70 %ig). Es sind auch Glycerinspritzen in Ganzmetall-Ausführung und als Einmal-Artikel im Handel.

Obwohl die Glycerinspritze mit einem gebogenen Ansatzstück versehen ist, welches direkt in den Darm eingeführt werden kann, empfiehlt sich der zusätzliche Ansatz eines Darmrohres, damit der Einlauf höher in den Darm gelangt, eine Verletzung weitmöglichst ausgeschlossen wird und die anschließende Reinigung der Glycerinspritze erleichtert ist. Als Flüssigkeit wird eine Glycerinwassermischung im Verhältnis 1:4 bzw. eine 5 %ige Kochsalzlösung verwendet.

4.5 Darmrohr

Es gibt 30 und 40 cm lange Darmrohre aus Plastik für den Einmalgebrauch und aus rotem Gummi (Abb. 67) für den wiederholten Gebrauch. Das Darmrohr dient dem freien Abgang von Gasen und zum Einführen in den Mastdarm für hocheinzubringende Einläufe.

4.6 Mikroklist

Hierbei handelt es sich um Einmalklysmen, die bei Säuglingen und Kleinkindern zum Abführen angewendet werden. (Sie gelten als Fertig-Arzneimittel.)

4.7 Darmeinlauf

Als Darmeinlauf bezeichnet man das Einlaufenlassen **größerer** Flüssigkeitsmengen in den Mastdarm. Er wird durchgeführt zur Entleerung des Darmes, zur Anregung der Peristaltik, zum Einbringen von Kontrastmitteln und zur Verabreichung von Arzneimitteln. Bei Säuglingen werden in der Regel 30 bis 50 ml, bei Kleinkindern 100 bis 300 ml, bei Schulkindern 300 bis 500 ml und bei Erwachsenen 1000 bis 2000 ml eingebracht. Der Einlauf kann in linker Seitenlage oder Rückenlage durchgeführt werden. Er wird mit einem Irrigator verabreicht.

4.8 Irrigator

Irrigatoren (Abb. 68) sind Gefäße aus Plastik, Glas, emailliertem Metall oder Kunststoff (Reiseirrigator) mit Schlauch und dreiteiliger Hartgummigarnitur (Hahn, Klistierrohr, Mutterrohr).

Neben der Verwendung zum Darmeinlauf wird der Irrigator mit Mutterrohrauf-

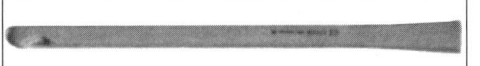

Abb. 67: Darmrohr aus rotem Weichgummi

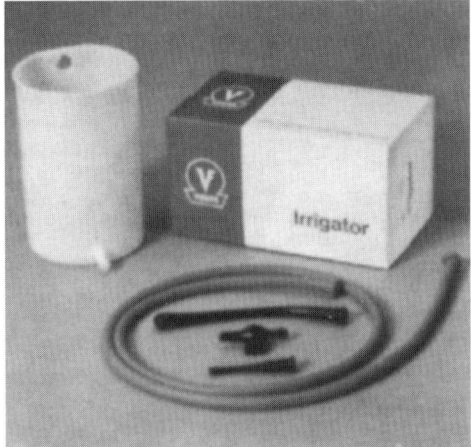

Abb. 68: Irrigator

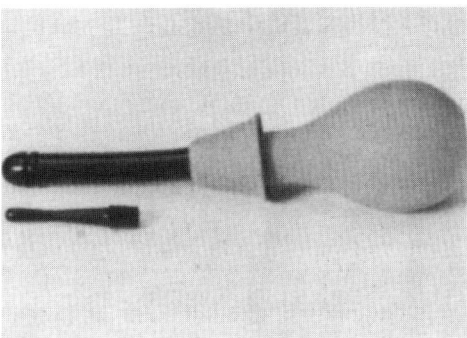

Abb. 69: Frauendusche mit Hartgummigarnitur

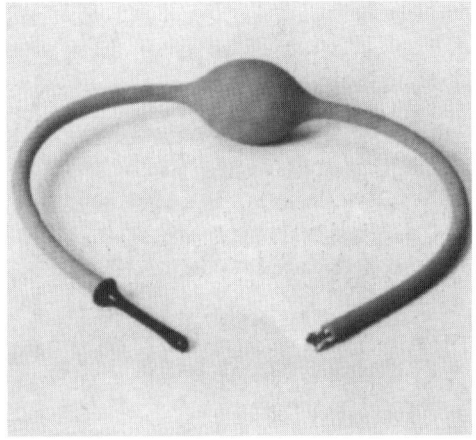

Abb. 70: Clyso, 65 cm lang, Weichgummi, Hartgummi-Klistierrohr

satz für Scheidenspülungen verwendet. Die Veränderung des Flüssigkeitsdruckes wird durch Heben oder Senken des Irrigatorgefäßes erreicht.

4.9 Frauendusche

Sie besteht aus einem Gummiball, Größe 7 bei der Normalausführung und Größe 5 bei der Reisedusche, jeweils mit Hartgummigarnitur (Klistierrohr und Mutterrohr). Mit Mutterrohr dient die Frauendusche (Abb. 69) zur Scheidenspülung, mit Klistierrohraufsatz zur Darmspülung. Klistierrohr und Mutterrohr dürfen nicht ineinander steckbar sein. Das kürzere Darmrohr hat nur eine Öffnung an der Spitze, beim längeren Mutterrohr ist zur Vermeidung einer missbräuchlichen Verwendung durch mehrere seitliche Löcher gewährleistet, dass der größte Teil der Spülflüssigkeit seitlich austritt.

4.10 Clyso

Mit dem Clyso (Abb. 70) können Spülflüssigkeiten aus einem entsprechenden Gefäß mit einem Pumpball über ein aufgestecktes Darmrohr als Einlauf in den Körper gebracht werden.

4.11 Nasenspüler

Bei den Nasenspülern handelt es sich um Glashohlkörper mit Zu- und Ablauf zum Spülen der Nase. Die Ausflussgeschwindigkeit wird durch Verschließen und Öffnen der Einfüllöffnung mit der Fingerkuppe reguliert. Es gibt zwei Formen, die Kannenform nach Fränkel (Abb. 71) und die Birnenform nach Harke.

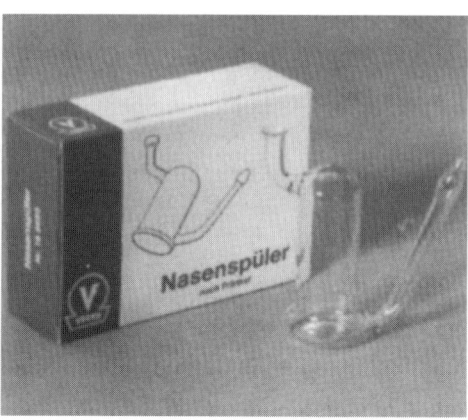

Abb. 71: Nasenspüler nach Fränkel

4.12 Nasendusche nach Politzer

Bei der Nasendusche nach Politzer handelt es sich um einen Gummidruckball mit eingesetzter Nasenolive. Sie findet in der HNO-Heilkunde als Luftdusche Verwendung.

4.13 Augenbadewanne (aus Glas oder Kunststoff)

Die Augenbadewanne (Abb. 72) dient der Augenspülung und Applikation von verdünnten Arzneimitteln.

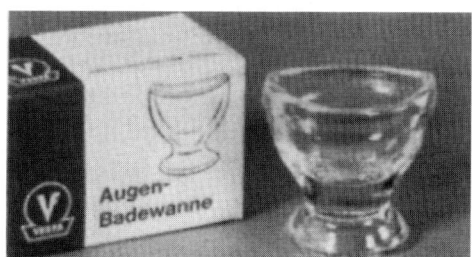

Abb. 72: Augenbadewanne

5

INHALATIONSGERÄTE

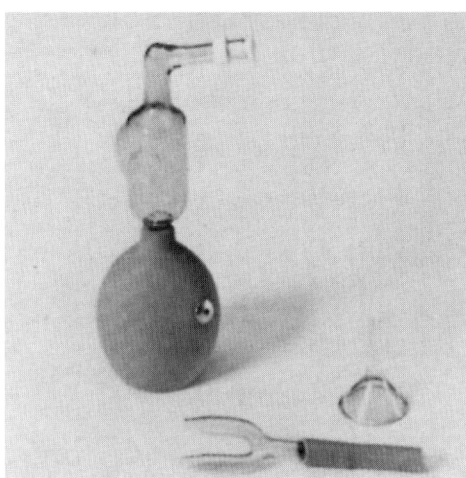

Abb. 73: Tascheninhalator mit Naseninhalationsaufsatz und Fülltrichter

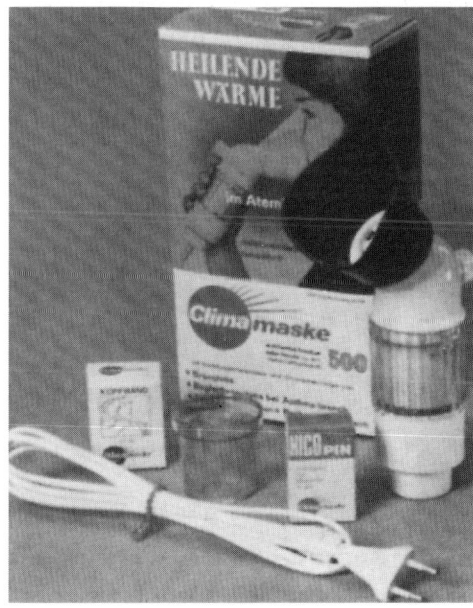

Abb. 74: Klimamaske. Zur wahlweisen Inhalation mit trockener oder feuchter Warmluft

5.1 Allgemeines

Zum Inhalieren von Heilmitteln in Form von Gasen, Dämpfen oder zerstäubten Flüssigkeiten werden Kaltinhalatoren (Abb. 73), elektrische Warmluft-Inhalatoren (Klimamaske) (Abb. 74), Dampfinhalatoren, Kompressor-Inhalatoren (Abb. 75) und Ultraschall-Inhalatoren verwendet.

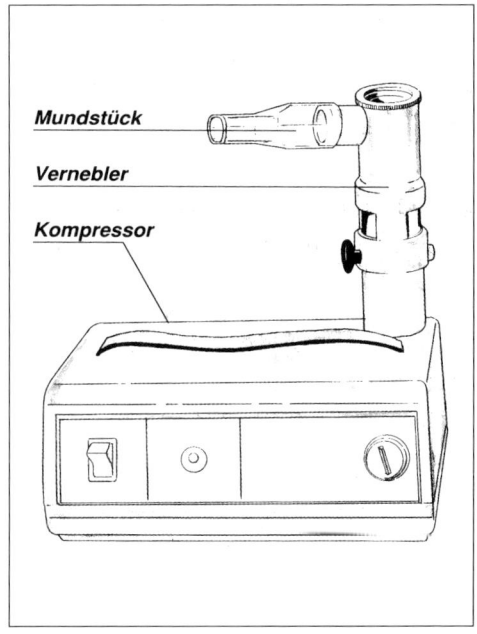

Mundstück

Vernebler

Kompressor

Abb. 75: Pari-Inhalierboy

5.1.1 Aerosolerzeugung

Es gibt zahlreiche Verfahren zur Aerosolerzeugung, von denen drei von ganz besonderer Bedeutung sind:
- pressluftgetriebene Düsenvernebler (Abb. 76)

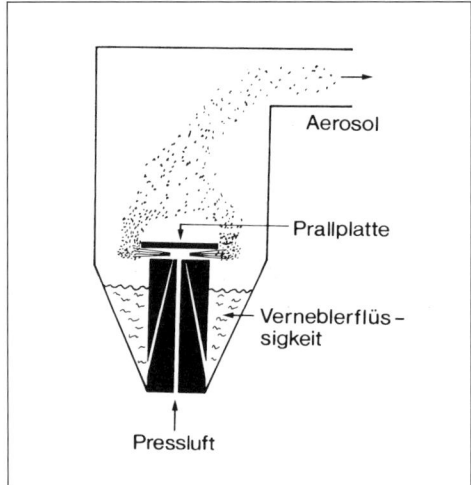

Abb. 76: Schema eines pressluftgetriebenen Düsenverneblers

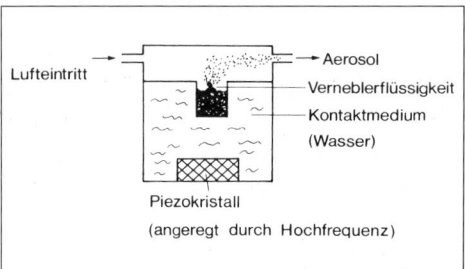

Abb. 77: Schema eines Ultraschallverneblers. Ausführung auch ohne flüssiges Kontaktmedium möglich.

- Ultraschallvernebler (Abb. 77)
- treibgasbetriebene Dosieraerosole, die mikronisierte Wirksubstanzen freigeben (Abb. 78).

In diesem Zusammenhang sind Inhalationshilfen zu nennen (Abb. 79).

Die Verwendung von Inhalationshilfen bedeutet eine Trennung der zu koordinierenden Vorgänge zwischen Aerosolauslösung und Inhalation. Dadurch, dass zunächst 1 Hub aus dem Dosieraerosol in die geschlossene Inhalationshilfe appli-

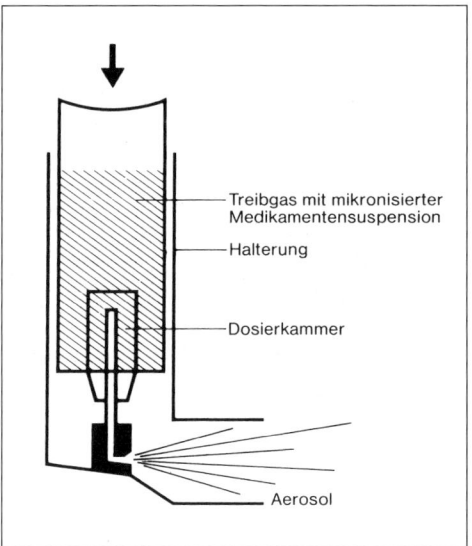

Abb. 78: Schema eines Dosieraerosols. Medikamentensuspension aus mikronisierten Feststoffpartikeln mit einem Durchmesser von ca. 2–6 μm.

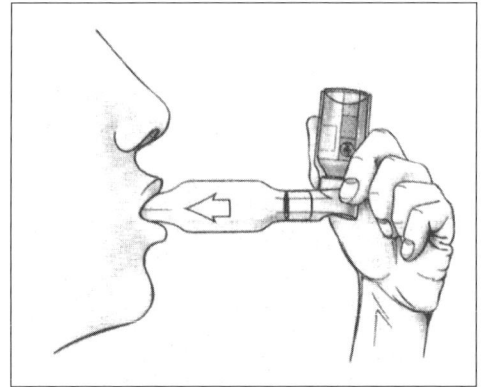

Abb. 79: Inhalationshilfe Boehringer Ingelheim

ziert wird, kann der Patient nach Entfernen der Verschlusskappe in Ruhe und ohne an eine Synchronisation gebunden zu sein, den Inhalt einatmen. Eine treibgasfreie Anwendung von mikronisierten Wirksubstanzen ist durch die Inhalation aus so genannten Inhalationskapseln mög-

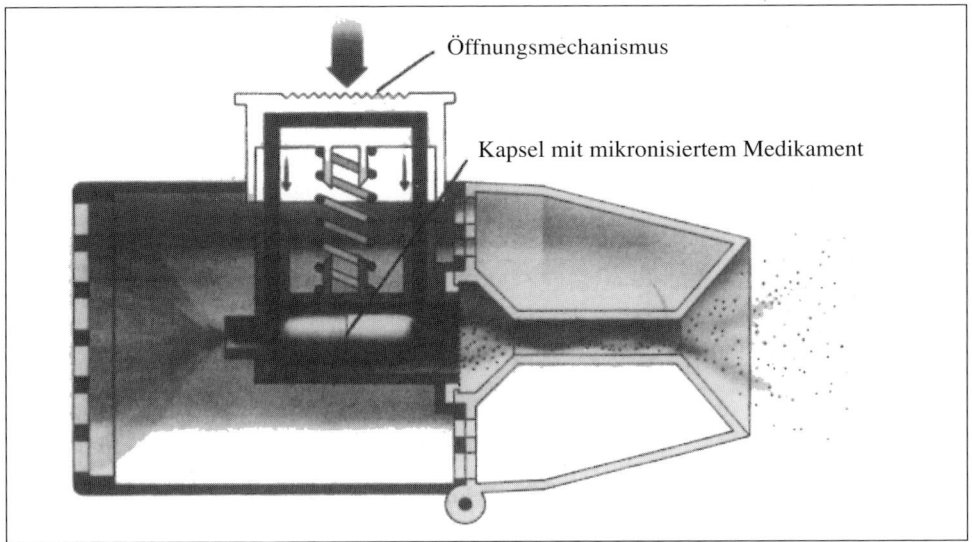

Öffnungsmechanismus

Kapsel mit mikronisiertem Medikament

Abb. 80: Schema eines Pulverinhalators für die Applikation von mikronisierten Wirkstoffen aus Pulverkapseln

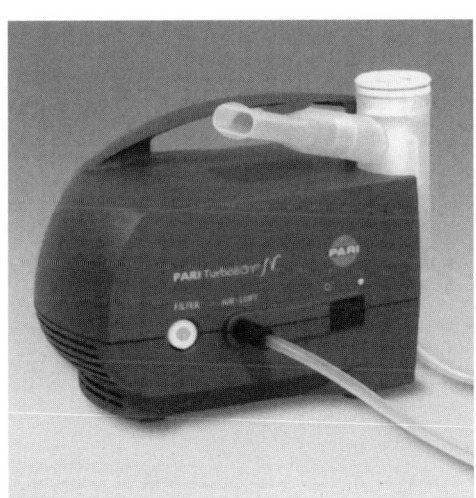

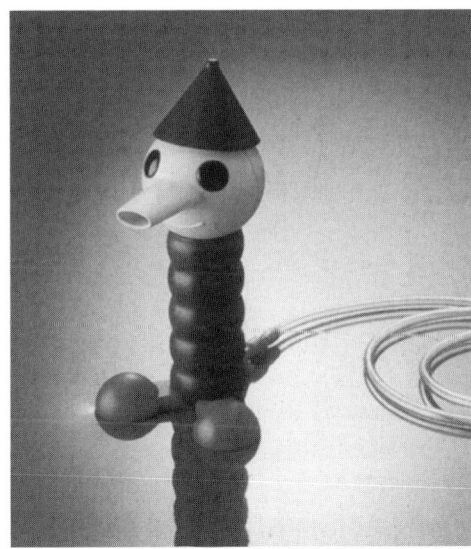

Abb. 81a: Pari Turbo Boy N, universelles Inhaliergerät ab vier Jahren

Abb. 81b: Respi-Jet Junior Inhalator für Kinder

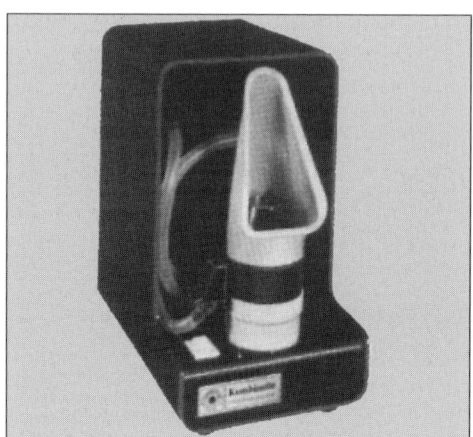

Abb. 82: SALUTA-Kombinette 21. Aerosol-Inhalator mit einstellbarer Teilchengröße von 0,3–60 Mikron.

lich. Die Applikation von Aerosolen aus einem Pulverinhalator (Abb. 80) hat gegenüber dem Dosieraerosol den Vorteil, dass erst bei einem entsprechenden Inha-

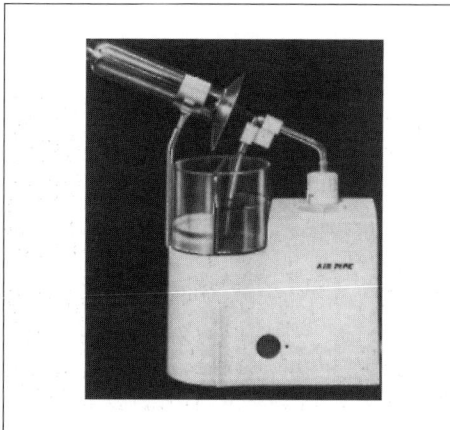

Abb. 83: Air Pipe. Der Wasserdampf wird durch ein Ventil, welches mit einer Kunststoffkappe abgedeckt ist, zur Austrittsdüse geführt, nimmt hier das Inhaliermittel, welches über eine Sonderdüse austritt, mit. Dampf, Mittel und Luft werden durch das Mundrohr zur Einatmung freigegeben. Das Kondenswasser tropft in einen dafür vorgesehenen Kunststoffbecher.

lationsfluss Partikel aus der Kapsel inhaliert werden können.

Inhaliert wird meist durch den Rachen. Bei kombinierten Geräten kann durch ein entsprechendes Ansatzstück auch durch die Nase inhaliert werden (z. B. Saluta-Kombinette 21) (Abb. 82).

5.1.2 Inhalator zur Feuchtwarm-Inhalation

Über eine Bestäubergarnitur (Abb. 83) werden Heilwässer und Solelösungen von 0,5 bis 2% Salzgehalt als grobdisperse Heilnebel inhaliert. Hier stehen mechanische und thermische Wirkung im Vordergrund. Die abschwellende und antiphlogistische Wirkung hypotoner Solelösungen hat über eine Milieuverbesserung im gesamten Schleimhautbereich von Nase und Rachen auch günstige Auswirkungen auf die Nebenhöhlen.

Bei der Tracheitis wird durch Inhalation von 2 %iger Novocainlösung als Zusatz zur Sole-Warminhalation schmerzhafter Reizhusten gemildert.

5.1.3 Inhalationsgerät im Taschenformat

Das Omron U1 (Abb. 84) ist ein handliches Inhalationsgerät zur lungengängigen Arzneimittel-Vernebelung. Es arbeitet mit 4 Lithiumzellen (Netzteil als Zubehör).

5.2 Hinweis

In Inhalatoren können sich, wie auch in den Inhalationslösungen, bedingt durch eine mangelhafte Reinigung, Keime ansiedeln und einen akuten Schub bei chro-

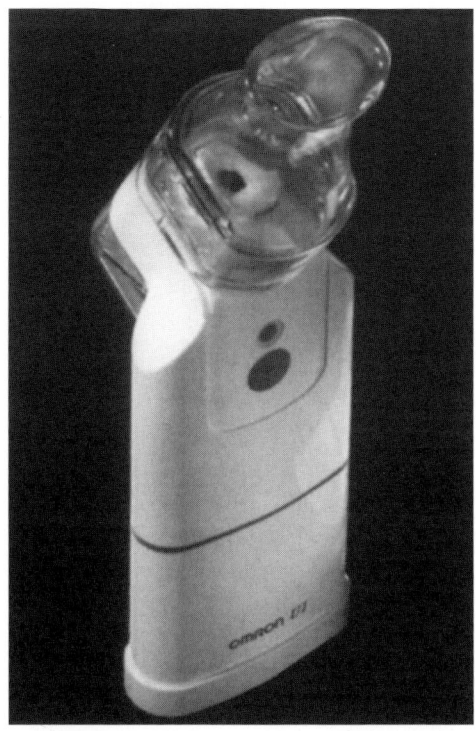

nischer Bronchitis, einen Asthmaanfall oder rezidivierende Infekte auslösen. Die Apotheke sollte den Kunden daher auf diese potenzielle Infektionsquelle hinweisen und entsprechende Reinigungsratschläge erteilen. Bei einigen Geräten ist z. B. das gesamte Handteil auskochbar und sterilisierbar bis 125 °C.

5.3 Peak Flow Meter

Mit dem Peak Flow Meter (Abb. 85) misst man den maximalen Ausatemfluss bei forcierter Ausatmung, zur Kontrolle der Lungenfunktion.

Die regelmäßige Anwendung des Wright Peak Flow Meters ermöglicht dem behandelnden Arzt und dem Patienten die laufende Kontrolle des Behandlungserfolges bei Asthma, chronischer Bronchitis und Emphysem.

Abb. 84: Omron UI

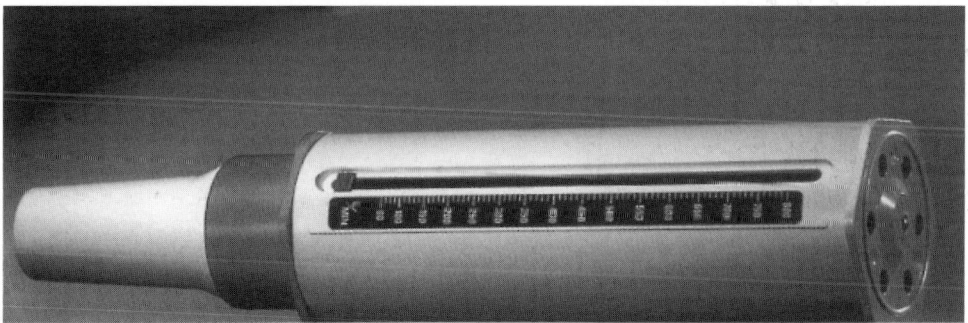

Abb. 85: Mini-Wright Peak Flow Meter

Hilfsmittel zur parenteralen Applikation von Arzneimitteln und Nahrung, zur enteralen Ernährung und zur Herstellung von Zytostatika-Lösungen

6.1 Spritzen

6.1.1 Allgemeines

Spritzen dienen zur parenteralen Verabreichung von Arzneimitteln oder Diagnostika (z. B. Kontrastmittel) in Form von wässrigen oder öligen Lösungen bzw. als Suspension. Injiziert wird in ein Gewebe, einen Körperhohlraum oder in ein Blutgefäß. Die häufigsten Injektionsarten sind die subcutane (s.c.), die intramuskuläre (i.m.), die intravenöse (i.v.), die intraarterielle (i.a.) und die intraartikuläre Injektion (in ein Gelenk – häufig ins Kniegelenk).

6.1.2 Wiederverwendbare Spritzen

6.1.3 Rekordspritze

Sie besteht aus einem Glaszylinder mit einer Fassung und einem angelöteten positiven Konus (Kanülenansatzstück) aus Metall sowie dem Kolben mit Kolbenstange und Griff inkl. Verschlusskappe.

Sie kann bei Temperaturen bis zu 200 °C sterilisiert werden. Die Spritze (Abb. 86) sollte zum Sterilisieren auseinandergenommen werden.

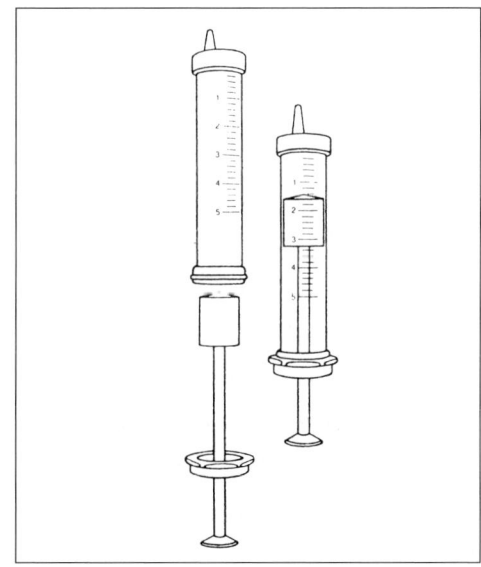

Abb. 86: Rekord-Spritzelinks: zerlegt; rechts: zusammengesetzt

Rekord-Spritze – Rekord-Ansatz

Die Mehrfachspritze ist obsolet. Da ältere Patienten aber immer noch über Rekord-Spritzen verfügen, sollte man sich mit deren Funktion vertraut machen. Eventuell erforderliche Hilfe gehört auch zur sachgerechten Beratung in der Apotheke.

Konus-Systeme

Gängige Anschlusssysteme sind: Luer-, Luer exzentrisch- und Luer-Lock-Anschlusskoni (Abb. 87).

6.1.4 Standardspritze

Im Gegensatz zur Rekordspritze ist die **Standardspritze** in alle Teile zerlegbar (Abb. 88).

6.1.5 Tuberkulinspritze (Mantouxspritze)

Zur intrakutanen Injektion von BCG-Impfstoffen beim Neugeborenen sowie zur Tuberkulinprüfung. Die Tuberkulin-

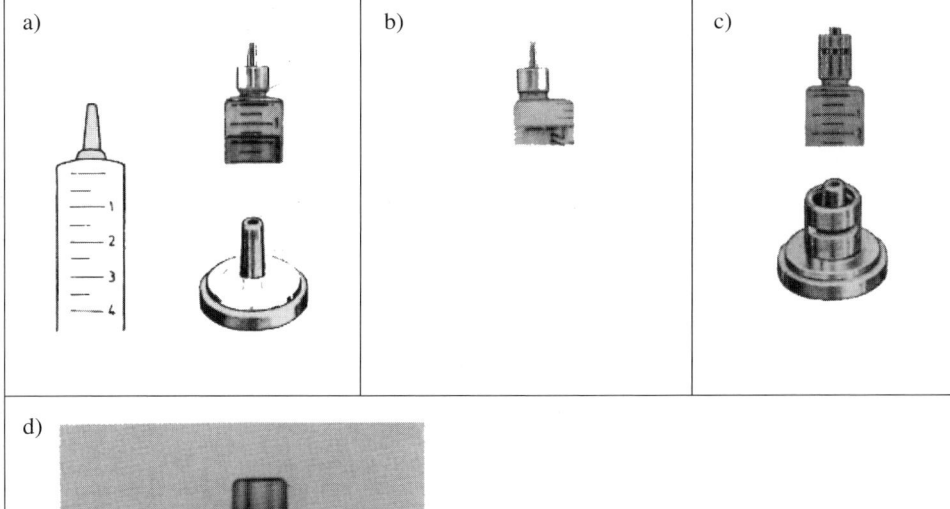

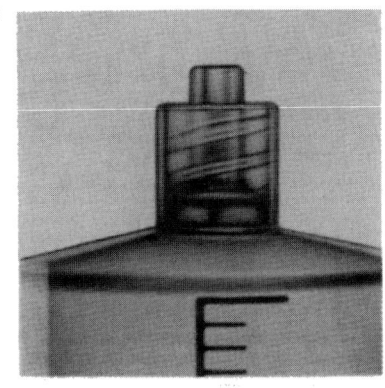

a) Luer-Ansatz;
b) Luer-Ansatz – exzentrisch;
c) Luer-Lock-Ansatz;
d) Luer-Lock-Einmalspritze.

Abb. 87:   Spritzen Koni

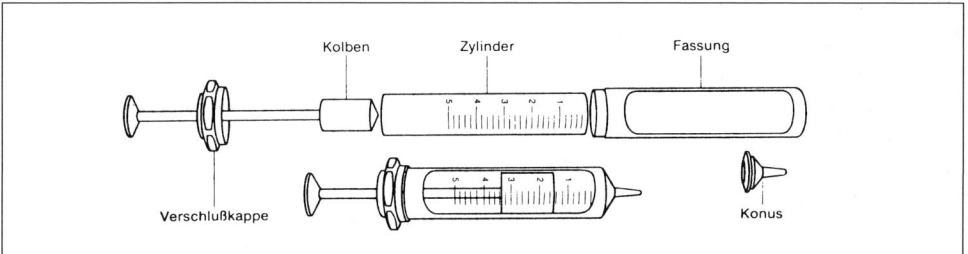

Abb. 88: Standardspritze; oben: zerlegt, unten: geschlossen

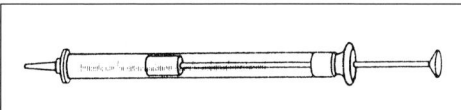

Abb. 89: Tuberkulinspritze

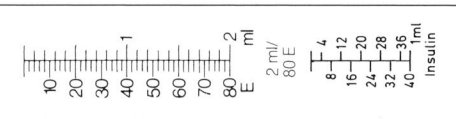

Abb. 90: Insulin-Skalen(-Graduierung)

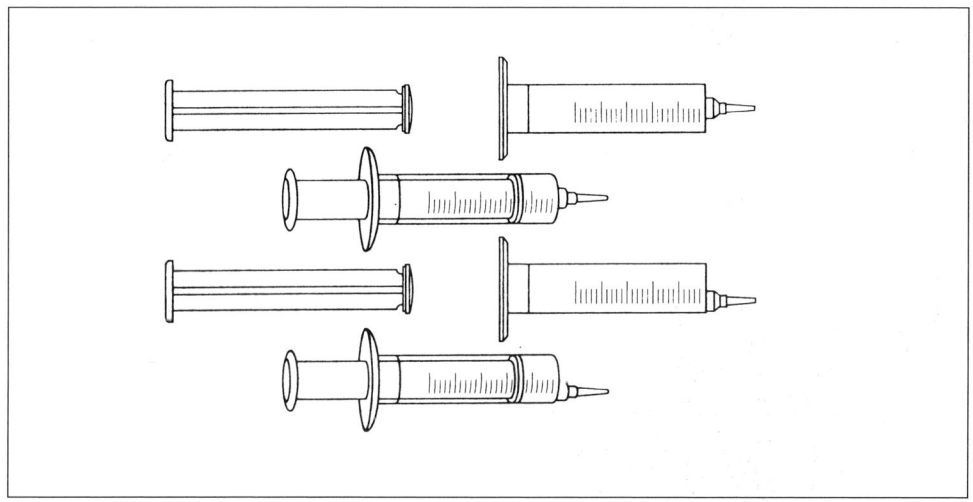

Abb. 91: Einwegspritze; oben: mit zentralem Konus, unten: mit exzentrischem Konus

spritze (Abb. 89) fasst 1 ml und ist in 100 Teilstriche unterteilt. Dies bedingt einen sehr schmalen und langen Zylinder.

6.1.6 Insulinspritzen

Diabetiker brauchen eine 1 ml oder 2 ml fassende Spritze. Da sie Insulin in Einheiten aufziehen, sind auf der Skala die entsprechenden Angaben in ml und Einheiten angebracht. In der Regel entspricht 1 ml 40 Einheiten (Abb. 90).

6.1.7 Einmalspritzen

Allgemeines

Kunststoff-Einmalspritzen (Abb. 91) sind unzerbrechlich. Infektionsgefährdung durch nicht ordnungsgemäß sterilisierte Spritzenteile ist ausgeschlossen. Wenn die Spritze nur von einem Patienten benutzt wird, kann sie auch mehrfach benutzt werden.

Laut DIN 13 098 besteht bei zweiteiligen Einmalspritzen (Abb. 92) der Zylinder aus Polypropylen, der Kolben und die Kolbenstange aus Polyethylen. Bei den dreiteiligen Einmalspritzen sitzt auf dem Kolben zusätzlich ein Silicon-Ring (Abb. 93).

Der Anschlusskegel (positiver Konus) ist bei Spritzen bis 5 ml zentral, bei größeren Spritzen fast ausschließlich exzentrisch angebracht. Dadurch ist ein flacherer Einstich möglich und die ruhige Führung der Spritze erleichtert.

Insulin-Einmalspritzen

Insulin-Einmalspritzen (Abb. 94) werden steril in so genannten »Peel-Packungen« geliefert. Zur Erleichterung der Insulininjektion gibt es Spritzen, die bereits fest mit einer Kanüle verbunden sind.

Vorteile: Kein Totraum und äußerst exakte Insulindosierung.

Aufsteckbare Skalenlupen (Abb. 95) erleichtern sehschwachen Patienten das Aufziehen der exakten Insulinmenge.

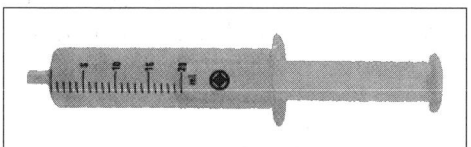

Abb. 92: Zweiteilige Einwegspritze

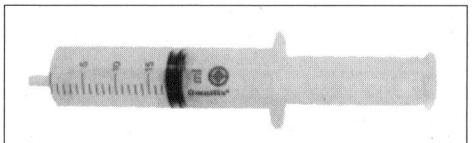

Abb. 93: Dreiteilige Einwegspritze

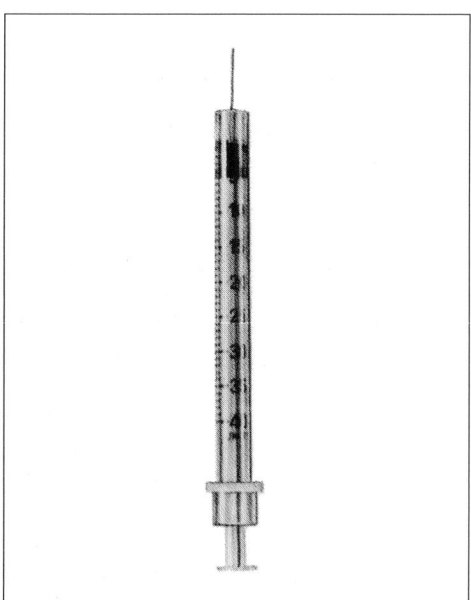

Abb. 94: 1 ml B-D plastipak mit eingeschweißter Kanüle

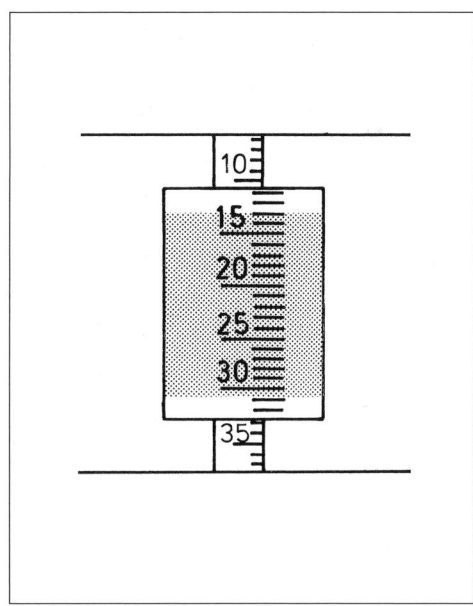

Abb. 95: Skalenlupe

6.1.8 Insulin-Automaten

Diamatic-Insulin-Injektions-automat (Abb. 96)

für Einmal-Spritzen 1 ml/40 E schlanke Form. Durch Druck auf den Auslöser läuft der gesamte Injektionsvorgang automatisch ab. Ein Doppelfeder-System bewirkt, dass die Nadel blitzschnell und kaum spürbar eindringt und anschließend (ohne neuerliche Auslösung) das Insulin gleichmäßig eingespritzt wird (Abb. 96a).

Dieses Injektionsgerät eignet sich besonders für Kinder, sehbehinderte, pflegebedürftige, ältere und geistig behinderte Diabetiker. Eine Pflegeperson bereitet den Diamatic vor, der Diabetiker löst den Spritzvorgang bei Bedarf durch Fingerdruck aus.

Insulinpen (Abb. 97)

Gemeinsam ist allen Insulinpens das Grundprinzip: Der Pen wird wie ein Füllfederhalter mit einer Insulinpatrone bestückt. Durch eine extrem feine Nadel wird die vorgewählte Insulinmenge injiziert. Die Insulinpatrone bleibt im Pen, bis das Insulin aufgebraucht ist. Wesentlicher Unterschied der verschiedenen Pens ist die Art, wie das Insulin injiziert wird: durch Knopfdruck oder durch Drehen des Penschaftes.

Für die Insulinpens dürfen nur spezielle Insulinpatronen verwendet werden. Jede Firma bietet für ihren Pen die entsprechenden Insuline an. **Wichtig: Die Insulinpatronen enthalten Insulin mit 100 I.E./ml (U-100).** Diese Insuline dürfen aus den Patronen nicht mit den gebräuchlichen U-40-Insulinspritzen aufgezogen werden, da sich hieraus erhebliche Überdosierungen ergeben würden.

Pens mit montierter Nadel sollten keinen großen Temperaturschwankungen ausgesetzt werden, da die sonst angesaugte Luftmenge die Insulinmenge verfälscht und es zu einer verringerten Abgabegeschwindigkeit kommen könnte. Diese Verfälschungen lassen sich verhindern, indem man die Nadel beim Nichtbenutzen abzieht (auch hierfür gibt es Abziehhilfen) oder den Pen vor dem Benutzen entlüftet.

Bei einigen Insulinpens lassen sich die Injektionsvorgänge speichern, so dass der Patient weiß, ob er sein Insulin bereits gespritzt hat oder nicht. Die fehlende Kontrolle der applizierten Dosis, das Fehlen einer Feindosierung (halbe Einheiten für Kinder) und die Verwendung von firmenspezifischen Insulinen sind der Nachteil der Methode.

Jet-Injektoren und **Insulinpumpen** spielen in der Apothekenpraxis noch keine große Rolle, da sie sehr teuer sind und ein hoher Trainingsaufwand notwendig ist.

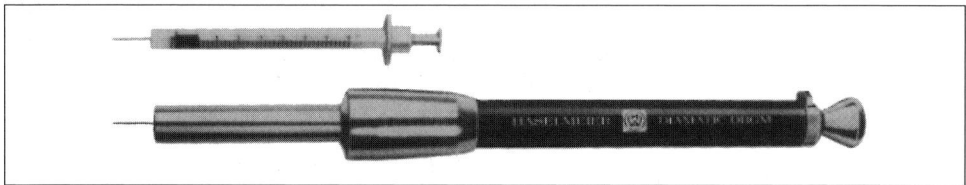

Abb. 96 a: DIAMATIC Insulin-Injektions-Automat 1 ml/40 Einheiten

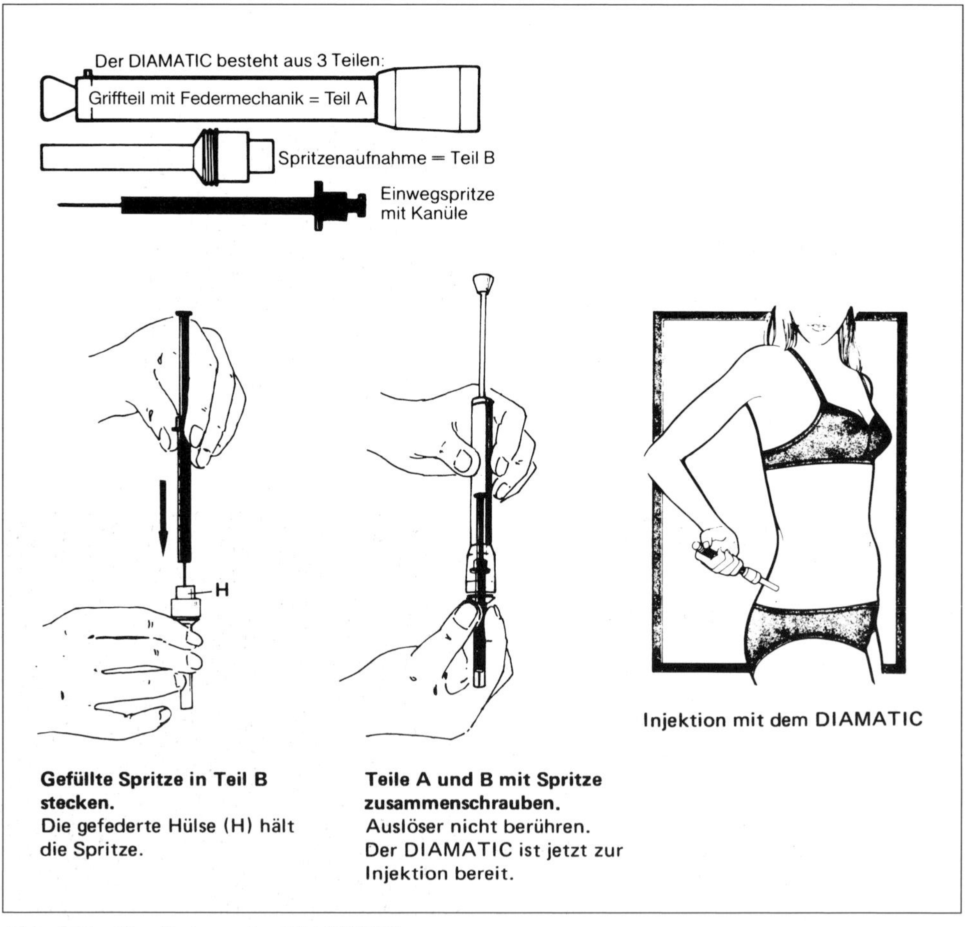

Der DIAMATIC besteht aus 3 Teilen:

Griffteil mit Federmechanik = Teil A

Spritzenaufnahme = Teil B

Einwegspritze
mit Kanüle

H

Injektion mit dem DIAMATIC

**Gefüllte Spritze in Teil B
stecken.**
Die gefederte Hülse (H) hält
die Spritze.

**Teile A und B mit Spritze
zusammenschrauben.**
Auslöser nicht berühren.
Der DIAMATIC ist jetzt zur
Injektion bereit.

Abb. 96 b: Handhabung des DIAMATIC

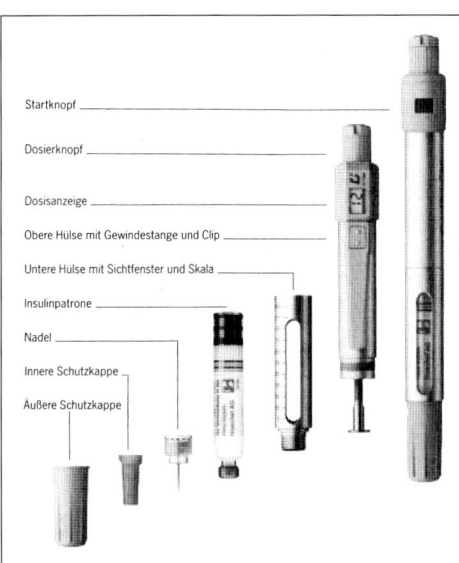

Startknopf

Dosierknopf

Dosisanzeige

Obere Hülse mit Gewindestange und Clip

Untere Hülse mit Sichtfenster und Skala

Insulinpatrone

Nadel

Innere Schutzkappe

Äußere Schutzkappe

Abb. 97: Insulinpen

6.1.9 Heparin-Pen

Lange wurde die Pentechnologie nur zur Insulininjektion verwendet. Mit dem Mono-Embolex® Pen (NOVARTIS) werden die Vorteile des Pens auch zur Injektion von niedermolekularem Heparin genutzt.

6.2 Hilfsmittel für den Diabetiker

6.2.1 Das Insulinentnahme-Set

Das Insulinentnahmegerät (Abb. 98) dient zur fremdkörperfreien Insulinentnahme.

Vorteile: Nur ein Einstich, Entnahmekanüle bleibt in der Insulinflasche, verschließbar durch einen Stopfen. Daher keine Gummiteile im Insulin durch ständiges Durchstoßen des Gummistopfens; keine Beschädigung der Injektionskanüle!

6.2.2 Insulin-Kühltasche

Eine 19 x 11 x 9 cm große Kühltasche (W. Haselmeier, Stuttgart) erlaubt dem Diabetiker die Mitnahme von Insulinampullenflaschen zum Arbeitsplatz, auf Geschäfts- und Urlaubsreisen.

6.2.3 Diabetic-Set

Bei der täglichen Insulininjektion – besonders auf Reisen – ist ein handliches Etui hilfreich, welches Platz für alle notwendigen Utensilien enthält:

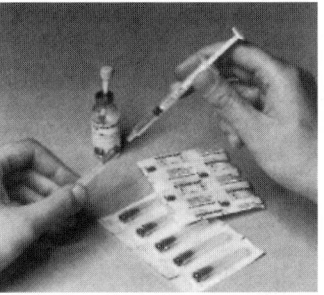

Abb. 98: Insulinentnahme-Set

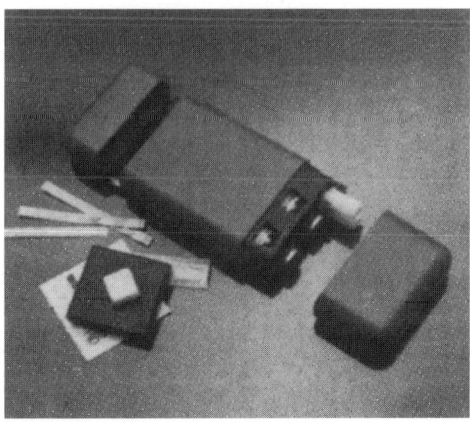

Abb. 99: Diabetic-Set

2 Einmalspritzen, 2 Insulinflaschen (wichtig für Diabetiker, die 2 Insulinarten mischen müssen), Blut- und Harntest- streifen, Alkoholtupfer, Blutsticks, Pil- lenbox und Zuckerstück. Bei der Insulin- entnahme aus dem Diabetic-Set pemed® bleiben die Insulinflaschen immer bruch- fest im Set (Abb. 99).

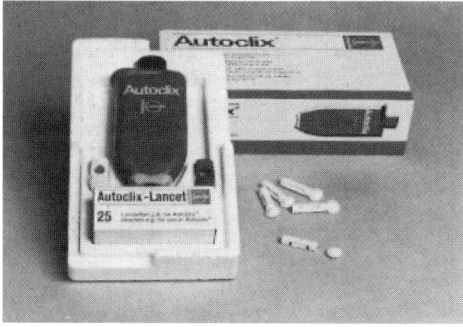

Abb. 100: Automatiklanzette

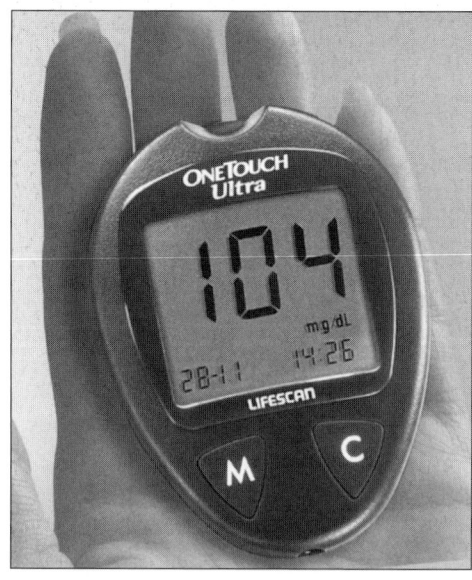

Abb. 101: Gerät zur Blutzuckerkontrolle

6.2.4 Hilfsmittel zur Blutzuckerkontrolle

Grundvoraussetzung für eine optimale Diabetes-Behandlung ist eine gute Ein- stellung des Blutzuckerspiegels. Es sind daher Systeme entwickelt worden, die dem Patienten eine exakte Blutzucker- kontrolle ermöglichen.

Blutzuckermessgeräte unterscheiden sich in ihrem Messprinzip, der Ausstattung, der Handhabung und ihrem Preis. Bei den netz- unabhängigen Kleingeräten zur Blutzucker- bestimmung durch den Patienten lässt sich zwischen photometrischer und elektroche- mischer Messmethodik unterscheiden. Die Teststreifen sind unterschiedlich mit oder ohne Abwischen zu handhaben. Die daraus resultierenden Handhabungsunterschiede müssen bei der Beratung des Diabetikers berücksichtigt werden.

Der erforderliche Tropfen Kapillarblut wird aus der seitlichen Fingerkuppe schmerzlos mit einer Automatiklanzette gewonnen (Abb. 100), auf einen Test- streifen aufgetragen und (bei einigen Geräten) nach der vorgeschriebenen Re- aktionszeit abgewischt. Danach werden die Werte mit der Farbskala verglichen oder digital ausgewertet.

Hierzu werden handliche Geräte ange- boten, z. B. Diatek, Hestia T II, Reflolux S, Glucometer 3, Accu Chek compact, One Touch Ultra (Abb. 101) Glucometer Elite 2000 MG, Diascan S, Supreme maxi, Checkmate plus, Soft Sense Pen, Sensor MG/DL u. a.

Es sind auch Sets im Handel, z. B. Accutrend® alpha Set mit der Stechhilfe Softclix® und den dazu passenden Soft- clix® Lancets, oder One Touch Ultra mit Lanzettenautomat.

Mit dem One Touch Ultra® kann auch am Arm Blut entnommen werden. Da-

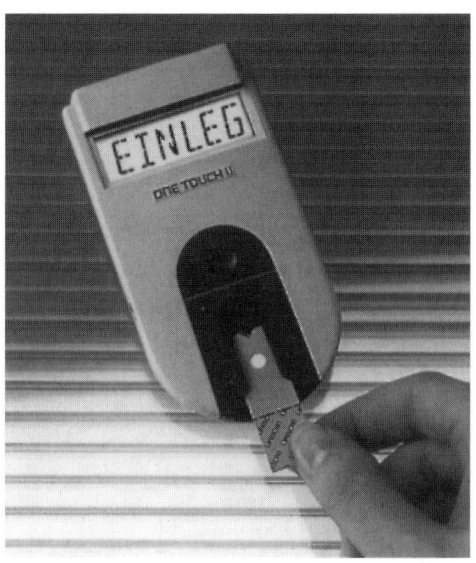

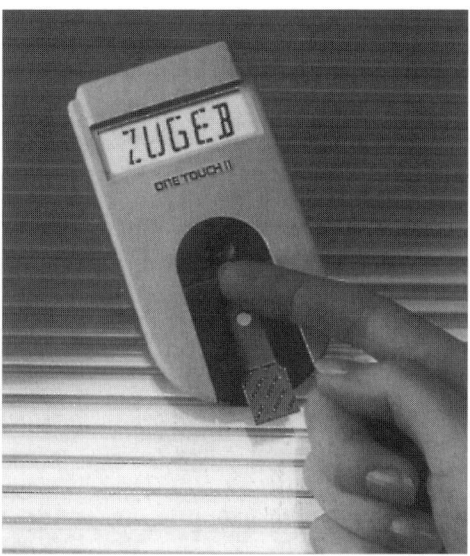

Abb. 102: Ablauf einer Blutzucker-Selbstkontrolle am Beispiel von Onetouch: **a)** Teststreifen einlegen

Abb. 102: b) Blutprobe auftragen

durch werden die sensiblen Fingerkuppen entlastet.

Bei bestimmten Geräten werden die Messergebnisse inkl. Datum- und Zeitangaben gespeichert.

Individuelle Durchschnittswerte können ermittelt werden. Am häufigsten werden Geräte zur Kontrolle des Blutzuckerwertes verwendet, doch gibt es auch die Möglichkeit, mit einem Gerät Glucose und Cholesterol zu messen.

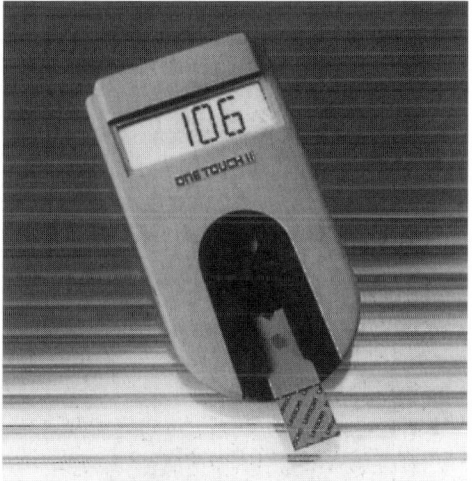

Protokollierung der ermittelten Blutzuckerwerte

Hierzu stehen verschiedene Protokollhefte zur Verfügung, die es dem Patienten ermöglichen, neben den Blutzuckerwerten andere wichtige Informationen für die Besprechung beim Arzt festzuhalten. Einen solchen Kontrollbogen zeigt Abb. 104.

Abb. 102: c) Der Blutstropfen wird nicht abgewischt. Das Gerät ist umschaltbar von [ung/dl] auf [unmal/l]. Häufige Fehler werden gemeldet (z. B. zu wenig Blut oder verschmutztes Testfeld).

Kapillarblut richtig entnehmen
(Abb. 103)

– Die Hände mit Seife und warmem Wasser waschen, gründlich abtrocknen.

– Ungebrauchte Lanzette in Stechhilfe einsetzen und diese spannen.

– Hand ca. eine halbe Minute seitlich am Körper herunterhängen lassen, damit sich das Kapillarsystem mit Blut füllt. Fingerbeere des Mittel- oder Ringfingers seitlich mit Stechhilfe punktieren.

– Zur Messung benötigt man einen freihängenden Blutstropfen, den man innerhalb von 15 Sekunden auf das Probenauftragsfeld des Teststreifens aufträgt.

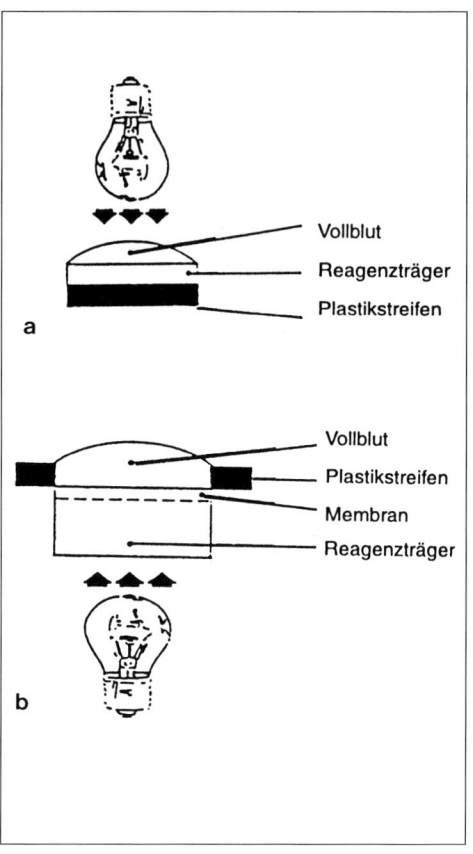

Abb. 103: Herkömmlicher (Wipe)-Teststreifen **(a)** und Non-Wipe-Teststreifen **(b)**

6.3 Technik der Insulininjektion

In die Spritze wird soviel Luft aufgezogen, wie Insulin injiziert werden soll. Nach Durchstechen der Gummikappe wird die Luft in die Insulin-Ampullenflasche gedrückt. Nun wird die Ampullenflasche umgedreht und die gewünschte Menge Insulin herausgezogen.

Vorteil: In der Flasche entsteht kein Unterdruck, der bei Loslassen der Kolbenstange das Insulin wieder zurückfließen ließe. Es wird geprüft, ob Luftblasen aufgezogen wurden, die ggf. durch leichtes Klopfen an die Spritzenwand zum Konus hin entfernt und durch Druck herausgepresst werden. Die Einstichstelle wird mit Alkohol gereinigt, mit zwei Fin-

gern zu einer Erhebung zusammengedrückt und die Kanüle eingestochen.

Hierbei kann ein spezieller Injektionsgurt Hilfestellung leisten (Abb. 105). Durch leichtes Anziehen der Kolbenstange prüft man, ob versehentlich ein Blutgefäß getroffen wurde. **Erscheint beim aspirieren Blut:** neuer Versuch mit neuer Spritze!

Besonders muss auch auf die Einstichtiefe geachtet werden, damit das Insulin auch wirklich in das Unterhautfettgewebe, also subkutan und nicht intramus-

Monat	Insulin	Harnzucker in%				Blutzucker in mg/100 ml				Aceton kontr.	Bemerkungen
		Früh	Mittag	Abend	Spät	Früh	Mittag	Abend	Spät		
1.											
2.											
3.											
4.											
5.											
6.											

Abb. 104: Kontrollbogen, mit dem der Diabetiker wichtige Daten für das Arztgespräch sammeln kann

kulär, gespritzt wird, da es sonst zu einer unterschiedlichen Absorptionskinetik kommt (Abb. 106). Die bevorzugten Einstichstellen sind Oberschenkel und Bauchdecke, die im Blickfeld des Diabetikers liegen (Abb. 107 und 108). Helfer können außerdem die Außenseite des Oberarms und die Hüfte benutzen. Die Injektionsorte müssen immer wieder geändert werden, da andernfalls Überempfindlichkeitsreaktionen auftreten können. Nie in Narbengewebe spritzen, da hier praktisch keine Insulinaufnahme stattfindet.

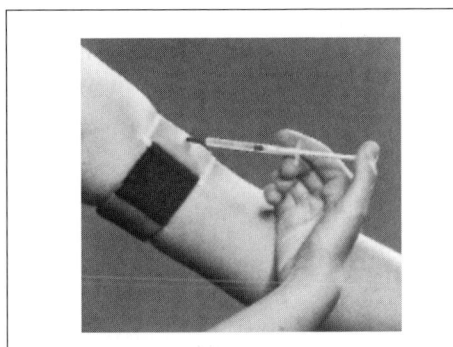

Abb. 105: Injektionsgurt

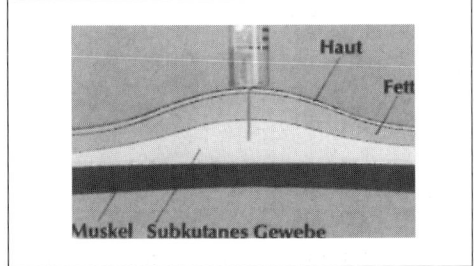

Abb. 106: Insulin-Injektion

6.4 Insulininjektionsplan

Die Anlage eines Planes für die täglichen Injektionen könnte nach dem abgebildeten Muster erfolgen (Abb. 108).

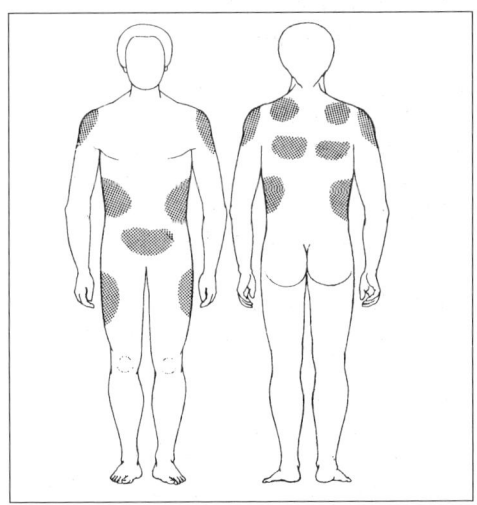

Abb. 107: Einstichstellen für subkutane Injektionen

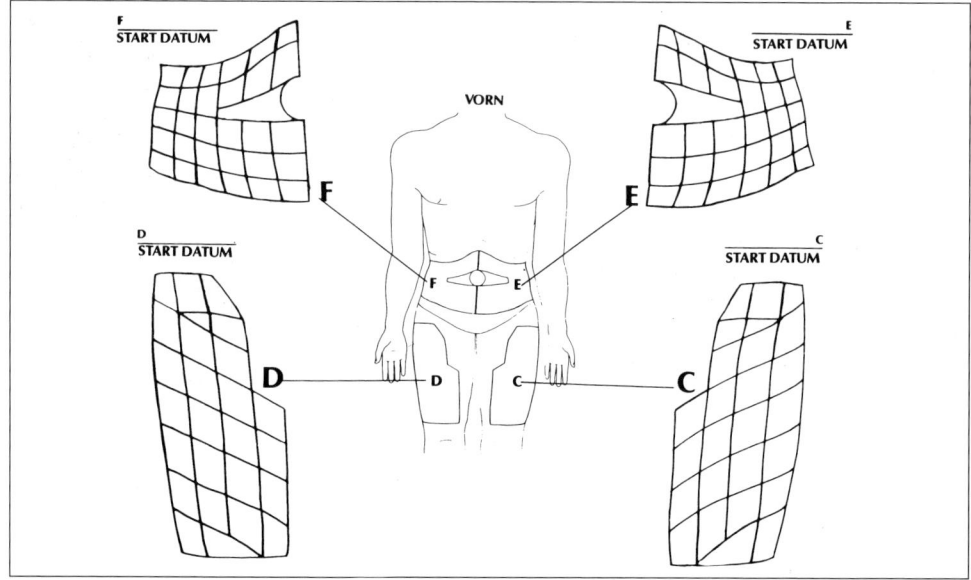

Abb. 108: Plan für wechselnde Insulin-Injektionen

6.5 Kanülen

6.5.1 Allgemeines

Kanülen sind Hohlnadeln aus rostfreiem Stahl in unterschiedlichen Längen und Stärken mit kurz- oder langgeschliffenen Spitzen. Sie sind als Einmalartikel im Handel. Es gibt zwei Maßsysteme:

a) Pravaz (deutsche Norm in Nr.),
b) Gauge (internationale Norm in G).

Die Größe ist am Kanülenansatz eingraviert. Zur Unterscheidung bei Einmal-

Tab. 1: Maßtabelle für Kanülen

Nr.	ø in mm	Länge in mm	Anwendungsgebiet
1	0,9	38	intravenös
2	0,8	35	intravenös
12	0,7	32	intravenös
14	0,65	32	intravenös
16	0,60	26	subkutan
17	0,55	25	subkutan
18	0,50	23	subkutan
20	0,45	22	subkutan
Kanülen für den Diabetiker			
12 × 11	0,7	11	Insulininjektion
14 × 11	0,65	11	Insulininjektion
16 × 11	0,60	11	Insulininjektion
18 × 11	0,50	11	Insulininjektion
20 × 11	0,45	11	Insulininjektion

kanülen ist jeder Größe eine bestimmte Farbe zugeordnet. Bei Kanülen mit Plastikansatz ist dieser eingefärbt.

6.5.2 Medibox®

Einweg-Kanülensammler (Abb. 109) für die hygienisch sichere Entsorgung.
Spezielle Abstreifvorrichtung, gebrauchte Spritze einfach einhaken und zurückziehen.
Integrierte Verschlusskappe, nach jeder Entsorgung zuverlässig dicht.

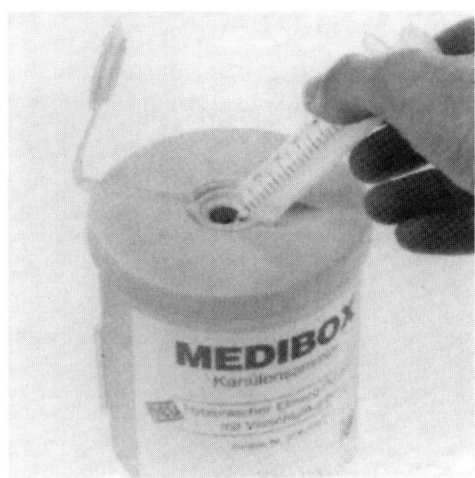

Abb. 109: Einweg-Kanülensammler

6.6 Infusionsgeräte und Zubehör

6.6.1 Allgemeines

Die Infusion ist eine parenterale Applikationsart zur Regulierung des Elektrolyt- und Wasserhaushaltes, zur Wiederherstellung des Säurebasengleichgewichtes, zur Volumenauffüllung, zur kontinuierlichen Arzneimittelverabreichung oder zur Ernährung bei Patienten, denen eine orale Nahrungsaufnahme unmöglich ist.

Transfusionsgeräte haben im Gegensatz zum Infusionsgerät zusätzlich in der Tropfkammer einen Filter und, bei der Benutzung von Transfusionsflaschen, ein separates Belüftungssystem.

Das gleichzeitige Einlaufen von zwei Infusionslösungen bei einem Patienten bezeichnet man als **Simultan-** oder **Shuntinfusion;** Verbindung über ein Y-Stück oder durch Punktion des Latex-Schlauches.

Die Entwicklung neuer Materialien ist gerade bei Infusionsgeräten und dem entsprechenden Zubehör in den letzten Jahren außerordentlich stürmisch verlaufen.

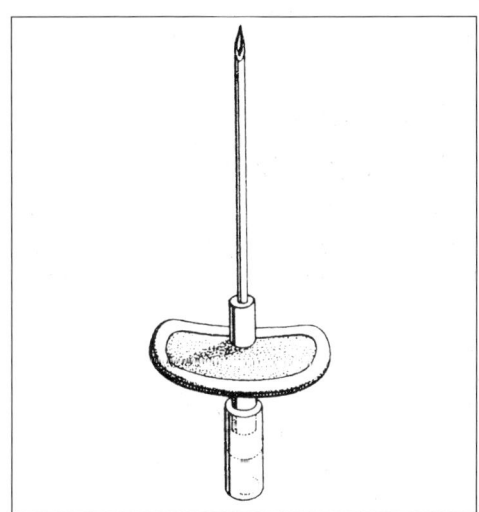

Abb.110: Venen-Punktions-Kanüle nach Strauss (Ø 0,9 mm und 1,2 mm)

Wegen der daraus resultierenden Unüberschaubarkeit des Angebots werden krankenhausversorgende Apotheken auf Spezialprospekte von Herstellern verwiesen.

6.6.2 Strauß-Kanüle

Hierbei handelt es sich um eine Stahlkanüle mit Griffplatte, die zur Einführung und Fixierung mit einem geschlitzten Heftpflasterstreifen dient (Abb. 110). Bei der Verwendung einer solchen Kanüle ist unbedingte Ruhigstellung, eine sorgfältige Fixierung der Kanüle selbst und besonders des angeschlossenen Infusionsschlauchs notwendig, da jede Bewegung unmittelbar an die Kanüle weitergegeben wird: Gefahr der Venenperforation!

6.6.3 Braunüle

Um Reizungen oder Perforation der Venenwand durch die scharfe Kanülenspitze

zu vermeiden, ist die Braunüle (Abb. 111) entwickelt worden. Hierbei handelt es sich um eine Kunststoffkanüle, in der sich ein Stahlmandrin befindet, der nach der Venenpunktion entfernt wird (Abb. 112). Die Flüssigkeitszufuhr erfolgt später durch die flexible Kunststoffkanüle, die mehrere Tage in der Vene verbleiben kann. Für kurzzeitige Unterbrechung der Infusion steht ein Verschlussstopfen mit Zuspritzmöglichkeit zur Verfügung.

6.6.4 Venenkatheter – Cavakatheter

Sie werden in zentrale Venen bei Langzeitinfusionsbehandlung eingelegt.

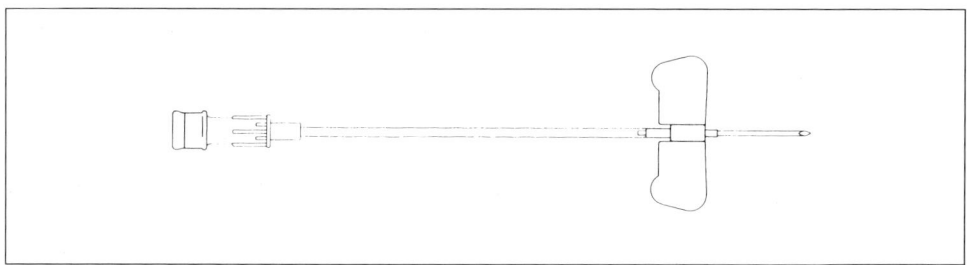

Abb. 111a: Butterfly®-Venenpunktionskanüle

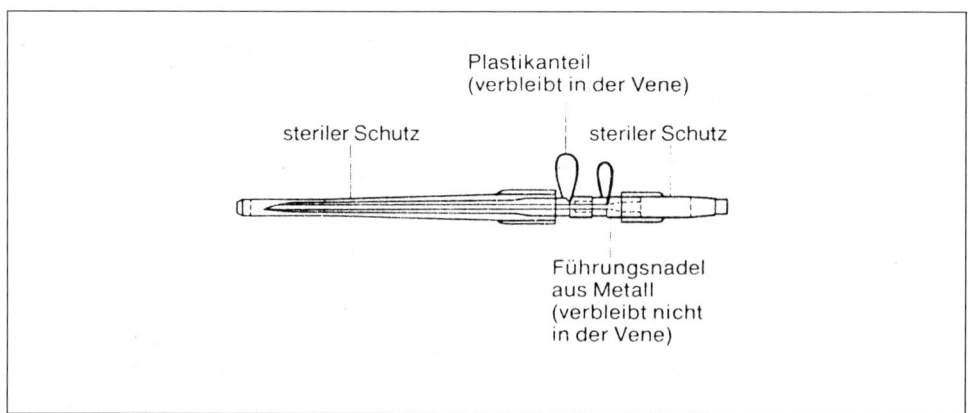

Abb. 111b: Plastikkanüle (Braunüle®).

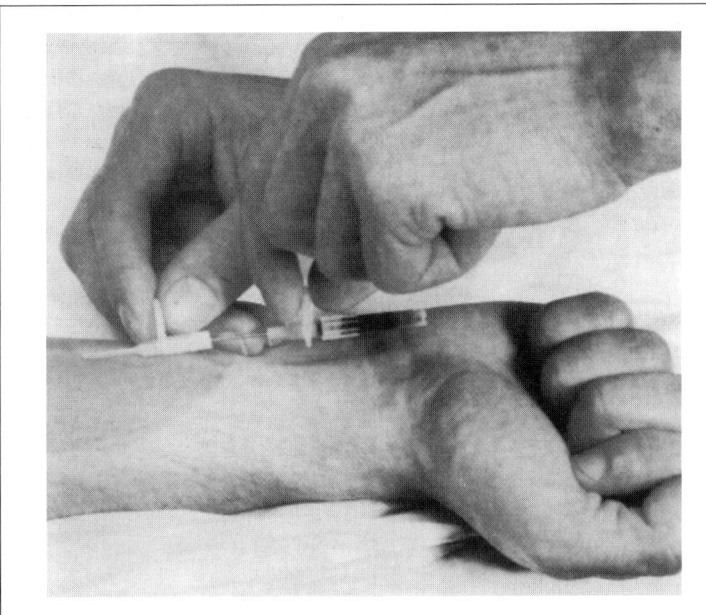

Abb. 112: Braunüle

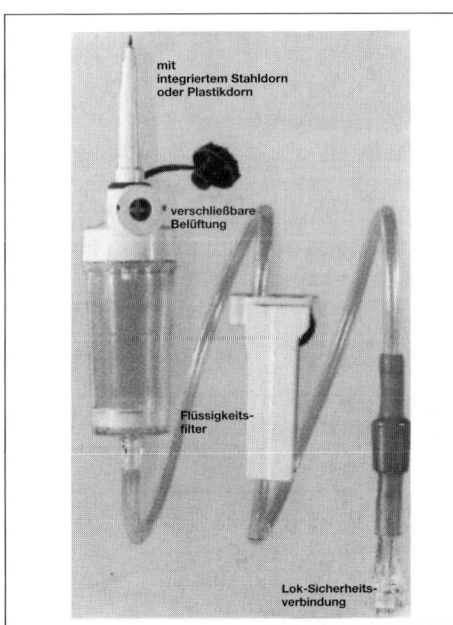

Abb. 113: Freka®-Ven Infusionsgerät

6.6.5 Infusionsgeräte

Infusionsgeräte (Abb. 113) stellen die Verbindung zwischen der Infusionsflasche und der Kanüle dar und bestehen aus: Tropfenkammer mit oder ohne Belüftung, Einstechdorn, der durch den Plastik- oder Gummistopfen der Infusionsflasche gestochen wird, und Durchflussregler (Rollenklemme oder Schraubklemme).

6.6.6 Infusionsbehälter

Drei Arten werden in den Größen 100, 250, 500 und 1000 ml angeboten:

A) Glasflaschen

Sie erfordern immer eine Belüftung. Die Belüftung ist entweder im Infusionsgerät eingebaut oder wird als separater Belüftungsschlauch mitgeliefert.

B) Kunststoff-Flaschen
Sie können, müssen aber nicht belüftet werden.

C) Kunststoff-Beutel
Sie werden vorwiegend bei der Transfusion verwendet und brauchen nicht belüftet zu werden.

6.7 Parenterale Ernährung und Sondennahrung

6.7.1 Parenterale Ernährung

Ein Leben ohne Darm war früher nicht vorstellbar. Heute ist es für viele Menschen eine Tatsache. Für sie ist die parenterale Langzeiternährung entwickelt worden. Früher konnte sie nur im Krankenhaus angewendet, heute kann sie erfolgreich zu Hause durchgeführt werden.

Unter parenteraler Ernährung versteht man die Zufuhr von Nährstoffen in die Blutbahn, wo sie dem Körper unmittelbar zur Verfügung stehen. Auf die Tätigkeit der Verdauungsorgane kann dabei verzichtet werden. Nur große, tief im Körper gelegene Venen sind für die Aufnahme der hochkonzentrierten Nährstoffe auf Dauer geeignet.

Daher muss beim Patienten – in der Regel unter Narkose – ein sog. zentralvenöser Katheter gelegt werden. Die Infusionen werden den individuellen Bedürfnissen angepasst und enthalten alle lebenswichtigen Stoffe, die der Organismus benötigt.

Zur Vermeidung von Infektionen erfordert die Vorbereitung der Nährlösung und die Handhabung des Venenkatheters größte Sorgfalt.

Unter günstigen Umständen beschränkt sich die Zufuhr auf die Nacht, so dass der Tag zur freien Verfügung steht.

Hilfsmittel für die parenterale Ernährung

Die Hilfsmittel (Abb. 114) bestehen aus:

- Vorratsgefäßen
- Überleitsystem
- Katheter

- **Die Vorratsgefäße**
Infusionsflaschen und -beutel als Originalpackungen, die direkt kopfüber an Edelstahlgalgen gehängt werden. Die Verbindung zum Überleitsystem kommt zustande, indem der Silikonpfropfen der Flasche durchstochen wird. Meist sind mehrere Komponenten gleichzeitig zu infundieren. Dann erfolgt eine Mischung über Hahnsysteme.

• Eiweißbausteine	In Form einer Aminosäurelösung
• Kohlenhydrate	In Form einer Glukoselösung
• Elektrolyte	In Form gelöster Salze
• Fette	In Form einer Fettemulsion
• Vitamine	Ampullen mit wasser- und fettlöslichen Vitaminen
• Spurenelemente	Ampullen mit Spurenelementen

- **Das Überleitsystem**

  Alle Überleitsysteme sind flexible Schläuche, die mit verschiedenen Optionen ausgestattet sind. Am oberen Ende sitzt entweder eine Flaschenkanüle oder das Verbindungsstück zum Mischbeutel-Ausgang. Fast immer ist eine Tropfkammer mit oder ohne bakteriendichter Belüftung integriert. Eine Rollklemme oder ein Präzisions-Tropfenregler steuern die Flussrate, der schnelle Verschluss ist über eine so genannte Ritsch-Ratsch-Klemme möglich. Spezielle Überleitungen mit verschließbaren Verzweigungen ermöglichen eine zusätzliche Medikation, ohne dem Patienten eine weitere Injektion zuzumuten oder das geschlossene System zu öffnen. Am unteren Ende der Überleitung befindet sich ein passender Anschluss für die Katheter.

- **Die Katheter**

  Da ein zentralvenöser Verweilkatheter für die Pflege zu Hause zu risikoreich ist, wird dem Patienten im Krankenhaus ein zentraler Dauer-Verweilkatheter angelegt. Dabei katheterisiert man unterhalb des Schlüsselbeins eine der zentralen Venen. Das andere Ende des Katheters wird ein Stück weit unter der Haut bis in die Nähe des Brustbeins geführt. Dort tritt er entweder als Anschluss-Teil aus (Katheterversion nach Broviac/Hickman) oder endet unter der Haut in einem implantierten Port (z. B. Intraport®, Abb. 116). Bei letzterem stellt dann eine äußerlich zu fixierende Membran-Nadel (Intraport® Stick) die Verbindung her.

Heute gibt man überwiegend der Portversion den Vorzug, da sie als abgeschlossenes System eine geringere Infektionsgefahr darstellt. Allerdings muss der Patient zur Infusion jedesmal seine Haut durchstechen, um durch Punktion der darunterliegenden Portmembran Anschluss an den Katheter zu bekommen. Für eine kontinuierliche Infusion ohne größere Pausen, für hautempfindliche sowie für ängstliche Patienten und Kinder ist daher ein Broviac/Hickman-Katheter schonender.

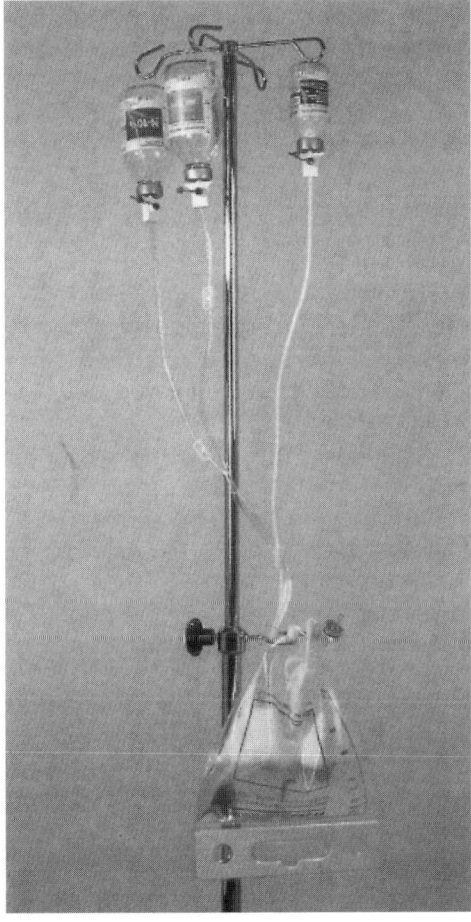

Abb. 114: Hilfsmittel der parenteralen Ernährung (Quelle: Fresenius)

6.7.2 Sondennahrung

Bei einer Vielzahl von Erkrankungen reicht die normale Nahrungszufuhr nicht aus, um die besonderen Belastungen zu bewältigen.

Durch die Gabe industriell gefertigter Formeldiäten können die notwendigen Nährstoffe zugeführt werden, die eine ausreichende Versorgung des Organismus mit allen lebensnotwendigen Substanzen gewährleisten.

Da chronisch Kranke eine derartige Ernährung oft über längere Zeit benötigen, wurden einfach zu handhabende und leicht transportable Applikationssysteme entwickelt, die eine ambulante Sondenernährung ermöglichen.

Transnasale Sonden

Diese Sonden (Abb. 115) werden durch Nase, Rachen und Speiseröhre in den Magen oder Dünndarm eingeführt.

Perkutane Sonden

Gastrostomie (PEG). Bei der **P**erkutanen **E**ndoskopischen **G**astrostomie (PEG) wird während einer Magenspiegelung (Gastroskopie) unter örtlicher Betäubung ein dünner Schlauch direkt

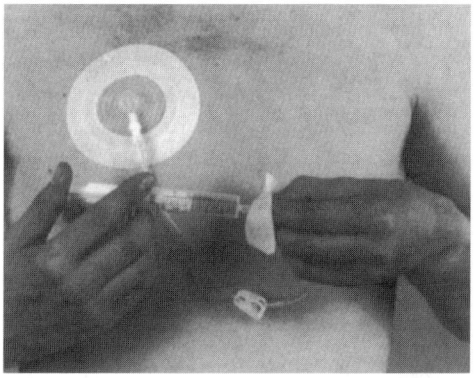

Abb. 116: Intraport®-Katheter
a) Durchspülen des Intraport®-Katheters

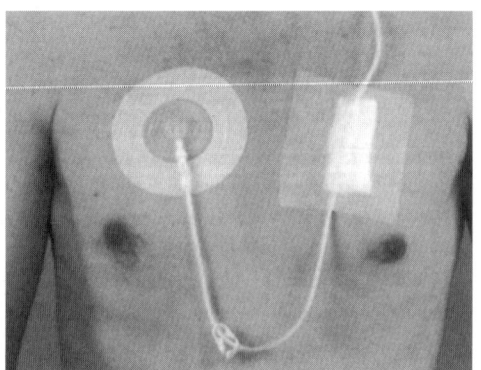

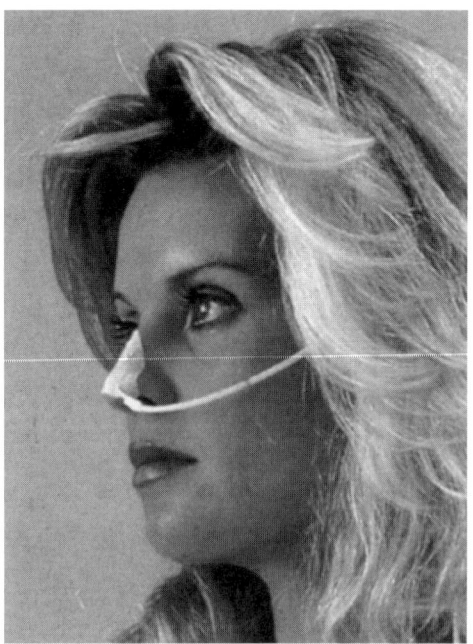

Abb. 115: Transnasale Sonde mit herkömmlicher Pflasterbefestigung (Quelle: Fresenius)

Abb. 116: Intraport®-Katheter
b) Verband während der Infusionsphase.

durch die Bauchdecke in den Magen gelegt.

Zur perkutanen Lösung entscheidet man sich dann, wenn die enterale Ernährung voraussichtlich länger als 3 – 4 Wochen erfolgen muss.

Jejunostomie. Die Jejunostomie (Abb. 116) wird in Vollnarkose im Rahmen einer erforderlichen Operation direkt durch die Bauchdecke in den oberen Dünndarm gelegt.

Hinweis: Bei folgenden Firmen können Patienten-Broschüren zur Sondenernährung bestellt werden, die interessante Informationen enthalten: ABOTT GmbH, Fresenius AG, C. Petzold GmbH, Pharmacia und Upjohn.

6.7.3 Hilfsmittel zur enteralen Ernährung

Jede Vorrichtung zur enteralen Ernährung (Abb. 117) besteht aus drei Teilen, dem Vorratsgefäß, dem Überleitsystem (Abb. 118) und der Sonde. Aus hygienischen Gründen sollten Vorratsgefäße, Adapter und Überleitungen alle 24 Stunden ausgewechselt werden.

Wahlweise kann in das Überleitsystem auch eine Pumpe integriert werden, wenn die Schwerkraft nicht allein zum Transport der Nahrung ausreicht oder ein bestimmter Ernährungsrhythmus eingehalten werden soll.

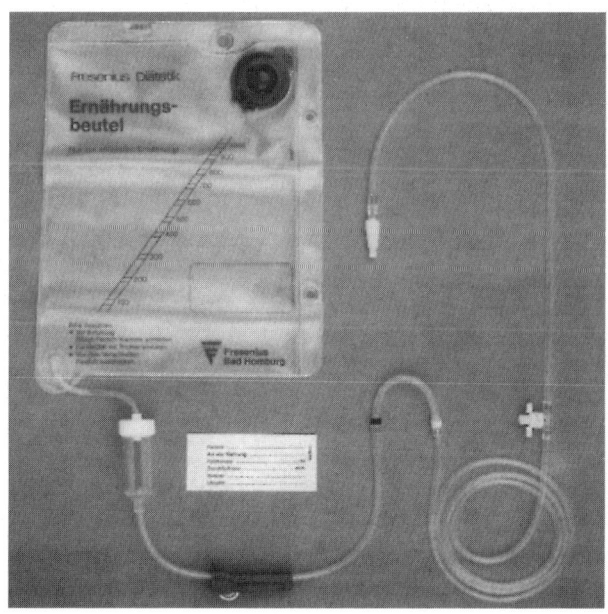

Abb. 117: Ernährungsbeutel zur enteralen Ernährung (Quelle: Fresenius)

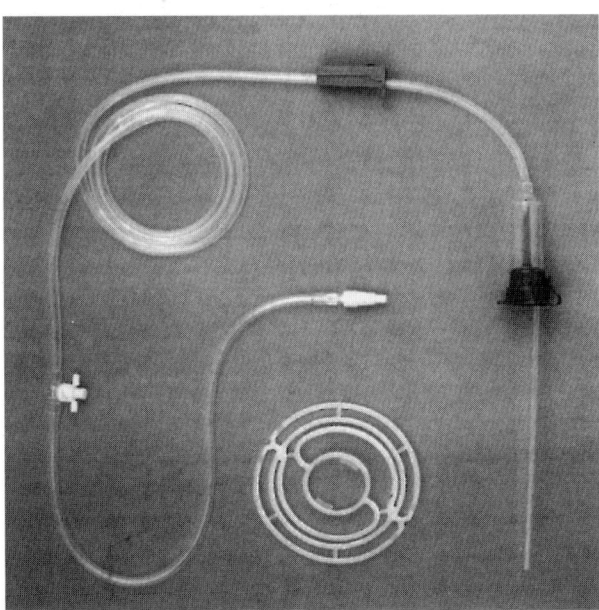

Abb. 118: Überleitsystem
(Quelle: Fresenius)

Zufuhrgeschwindigkeit

Zur Verabreichung der Sondenkost bieten sich verschiedene Möglichkeiten an:

- portionsweise per Spritze:
  bis maximal 100 ml in ca. 5 – 10 Min.
- halbkontinuierlich per Schwerkraft:
  100 ml in ca. 10 – 15 Min.
- kontinuierlich per Pumpe:
  100 ml in ca. 60 Min.

Erfahrungsgemäß wird die langsamere Nahrungszufuhr besser vertragen als die rasche Gabe relativ großer Nahrungsmengen. Zur Ernährung über eine Magensonde hat sich daher die halbkontinuierliche Zufuhr per Schwerkraft bewährt. Gegenüber der Zufuhr mit der Spritze ist dieser Verabreichungsmodus einfacher in der Handhabung, bietet mehr Schutz vor bakterieller Verunreinigung und spart Zeit für die Pflege.

Liegt die Sondenspitze im Dünndarm, ist also die Speicherfunktion des Magens nicht gegeben, so muss die Nahrung kontinuierlich, am besten pumpengesteuert, zugeführt werden.

- **Das Vorratsgefäß**
  Hier handelt es sich meist um eine Flasche, deren Verschluss mit den Überleitsystemen derselben Firma kompatibel ist. Eine andere Möglichkeit ist ein kalibrierter Vorratsbeutel, der immer dann zur Anwendung kommt, wenn Nährmittel aus Pulvern angerührt, Flüssigkeit aus Dosen gegeben oder flüssige Komponenten gemischt werden sollen. Flasche oder Beutel hängen meist wie bei der Infusion an einem Edelstahlgalgen, und vielfach ist an die Beutel das Überleitsystem schon fest angeschweißt.

- **Das Überleitsystem**
Im Prinzip ist jedes Überleitsystem ein Schlauch, der Vorratsgefäß und Sonde verbindet. Häufig findet man ein integriertes Zuspritz-Teil, das die Gabe von Tee oder Begleitmedikamenten erlaubt, ohne das geschlossene System zu unterbrechen. Eine Tropfkammer erlaubt die Zählung der Zufuhrrate, eine Rollklemme reguliert sie. Oft ist der Verschluss doppelt durch eine Schiebeklemme gesichert. Soll eine Pumpe zum Einsatz kommen, gibt es dafür spezielle Überleitsysteme mit einem besonderen Pumpsegment.

- **Die Sonde**
Im Allgemeinen wird dem Patienten die Sonde schon in der Klinik gelegt und, wenn nötig, ausgetauscht.

- **Die Pumpe**
Die meisten modernen Pumpen arbeiten wahlweise mit Batterien, mit Akku oder Netzbetrieb. Sie sind so klein und leicht, dass sie der Patient in einer speziellen Weste oder Tasche mit sich tragen und für Ruhepausen in einen Tischständer integrieren kann.

- **Sonstige Hilfsmittel**
Hautschonende Pflaster zur Fixierung der Nasensonden, Lösungen zur Hautdesinfektion und Kompressen zur Abdeckung für Perkutansonden.

6.8 Hilfsmittel zur Herstellung von Zytostatikalösungen

Bei der Herstellung von Zytostatikalösungen sind durch eine geeignete technische Ausstattung Personen- und Produktschutz

zu gewährleisten. Deshalb wird in einem ruhigen separaten Raum an einer Laminar-Air-Flow-Sicherheitswerkbank gearbeitet. (Abb. 119) Die herstellende Person benötigt:

6.8.1 Filter-Spikes

Speziell konstruierte Entnahmenadeln mit hydrophobem Filter. Diese bieten durch eingebaute wasserabweisende Filter Schutz gegen Aerosolbildung beim Lösen von Trockensubstanzen. Sie dienen auch zur Filtration der gelösten Substanz beim Aufziehen. Bei Herstellung von Stammlösungen ist nur ein einmaliges Anstechen von Injektionsflaschen notwendig und somit eine saubere Mehrfachentnahme möglich.

Die Spikes funktionieren auf Luer-Lock-Basis.

6.8.2 Verschlusskonusse

eignen sich zum Verschließen der Spritzen.

6.8.3 Filter

Wird eine Lösung durch Zugabe von Lösungsmitteln zur Trockensubstanz hergestellt, kann der entstehende Überdruck auch durch ein hydrophobes Filter mit einer Porengröße von $0{,}2\,\mu$m abgeleitet werden.

6.8.4 Entnahme-Spritzen

Zum Entnehmen von Zytostatikalösungen werden Luer-Lock-Einmalspritzen verwendet. Das Schraubgewinde garantiert eine sichere Entnahme, ohne dass die Kanüle von der Spritze abrutschen kann.

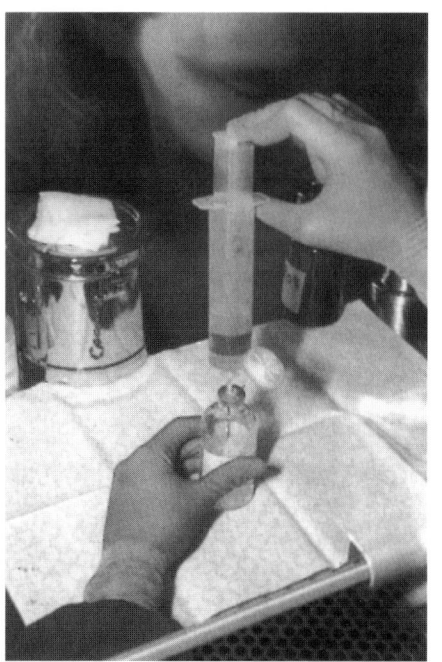

Abb. 119: Herstellung einer Zytostatikalösung (Quelle: Fresenius)

nach mehrmaligem Anstechen gut wieder verschließt, mit Hilfe eines speziellen Mischadapters oder auch per Spritze (Teilmengen) befüllt werden. Bedingt durch eine Überfüllung der Beutel von bis zu 5 % ist von einer Verwendung zur Herstellung einer Stammlösung abzuraten, falls die Teilentnahme volumetrisch erfolgt.

Der Transflac®-Beutel der Fa. Schiwa zeichnet sich durch einen langen Zufüllstutzen (versehen mit den üblichen Gummistopfen) aus, der ein versehentliches Durchstechen verhindert. Bedingt durch die Länge des Stutzens muss insbesondere auf vollständige Mischung bei Zugabe kleinerer Volumina geachtet werden. Ein spezieller Mischadapter ermöglicht die Überleitung im geschlossenen System.

Polyethylenflaschen (z. B. Medipur®, Fa. Fresenius) können mit Hilfe einer Transferkappe befüllt werden.

6.8.5 Systeme zum Herstellen zytostatikahaltiger Infusionen

Es werden geschlossene Systeme verwendet, um das Risiko einer Kontamination zu minimieren und gleichzeitig eine bakterielle Verunreinigung des Inhalts zu verhindern.

Durch die Verwendung von elastischem Kunststoffmaterial kann in gewissem Maß ein Druckausgleich vorgenommen werden (PVC-Beutel, z. B. Fa. Baxter, Fa. Schiwa; Polyethylenflaschen, z. B. Fa. B. Braun Melsungen, Fa. Fresenius).

Die Viaflexbeutel® (Fa. Baxter) können über einen Latexstutzen, der sich selbst

6.8.6 Sterile Katheter- übergangsleitungen

können an die Spritzen mit Luer-Lock-Konus angeschlossen werden.

6.8.7 Lichtschutzsysteme

Bei lichtinstabilen Zytostatikalösungen (z. B. DTIC/Deticene®) ist ein kompletter Lichtschutz wichtig. Alufolie, Stoffbeutel oder lichtundurchlässige Beutel aus Kunststoffmaterial oder Beutel in Kombination mit lichtundurchlässigen, weißen Infusionsbestecken (Fa. Codan), die mit einer abnehmbaren Hülle über der Tropfkammer zur Kontrolle der Tropfgeschwindigkeit ausgerüstet sind, können eingesetzt werden.

6.8.8 Handschuhe und Arm-stulpen

Handschuhe für die Zytostatikazubereitung sollten ausreichend dick sein. Die Fa. Berner und die Fa. Codan bieten besonders dicke, farbige Handschuhe an. Auch das Tragen von sterilen OP-Handschuhen in doppelter Ausführung (z. B. in 1/2-Nummern gestaffelt) hat sich bewährt. Armstulpen aus wasserabweisendem Material sind bei Benutzung der Zytostatikawerkbänke sinnvoll.

6.8.9 Tücher

In der Sicherheitswerkbank sollte aus Sicherheitsgründen auf einem Tuch gearbeitet werden, welches auf der Oberseite saugfähig und auf der Unterseite flüssigkeitsabweisend ist. Spezielle Tücher der Fa. Berner oder der Fa. Codan werden diesen Anforderungen gerecht. Eine Verwendung steriler OP-Tücher (z. B. Fa. Hartmann, Folioplast-Lochtücher) vermindert die Keimbelastung im LAF-Gerät. Moltextücher oder ähnliche Einmalunterlagen sollten nicht verwendet werden, da Zellstoff-Flusen abgegeben werden und zu Verunreinigungen führen können.

7

HILFSMITTEL ZUR KÄLTE- UND WÄRMEBEHANDLUNG

7.1 Allgemeines

Trockene Kälte in Form von Auflagen oder Umschlägen ist indiziert bei Zahnextraktionen und Tonsillektomien, sowie zur subakuter Appendizitis, Fiebersenkung und Schmerzlinderung.

Eisbeutel, Eiskrawatte und Kühlelemente werden stets mit einem passenden Bezug angelegt. Hilfsweise kann ein Kissenbezug bzw. ein leichtes Handtuch verwendet werden.

7.2 Eisbeutel

Eisbeutel (Abb. 120) sind Gummihohlbehälter, die durch eine Öffnung mit zerstoßenem Eis gefüllt werden und für kalte Umschläge Verwendung finden. Im Handel sind Eisbeutel für den Leib, für den Hals, für das Ohr und entsprechend den anatomischen Gegebenheiten zwei unterschiedliche Herzeisbeutel für Männer und Frauen. Die scharfkantigen Eiswürfel sollten vor dem Einfüllen durch Übergießen mit warmem Wasser abgerundet werden.

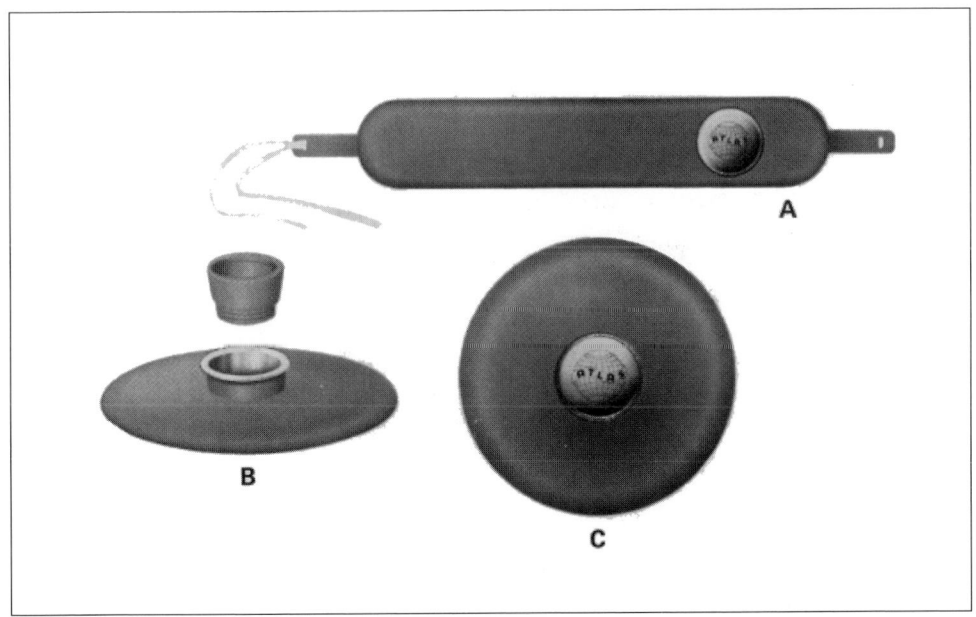

Abb. 120: A: Halseisbeutel; **B:** Leibeisbeutel mit Gummistopfen; **C:** Leibeisbeutel mit Metallverschraubung

7.3 Kältekissen

Kältekissen gibt es zur Soforttherapie bei schmerzhaften Prellungen, Zerrungen und Blutergüssen. Es handelt sich um Kompressen zum einmaligen Gebrauch. Beim Zusammendrücken des inneren Beutels werden Ammoniumnitrat-Kristalle in Wasser gelöst.

Eis-Plastik-Kompressen

Sie sind mit einer Spezialfüllung versehen, die eine dosierte Abgabe der gespeicherten Kälte in der Zeit der üblichen Behandlungsdauer ermöglicht.

Eis-Kompressen sind einfach zu reinigen, können im Kühlschrank bei Temperaturen bis -20°C »aufgeladen« werden und so leicht zur Kältebehandlung in der physikalischen Therapie eingesetzt werden.

7.4 Wärmflasche

Bei den Wärmflaschen sind solche mit einer glatten Oberfläche sowie einseitig und zweiseitig lamellierte zu unterscheiden. Es sollten in der Apotheke einseitig lamellierte Flaschen empfohlen werden, die zuerst mit der schützenden Luftschicht zwischen den Lamellen und nach entsprechender Abkühlung mit der glatten Seite auf den Körper gelegt werden können.

Das Füllen der Wärmflasche mit 60 bis 70°C warmem Wasser geschieht am besten, indem man sie in der Mitte faltet und das Wasser bis zum Schraubverschluss einlaufen lässt. Hierdurch hat die Flasche die richtige Füllung und es braucht keine überschüssige Luft herausgedrückt zu werden.

7.5 Heizkissen

Elektrische Heizkissen sollten in der Apotheke nur mit Vorsicht empfohlen werden, da die Gefahr gross ist, dass durch Feuchtigkeitseinwirkung (Urin, Schweiß, verschüttete Getränke) ein Kurzschluss entsteht.

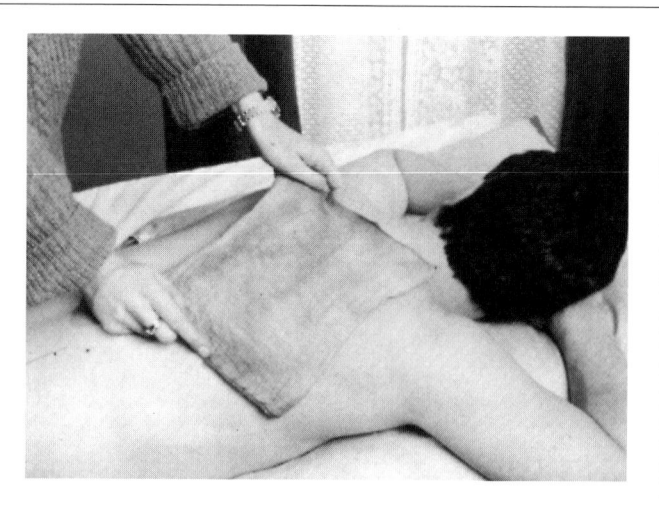

Abb. 121: Fangopackung

7.6 Kataplasma

Kataplasmen sind kleinere heiß angewandte örtliche Auflagen mit gebrauchsfertigen Pasten.

Anwendung: bei Lymphdrüsenschwellungen, Mumps und neuralgischen Schmerzzuständen (Zahnschmerzen u.ä.). Die Paste wird im Wasserbad erhitzt, gut durchgemischt und etwa 3 mm dick auf ein Leinentuch aufgetragen, anschließend mit einer Lage Mull bedeckt und die Temperatur mit der Innenarmseite geprüft. Die gesamte Auflage wird mit einem Tuch bedeckt.

Dauer der Auflage: 12 bis 24 Stunden.

7.7 Fangopackung

Fangopackungen (Abb. 121) sind vorgefertigte Kompressen unterschiedlicher Größe. Sie können als vereinfachte Form des Kataplasmas verstanden werden. Sie werden in heißes Wasser gelegt und leicht ausgedrückt auf die erkrankte Körperpartie aufgebracht. Die Dauer der Anwendung beträgt zwischen 30 und 60 Minuten. Die Kompresse kann mehrfach wiederverwendet werden und wird daher nach Gebrauch getrocknet.

7.8 Paraffin-Plastik-kompressen®

In einer Spezial-Weich-PVC-Folie ist Paraffin eingeschweißt. So entsteht eine Kompresse, die eine einfache, hygienische und rationelle Wärmetherapie ermöglicht. Es gibt Gesichts-, Organ- und Universalkompressen sowie Halskrawatten.

8

HILFSMITTEL ZUM SCHUTZ UND HALT VON KÖRPERTEILEN

8.1 Allgemeines

Textile therapeutische Segmente

Hierbei handelt es sich um Produkte, die ganz bestimmte Körperpartien, meist Gelenkabschnitte, umfassen. Man unterscheidet Stützsegmente und Wärmesegmente.

A) **Stützsegmente** (Orthesen): sind Erzeugnisse, welche starr oder gummielastisch sind und deren Hauptaufgabe es ist, den schwachen oder anfälligen Körperpartien Ruhigstellung, Halt oder Stütze zu geben. Sie werden prophylaktisch bei sportlicher Betätigung oder als Schutz vor Unfällen und therapeutisch zur Nachbehandlung bei Operationen an Gelenken und nach Unfällen eingesetzt.

B) **Wärmesegmente:** Diese Teile sind aus wollenem Material mit elastischen Gummifäden durchzogen. Sie schützen empfindliche Körperteile vor Zugluft, Nässe und Kälte und werden daher häufig bei rheumatischen Krankheiten angewandt.

Kontraindikationen

Stützsegmente sollten in der Regel nur während der Bewegung des betreffenden Gelenks getragen werden. Bei längeren Ruhezeiten, wie z. B. während des Schlafs, könnte die Blutzirkulation beeinträchtigt werden.

Wärmesegmente können im Gegensatz zu den Stützsegmenten auch während der Nacht getragen werden. Hier kommen als mögliche Kontraindikationen lediglich Allergien gegen bestimmte Textilfasern in Frage.

8.2 Armtragegurt und Armtragetuch (Mitella)

Diese beiden Artikel dienen zur Ruhigstellung des Armes und sind darüber hinaus vielseitig verwendbar in der Ersten Hilfe (siehe Verbandmittel).

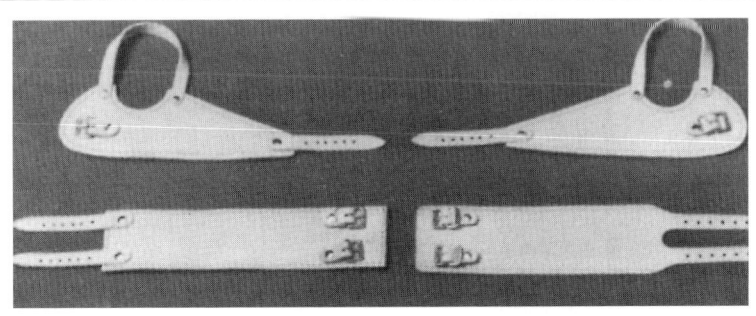

Abb. 122: Handgelenkriemen, Leder, oben: mit Daumenschlaufe

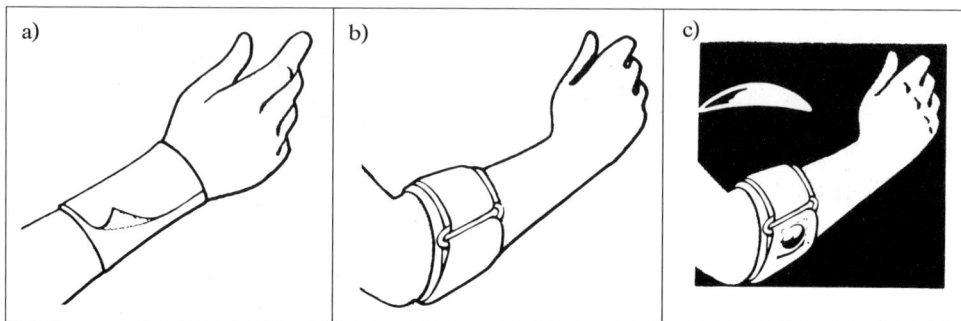

Abb. 123: **a)** Handgelenkbandage; **b)** Epicondylitis-Bandage **c)** Epicondylitis-Bandage mit Pelotte

8.3 Handgelenkriemen

Handgelenkriemen (Abb. 122) aus Leder mit und ohne Daumenschlaufe dienen zur Stützung des Handgelenks bei schwerer Handarbeit und geben den Sehnen oberhalb des Handgelenks einen zusätzlichen Halt.

Handgelenkbandage mit Klettverschluss (Abb. 123a)

Anstelle von ledernen Handgelenkriemen bei Sehnenscheidenentzündung, Zerrungen des Handgelenks und nach Abnahme von Gipsverbänden.

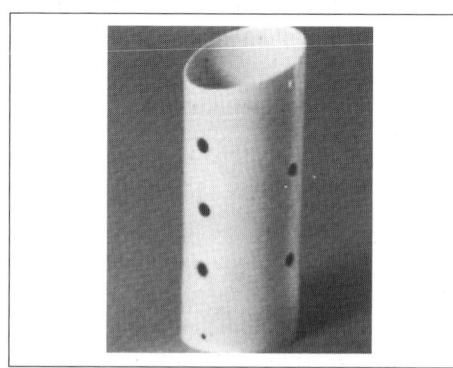

Abb. 124: Kratzmanschette

8.4 Bandage bei »Tennisarm« (Epicondylitis-Bandage)

Als Bandage der ellenbogennahen Vorderarmmuskulatur kann zur gezielten Druckausübung eine Epicondylitis-Bandage mit Pelotte angelegt werden (Abb. 123b, c).

8.5 Kratzmanschette aus Celluloid

Indikation: Schutz gegen Wundkratzen bei Babys (Milchschorf); 3 Größen im Handel (Abb. 124).

8.6 Halskrawatte für den Tag

Durch Velcroverschluss in Höhe und Weite verstellbar, mit auswechselbarer Kinnauflage (Abb. 125).
Indikation: Verletzungen und Entzündungen der Halswirbelsäule, Nacken-, Schulter-, Arm-Syndrom, schmerzhafte Verspannung der Nacken- und Schultermuskulatur, Rheuma, Arthritis und Schmerzen im HWS-Bereich.

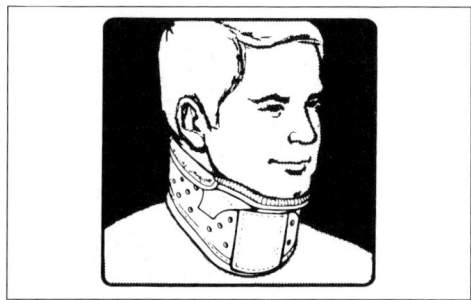

Abb. 125: Halskrawatte für den Tag

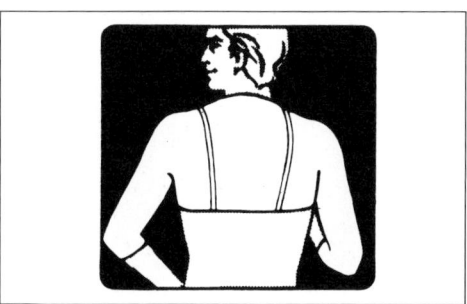

Abb. 128: Elastischer Schulterwärmer

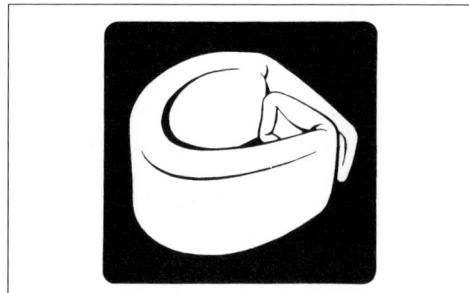

Abb. 126: Halskrawatte für die Nacht

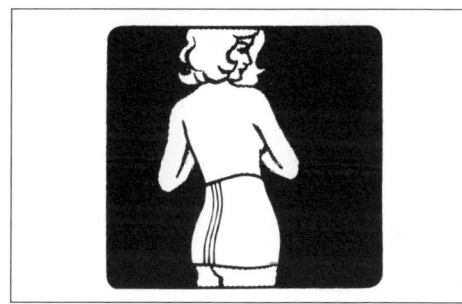

Abb. 127: Elastische Nierenschutzbinde

wie bei der Halskrawatte für den Tag. Zusätzlich: nach so genannten Peitschenschlagverletzungen, bei schmerzhaftem Schiefhals, nach Operationen an der Halswirbelsäule und nach Schiefhalsoperationen.

8.7 Elastische Nierenschutzbinde – elastischer Schulterwärmer 3/4-Arm

Medizinische Wärmesegmente (Abb. 127 und 128), die als Schutz vor Zugluft und Unterkühlung bei rheumatischen Erkrankungen getragen werden. Mit Feinwaschmittel bis 30 °C waschbar.

8.8 Kniebandage, Kreuzzug

Indikationen: Sportverletzungen, lockere Kniescheibe, als Stütze bei O- und X-Knie, als Kniegelenkbandage bei Gelenkergüssen und nach Abnahme von Gipsverbänden (Abb. 129).

8.6.1 Halskrawatte für die Nacht

Aus weichem Schaumstoff mit Baumwollbezug, 9 cm hoch, durch Velcroverschluss individuell verstellbar (Abb. 126). Die Indikationen sind die gleichen

8.8.1 Kniekappe

Indikationen: rheumatische, arthritische Beschwerden, Gicht, Sportverletzungen und nach Abnahme von Gipsverbänden (Abb. 130).

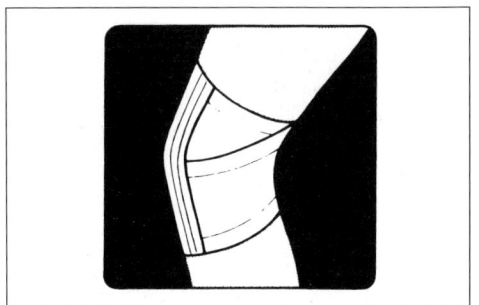

Abb. 129: Kniebandage, Kreuzzug

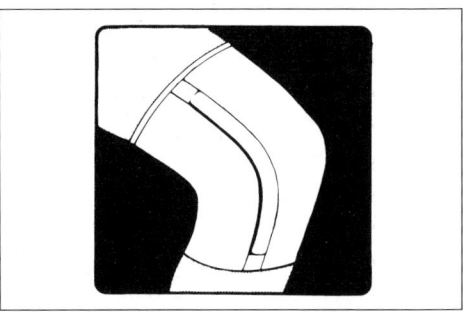

Abb. 130: Kniekappe, seitliche Spiralfedern

8.10 Zweizug-Knöchelstütze (längs- und querelastisch)

Indikationen: Bandlockerungen, Knickfußbeschwerden, Sehnenreizungen, Sprunggelenksverletzungen, Sportverletzungen (Abb. 132).

8.11 Kreuzschlingenbandage

Indikationen: Sprunggelenksverletzungen, Bandlockerungen am Sprunggelenk, Knickfußbeschwerden, nach Abnahme von Gipsverbänden. Die Größe wird mit einem Bandmaß als Achterschlaufe um Knöchel und Fuß ermittelt (Abb. 133a und b).

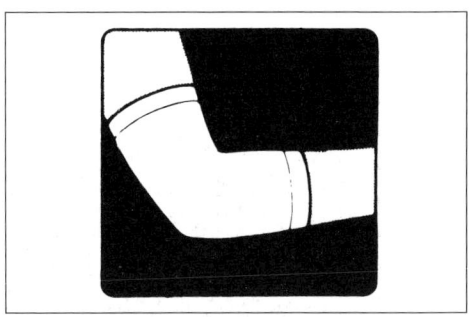

Abb. 131: Zweizug-Ellenbogenstütze

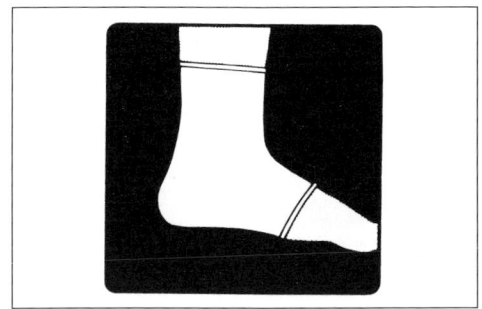

Abb. 132: Zweizug-Knöchelstütze

8.9 Zweizug-Ellenbogenstütze

Indikationen: geschwollene schmerzhafte Ellenbogen, Gelenkergüsse, Ellenbogenschäden, Sportverletzungen. Das Maß wird am Ellenbogengelenk genommen (Abb. 131).

8.12 Metatarsal-Bandage (Spreizfußbandage)

Indikation: Spreizfuß (Abb. 134).

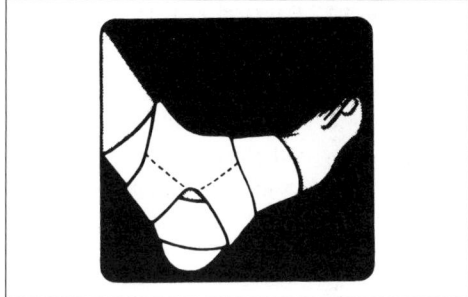

Abb. 133a: Kreuzschlingenbandage

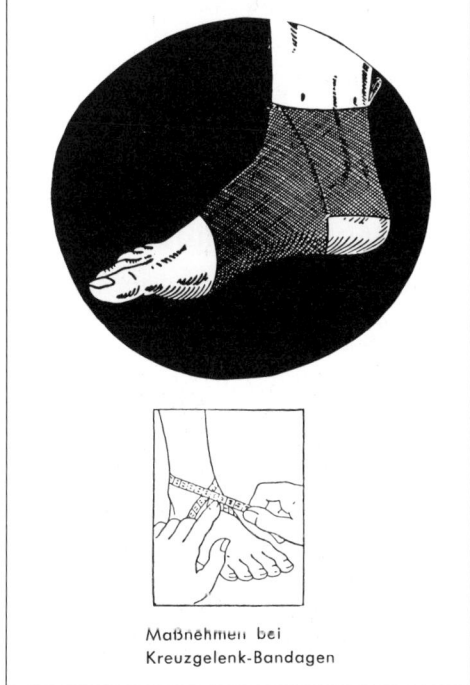

Abb. 133b: Kreuzgelenkbandage

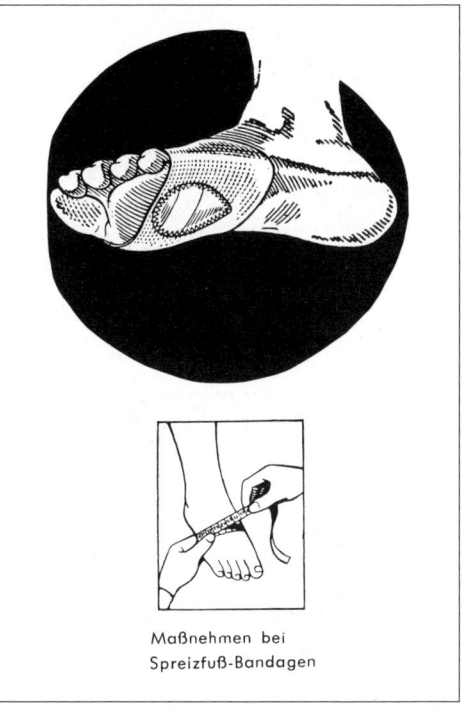

Abb. 134: Spreizfußbandage

8.13 Suspensorium

Das Suspensorium (Abb. 135) ist ein Leibgurt mit daran befindlichem Leinenbeutel als Trageverband für den Hoden. Es wird von Kranken und Sportlern getragen.

Die Größen von 1 – 10 werden vom Arzt ermittelt!

8.14 Schiene

Schienen werden zum Richten und Ruhigstellen (z. B. bei Knochenbrüchen) benötigt und können aus Draht oder aufblasbaren Plastikbehältern bestehen. Die gebräuchlichsten Schienen sind die Cra-

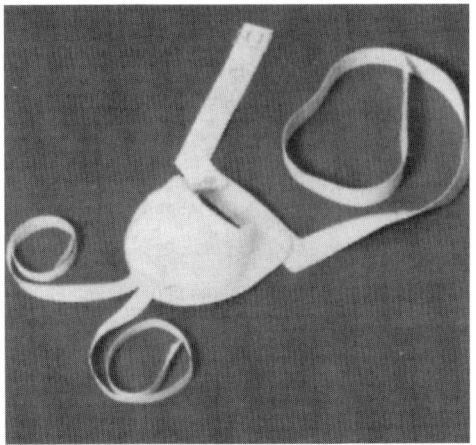

Abb. 135: Suspensorium

8.15 Bruchband

Bruchbänder (Abb. 137) bestehen aus einer mit Stoff überzogenen Stahlfeder und Druckpelotte (anatomisch geformtes Druckkissen), aus einem Textilgummigurt und Druckpelotte oder aus einem reinen Gummigurt mit Druckpelotte. Bei Leistenbruchbändern verhindern Schenkelriemen das Verrutschen der Pelotten. Beim Anpassen eines Bruchbandes ist äußerste Vorsicht geboten, da falsch sitzende Bruchbänder schweren Schaden anrichten können. Deshalb sollte der richtige Sitz unbedingt vom Arzt nachgeprüft werden. In der Kinderheilkunde werden Nabelbruchbänder verwendet.

mer Schiene (Drahtleiterschiene, Abb. 136), die Böhler Fingerschiene (zum Eingipsen), die Braun'sche Schiene (spezielle Beinschiene) und verschiedene aufblasbare Kammerschienen. Die Kammerschienen umgeben den Körperteil und fixieren ihn durch die aufgeblasenen Luftkammern.

8.16 Mobilitätshilfen

Für das Apothekensortiment sind folgende Mobilitätshilfen von Bedeutung (Abb. 138 – 141):
- Unterarmgehstützen (Krücken)
- Arthritis-Gehhilfen
- Achselkrücken

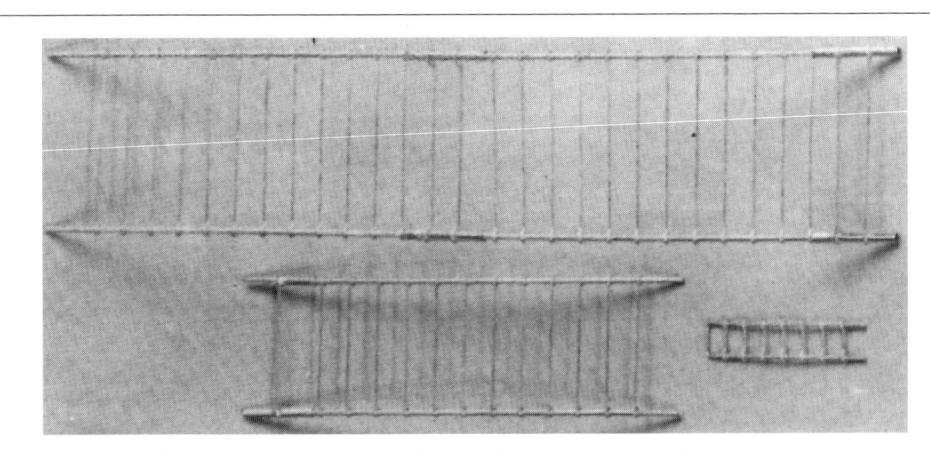

Abb. 136: Cramerschienen

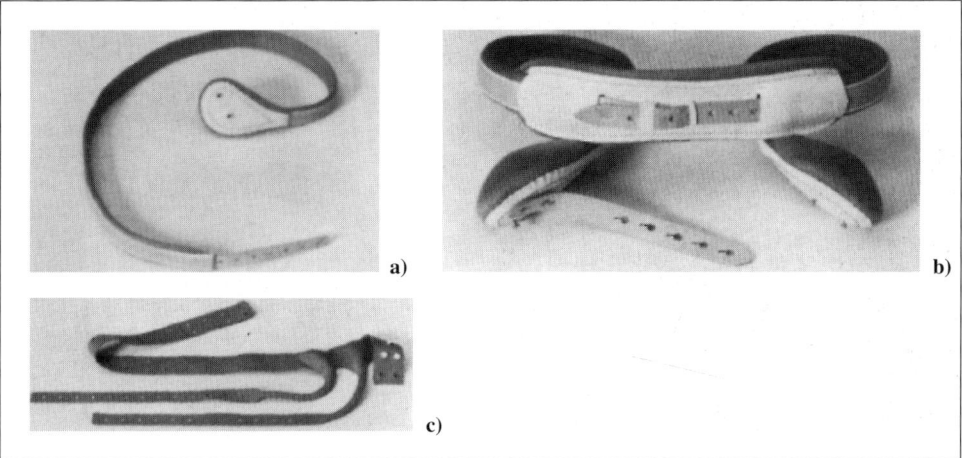

Abb. 137: Bruchband mit Stahlfeder und Leistenpelotte. **a)** einseitig; **b)** doppelseitig;
c) Bruchband, Gummi, doppelseitig für Kinder

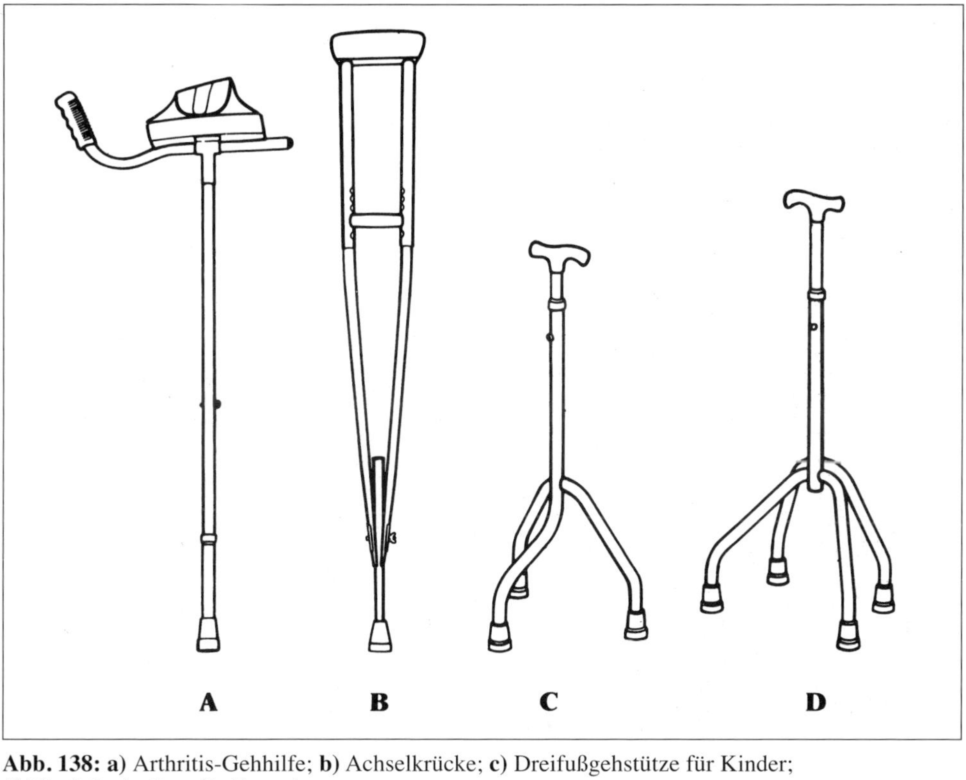

A   B   C   D

Abb. 138: a) Arthritis-Gehhilfe; **b)** Achselkrücke; **c)** Dreifußgehstütze für Kinder;
d) Vierfußgehstütze für Erwachsene

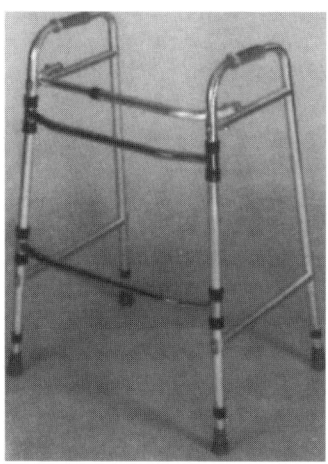

Abb. 139: Gehgestell (starr) höhenverstellbar 81 – 91 cm

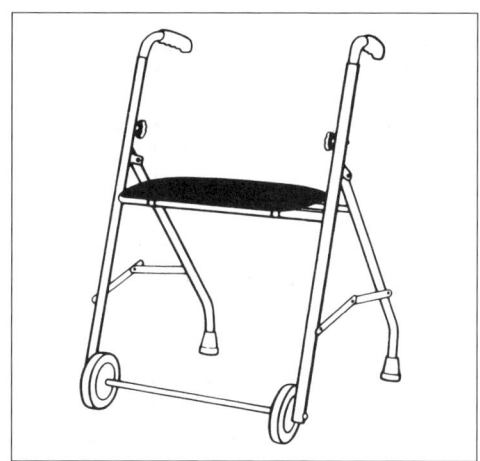

Abb. 140: Gehrollbank

* Dreifußgehstützen für Kinder
* Vierfußgehstützen für Erwachsene
sowie
* Gehgestelle und Gehrollbänke.

8.17 Stützstrümpfe – Kompressionsstrümpfe

8.17.1 Allgemeines

Der Rückfluss des Blutes aus den unteren Extremitäten zur rechten Herzkammer erfolgt durch die peripheren (oberflächlichen) und die tiefen Venen. Durch Verbindungsvenen kann das Blut aus den peripheren in die tiefen Venen gelangen. Ein Rückfluss wird durch Venenklappen verhindert.

Ein weiteres Klappensystem sorgt dafür, dass das Blut in der Sogphase entgegen der Schwerkraft herzwärts transportiert wird und in der Sogpause nicht zurückfließt. Hieraus folgt, dass bei einer Überdehnung der Venenwand und einem dadurch bedingten mangelhaften Klap-

penverschluss das Blut zum Teil zurückfließt. Folge: Verringerung der Strömungsgeschwindigkeit, erhöhte Gefahr einer oberflächlichen Venenentzündung (Varicophlebitis), Thrombenbildung (Varicothrombose bzw. Thrombophlebitis).

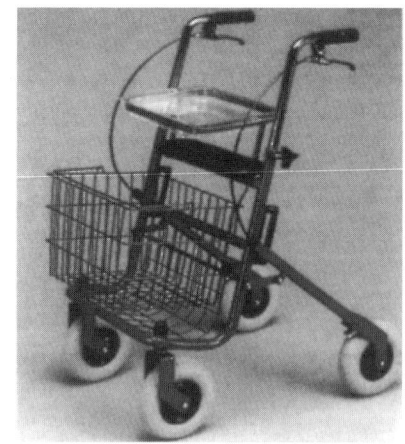

Abb. 141: Rollator. Zusammenfaltbar, höhenverstellung von 79–96 cm, abnehmbarer Einkaufskorb und Ablage, Handbremse feststellbar.

Als Phlebothrombose wird eine Thrombophlebitis der tiefen Venen bezeichnet. Sie zählt zu den möglichen Komplikationen beim länger bettlägerigen Patienten. Besonders gefürchtet ist diese Thrombose in der Schwangerschaft und im Wochenbett, bedingt durch die Zunahme des Blutvolumens und die Verringerung der Durchblutungsgeschwindigkeit in den unteren Extremitäten.

8.17.2 Postthrombotisches Syndrom – Ödembildung

Nach der Ausheilung einer tiefen Venenthrombose bleiben narbige Veränderungen zurück. Als Folge davon wird das Blut aus den tiefen über die Verbindungsvenen in die oberflächlichen Venen hinausgedrückt. Dabei werden die Klappen insuffizient, es können sich neue Varizen (Krampfadern) bilden. Aus dem Geschilderten ergibt sich, dass eine Kompression der Wadenmuskulatur, die von außen bei Bewegung Druck auf die Venen ausübt, den venösen Rückstrom fördert. Dabei wird die Strömungsgeschwindigkeit des venösen Blutes stärker gefördert, wenn die Kompression von distal nach proximal kontinuierlich abnimmt (Abb. 142).

8.17.3 Stützstrümpfe

Stützstrümpfe und straffende Strumpfhosen sind feingewebte modische Textilstrümpfe, die ihre Stützkraft durch hochelastische Textilfasern erzielen. Der Druck auf das Bein ist am Fuß, am Knöchel und an der Fessel am größten und nimmt zum Oberschenkel hin ab.

Stützstrumpfhosen für werdende Mütter haben ein eingearbeitetes verstellbares Leibteil.

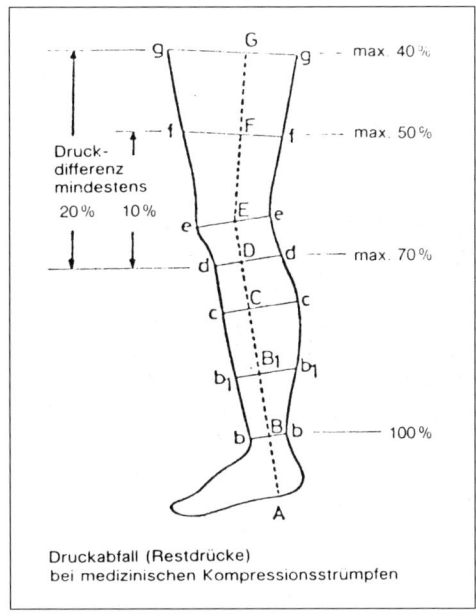

Druckabfall (Restdrücke) bei medizinischen Kompressionsstrumpfen

Abb. 142: Druckabfall vom Knöchel zum Schritt

Normalerweise werden die Venen beim Gehen durch den Pressdruck der Beinmuskulatur rhythmisch zusammengedrückt. Durch diese »Muskelpumpe« wird der Rückfluss des venösen Blutes zum Herzen beschleunigt.

Daraus ergeben sich die **Indikationen für Stützstrümpfe:** ungenügende Druckleistung der Beinmuskulatur, Varizen-Prophylaxe für Angehörige »stehender Berufe«, Bindegewebsschwäche und Übergewicht, Schwangerschaft ab 3. Monat.

Hinweise

Als Anti-Embolie-Strümpfe werden Strümpfe bezeichnet, die zur prä-, intra- und postoperativen Prophylaxe am liegenden Patienten gedacht sind. Ebenso sind Nachtstrümpfe speziell für die Kompression im Liegen konzipiert.

8.17.4 Kompressionstrümpfe und -strumpfhosen

Zur **Behandlung** von Venenleiden wird der voneinander unabhängige Längs- und Querzug (Zweizugkompression) der **Kompressionsstrümpfe** angewandt. Auch hier nimmt der Druck von distal nach proximal kontinuierlich ab: am Knöchel 100 %, unterhalb des Knies 70 %, am Oberschenkel 50 % und am Schritt 40 %. Bei Strumpfhosen im Hosenteil 20 % (Abb. 142).

Aufbau der Zweizug-Kompressionsstrümpfe

Im Gegensatz zur Kompressionsbinde, deren Druckwirkung von Wickeltechnik und Bindenmaterial abhängt, wird die Druckcharakteristik eines Kompressionsstrumpfes durch Stricktechnik und durch das verarbeitete Material bestimmt. Das Gestrick eines Zweizug-Kompressionsstrumpfes besteht in der Regel aus drei Fadensystemen natürlicher oder synthetischer Fasern:

Einlagefäden gleich Schussfäden wirken in Beinumfangsrichtung und ergeben die Kompressionswirkung.

Gummi-(Synthetik-)Maschen bedingen den Längszug, Anpassungen an Gelenkbewegungen, Verhinderung von Faltenbildung.

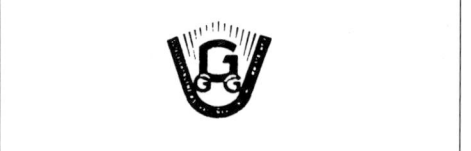

Abb. 143: Gütezeichen

Textilmaschen halten die beiden Systeme als Zweizuggestrick zusammen.

Gütezeichen (Abb. 143)

Qualität und Druckverlauf von Kompressionsstrümpfen werden ständig gemäß den Richtlinien der Gütezeichengemeinschaft medizinischer Gummistrümpfe e.V. überprüft.

Kompressionsklassen und dazugehörende Indikationen

Kompressionsstrümpfe und -strumpfhosen sind in vier Kompressionsklassen von verschiedenen Anbietern im Handel (z. B. Varilind-K, Roland; Sigvaris, Ganzoni; Weco, Will u. a.). Die Schwere des Krankheitsbildes ist entscheidend für die Wahl der Kompressionsklasse, welche vom Arzt nach folgendem Schema ermittelt wird (am häufigsten Klasse II):

Kompressionsklasse I: Kompression von etwa 25 p/cm^2 / 20 – 30 mm Hg

Indikationen:
Leichte Oberflächenwirkung
Prophylaxe bei Schwere und Müdigkeitsgefühl in den Beinen
Geringe Varikosis
Beginnende Schwangerschaftsvarikosis

Kompressionsklasse II: Kompression von etwa 38 p/cm^2 / 30 – 40 mm Hg

Indikationen:
Mittlere Oberflächenwirkung
Leichte chronisch venöse Insuffizienz
Nach oberflächlicher Thrombophlebitis, nach Abheilung unerheblicher Ulzerationen, bei stärkerer Schwangerschaftsvarikosis, nach Sklerosierung, zur Thromboseprophylaxe.

Kompressionsklasse III: Kompression von etwa 55 p/cm^2 / 40 – 50 mm Hg

Indikationen:
Mit Oberflächen- und Tiefenwirkung
Starke Varikosis mit Ödemneigung
Chronisch venöse Insuffizienz infolge
Postthrombotischen Syndroms
Posttraumatisches Ödem nach Ulcus cruris
Sekundäre Varikosis
Nach Sklerosierung

Kompressionsklasse IV: Kompression
von 80 p/cm² / über 50 mm Hg
Indikationen:
Verstärkte Tiefenwirkung
Schwere postthrombotische Fälle
Starke Ödemneigung

Kontraindikationen

Eine Reihe von krankhaften Beschwerden spricht gegen die Verordnung von Kompressionsstrümpfen. Ein Bein sollte erst dann mit einem Kompressionsstrumpf versorgt werden, wenn es durch eine vorausgegangene Behandlung weitgehend ödemfrei ist. Bei schweren arteriellen Durchblutungsstörungen ist Kompression ebenfalls kontraindiziert. Nässende Dermatosen, Ekzeme und Ulcera cruris sollten vor einer Strumpfversorgung abgeheilt sein. Furunkel und Abszesse werden unter Kompression sehr schmerzhaft.

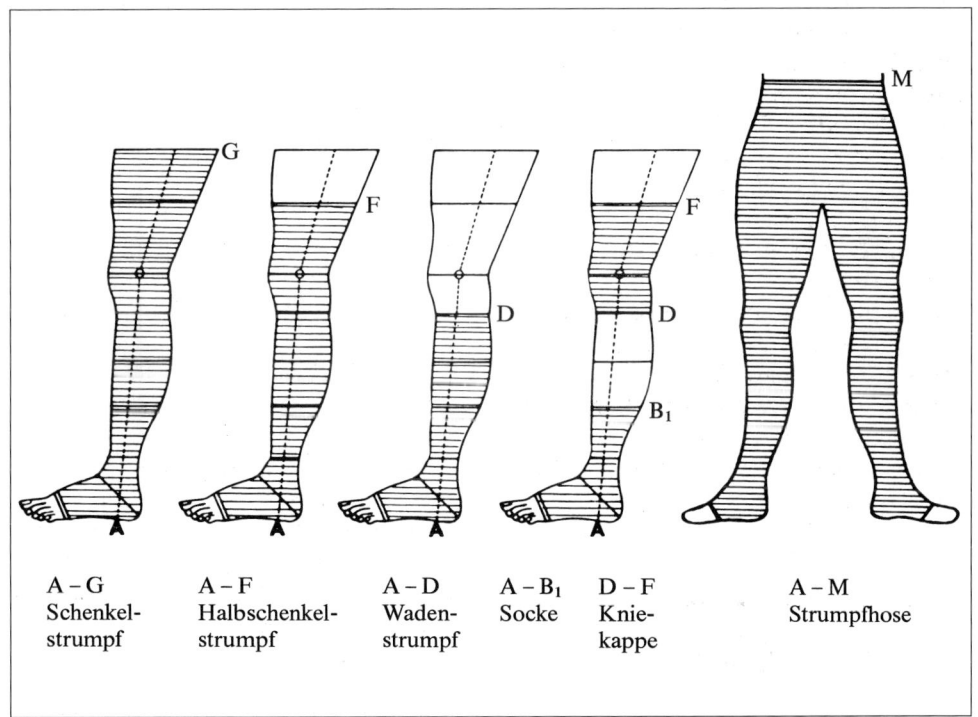

A – G	A – F	A – D	A – B₁	D – F	A – M
Schenkel-strumpf	Halbschenkel-strumpf	Waden-strumpf	Socke	Knie-kappe	Strumpfhose

Abb. 144: Strumpflängen und ihre symbolischen Bezeichnungen

Kompressionsstrumpfformen

Die Strumpfform richtet sich nach dem Krankheitsbild. Verordnet werden: Halbstrümpfe, Schenkelstrümpfe, Strumpfhosen. Daneben: Knöchelsocken, Kniekappen, Schenkelstrümpfe mit Gurt (meist für Herren), Strumpfhosen für Gravide mit verstellbarem Bund (Abb. 144).

Bestimmung der Größen

Findet sich bei der ärztlichen Verschreibung keine Angabe zur Größe (Abb. 145) oder die Angabe »Strumpf nach Maß« bzw. »Maßkonfektion«, so können die Maße am Patienten in der Apotheke genommen oder von ihm zu Hause ermittelt werden. Anhand einer bundeseinheitlichen Richttabelle für Zweizug-Kompressionsstrümpfe und -Strumpfhosen werden die Seriengrößen I – V ermittelt (Abb. 145).

Maßnehmen in der Apotheke

Voraussetzung: Ödemfreiheit der Beine. **Prüfung:** »Daumenprobe«. Bleibt nach Druck mit dem Daumen in der Knöchelgegend eine Delle, sollte nicht gemessen werden.

In diesem Falle sollte der Patient am nächsten Morgen mit gewickelten Beinen wiederkommen oder mit der Messkarte zu Hause selbst maßnehmen.

Größe	I		II		III		IV		V	
Beinumfangmaße in cm										
g	42	44	46	48	50	52	54	56	58	60
f	39	41	42,5	44	45,5	47	48,5	50	51,5	53
e	30	31	32,5	34	35,5	37	38,5	40	41,5	43
d	27,5	28	29,5	31	32,5	34	35,5	37	38,5	40
c	28,5	30	31,5	33	34,5	36	37,5	39	40,5	42
b 1	23	24	25,5	26,5	27,5	29	30	31	32,5	34
b	18,5	19	20	21	22	23	24	25	26	27
h	27	28	29	30	31	32	33	34	35	36
a	18,5	19	20	21	22	23	24	25	26	27
Beinlängenmaße in cm										
A-G	65	65	68	68	71	73	75	76	78	78
A-F	55	55	57	57	59	61	62	64	65	65
A-E	42	42	43	43	44	46	47	48	49	49
A-D	37	37	38	38	39	39	40	40	41	41
A-C	25	25	26	26	27	27	27	28	28	28
A-B 1	18	18	19	19	20	20	21	21	21	21
A-B	11	11	11	11	12	12	12	12	13	13

Abb. 145: Größentabelle für Zweizug-Kompressionsstrümpfe

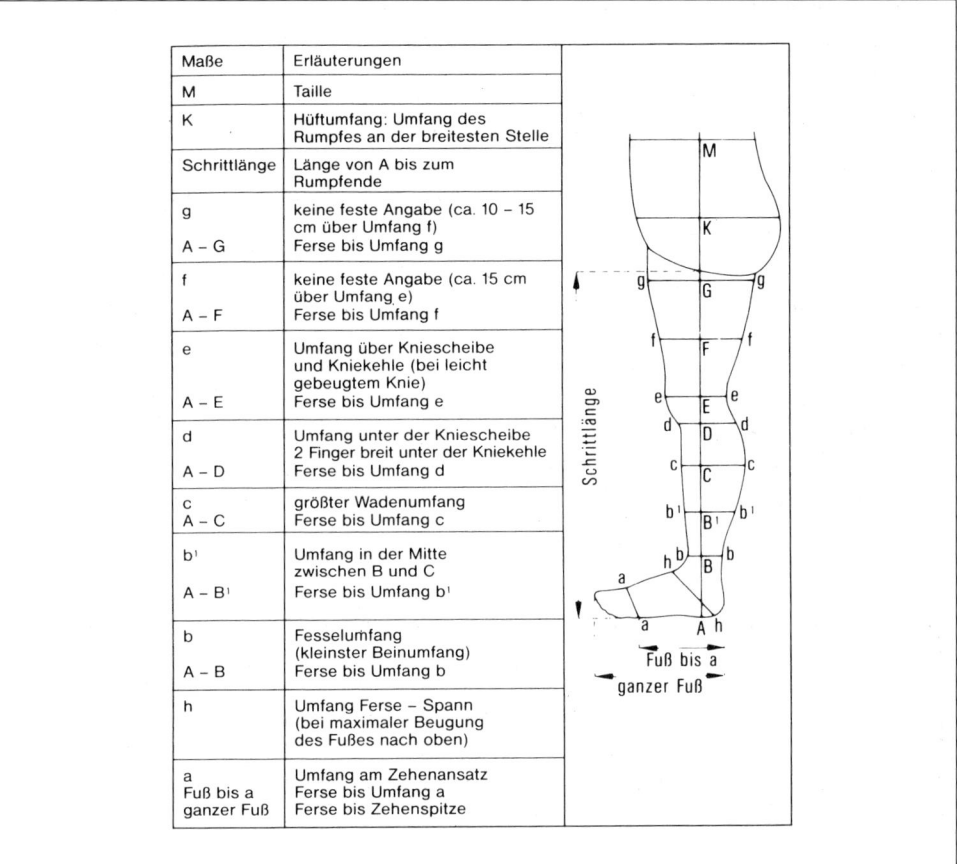

Maße	Erläuterungen
M	Taille
K	Hüftumfang: Umfang des Rumpfes an der breitesten Stelle
Schrittlänge	Länge von A bis zum Rumpfende
g A – G	keine feste Angabe (ca. 10 – 15 cm über Umfang f) Ferse bis Umfang g
f A – F	keine feste Angabe (ca. 15 cm über Umfang e) Ferse bis Umfang f
e A – E	Umfang über Kniescheibe und Kniekehle (bei leicht gebeugtem Knie) Ferse bis Umfang e
d A – D	Umfang unter der Kniescheibe 2 Finger breit unter der Kniekehle Ferse bis Umfang d
c A – C	größter Wadenumfang Ferse bis Umfang c
b¹ A – B¹	Umfang in der Mitte zwischen B und C Ferse bis Umfang b¹
b A – B	Fesselumfang (kleinster Beinumfang) Ferse bis Umfang b
h	Umfang Ferse – Spann (bei maximaler Beugung des Fußes nach oben)
a Fuß bis a ganzer Fuß	Umfang am Zehenansatz Ferse bis Umfang a Ferse bis Zehenspitze

Abb. 146: Anleitung zum Anmessen von Zweizug-Kompressionsstrümpfen

Maßnehmen mit der Messkarte

Der Patient ermittelt morgens gleich nach dem Aufstehen am unbekleideten Bein die in der Messkarte geforderten Längen und Umfangmaße: Erläuterungen siehe Abb. 146.

8.18 Intermittierende Kompression

Eine Möglichkeit der Kompressionsbehandlung ist die intermittierende Kompression, speziell für Patienten, die nicht mehr fähig sind, ihre Muskelpumpe aktiv zu betätigen, etwa bei Gelenkversteifung oder Bettlägerigkeit.

Bei diesem Verfahren werden dem Patienten ein- oder mehrkammerige, aufblasbare, flexible Kunststoffstiefel, bei denen ein eingeschlossener Kompressor für das Aufblasen sorgt, an das kranke Bein gezogen. Es kommt zunächst zu einem langsamen Anstieg des Drucks, der für individuell unterschiedliche Zeiten aufrechterhalten wird, und schließlich zum Ablassen des Druckes auf 0 mmHg. Bei den mehrkammrigen Stiefeln wird der Druck zuerst in der distalen Kammer im Knöchelbereich aufgebaut, anschließend in der unmittelbar proximalen Kammer.

Indikationen für dieses Verfahren: postthrombotisches Lymphödem, Varikosis mit Phlebödem, Begünstigung der Wundheilung nach operativen Eingriffen.

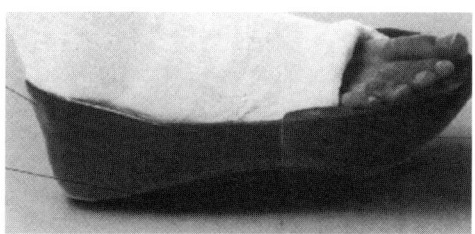

Abb. 147: Gehgalosche Johnson

8.19 Gehgalosche und Gummiabsatz

Gehgalosche und Gummiabsatz (Abb. 147 und 148) für Gehgipse dienen der Abfederung beim Laufen mit Gipsverband.

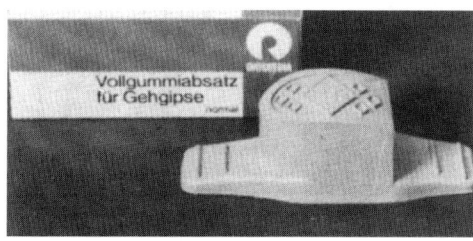

Abb. 148: Gummiabsatz für Gehgipse

9

HILFSMITTEL FÜR DIE FRAUENHEILKUNDE

9.1 Irrigator, Frauendusche

(siehe 4.8 und 4.9)

9.2 Pessare

9.2.1 Allgemeines

Es handelt sich um ring-, schalen- oder würfelförmige Körper aus verschiedenen Materialien.

Stützpessare dienen zur symptomatischen Behandlung von Lageveränderungen verschiedener Genitalabschnitte.

Ursache: angeborene Bindegewebsschwäche, Verletzung und Überdehnung beim Geburtsvorgang oder Erschlaffung des Stütz- und Muskelgewebes infolge von Östrogenmangel; häufiges schweres Heben.

A) Descensus uteri –

Gebärmuttersenkung

Symptome: Kreuzschmerzen, Harninkontinenz, Restharnbildung, Zystitis, Obstipation, Fluor, starke Menstruationsblutungen und nicht menstruelle Blutungen aus der Gebärmutter. Sind die Haltebänder der Gebärmutter derart erschlafft, überdehnt oder verletzt, dass sie vor der Vulva liegt, spricht man vom **Totalprolaps.**

B) Retroflexio uteri –

Gebärmutterverlagerung

Hierbei ist der Uterus nicht nach vorn gebogen, sondern nach hinten gedreht.

Mögliche Folge: Unfruchtbarkeit.

Daneben kommt es auch vor, dass während einer Schwangerschaft der Uterus retroflektiert. Richtet er sich bis zum dritten Monat selbst nicht wieder auf, so wird er vom Arzt in die richtige Lage gebracht und dort mit dem sesselförmigen Hodge-Pessar fixiert.

Hinweise

Um eine Inkrustierung zu vermeiden, muss das Pessar alle sechs bis acht Wochen gewechselt und gegebenenfalls durch eine andere Größe ersetzt werden. Die Patientin sollte mindestens einmal wöchentlich eine Scheidenspülung mit Kamilleauszügen oder einer sehr verdünnten Kaliumpermanganatlösung durchführen. Hierzu kann die Frauendusche oder besser der Irrigator mit Mutterrohraufsatz verwendet werden.

9.2.2 Stützpessar-Arten

Es gibt sechs verschiedene Stütz-Pessar-Arten:

Ring-Pessar

- Aus Weichgummi (Mutterring) (Abb. 149) in Größen 50, 55, 60 ... bis 95 mm ⌀
- Aus Hartgummi (Mutterring) 11 Größen 50, 55 ... bis 100 mm ⌀
- Aus Porzellan (Abb. 150) 11 Größen 50, 55 ... bis 100 mm ⌀

- Aus Hartgummi (Abb. 151)
  11 Größen 50, 55 ... bis 100 mm ⌀
- Aus Silikon mit Stahlfederkern

Hodge-Pessar (Sesselform)

- Aus Hartgummi (Abb. 152)
  11 Größen 50, 55, 60 ... bis 100 mm ⌀
- Aus Porzellan (Abb. 153)
  11 Größen 50 ... bis 100 mm ⌀

Sieb-Pessar nach Schatz

- Aus Hartgummi (Abb. 154)
  11 Größen 50, 55 ... bis 100 mm ⌀
- Aus Silikon
- Aus Porzellan (Schalenpessar,
  siebförmig) (Abb. 155)
  11 Größen 50, 55 ... 100 mm ⌀

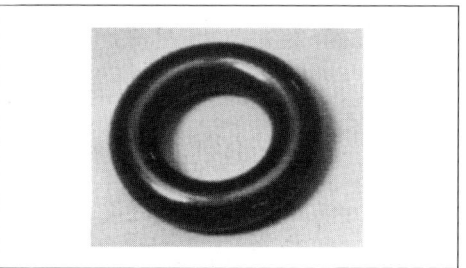

Abb. 149: Mutterring nach Mayer, aus rotem Weichgummi

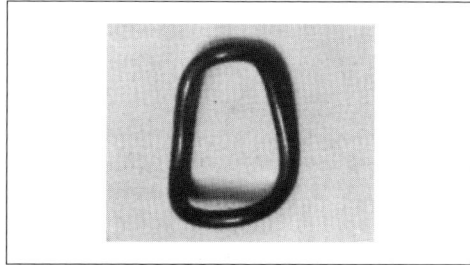

Abb. 152: Hodge-Pessar aus Hartgummi

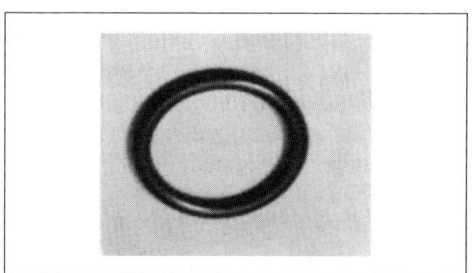

Abb. 150: Ring-Pessar aus Hartgummi

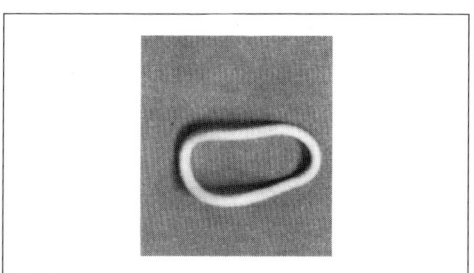

Abb. 153: Hodge-Pessar aus Porzellan

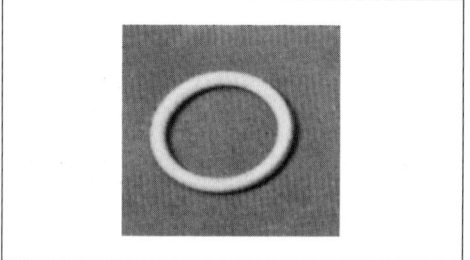

Abb. 151: Ring-Pessar aus Porzellan

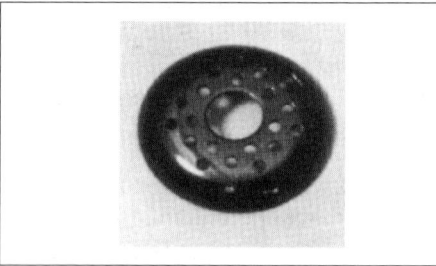

Abb. 154: Sieb-Pessar nach Schatz

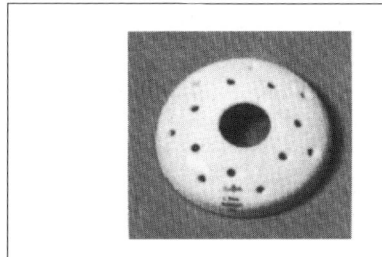

Abb. 155: Sieb-Pessar aus Porzellan

Sieb-Pessar nach Dr. Falk (Abb. 156)

- Mittelteil aus Weichgummi, dadurch leichter und schmerzlos einzusetzen. 11 Größen 50, 55, 60 ... bis 100 mm ∅
- Moderne Schalen- bzw. Siebpessare werden aus Silikon gefertigt. Dieses Material soll Gewebeirritationen verhindern und eine lange Verweildauer ermöglichen.

Cramer-Pessar

- Bügelform, unterbrochen, aus Porzellan (Abb. 157) 7 Größen 60, 65, 70 ... bis 90 mm ∅

Diese Pessare werden vom Arzt eingesetzt und entfernt!

Würfel-Pessar nach Dr. Arabin

Aus rotem Weichgummi, in drei Größen mit 29, 32 und 37 mm Kantenlänge. Dieses Pessar übt durch seine trichterförmigen Vertiefungen einen Sog auf die Scheidenwände aus und hält daher auch in Fällen, in denen die oben beschriebenen Pessare herausrutschen.

Da das Würfel-Pessar (Abb. 158) von der Frau selbst eingesetzt wird, sollte sie folgende Ratschläge beachten:

1. Würfel täglich wechseln, d. h. morgens einführen, abends entfernen (der Faden am Würfel dient dem Herausnehmen vor dem Schlafengehen).

2. Reinigen nur mit Wasser, keine Zusätze (keinesfalls den Würfel über Nacht in Wasser liegen lassen, das schadet dem Gummi).

Würfel-Tampon Frank®

Ein würfelförmiges Pessar aus Silikon mit und ohne Löcher. Das Pessar mit drei Löchern ermöglicht das Abfließen von Sekret und Blut, außerdem ist die Sogkraft vermindert, so dass beim Entfernen die Zugkraft herabgesetzt wird.

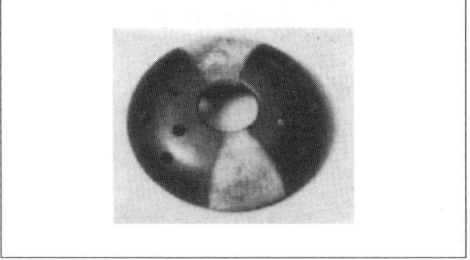

Abb. 156: Sieb-Pessar nach Falk

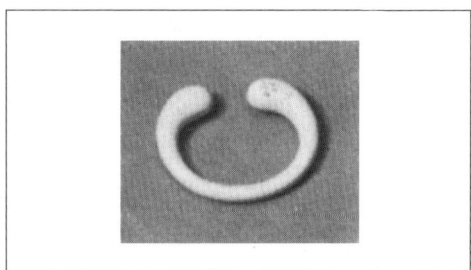

Abb. 157: Cramer-Pessar

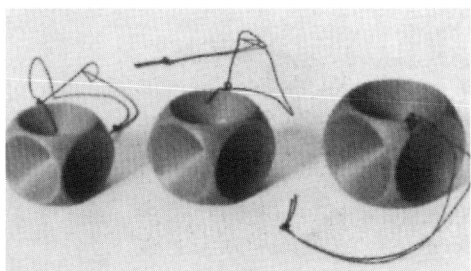

Abb. 158: Würfel-Pessar

9.2.3 Verhütungspessare

Kappenpessare (Verschlusspessare) und
Diaphragma-Mensinga-Pessare (Einlege-
Pessare) spielen heute keine Rolle mehr.

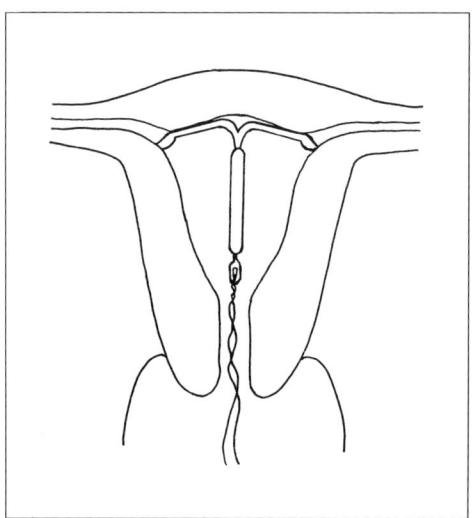

Abb. 159: Intrauterin-Pessar in situ

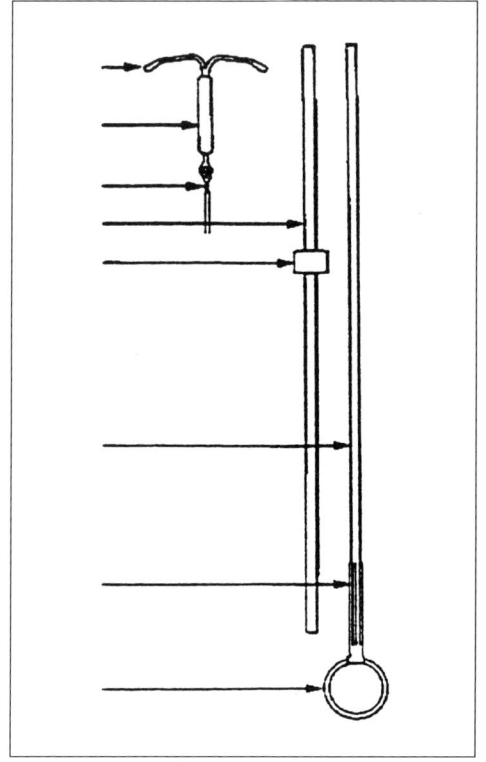

Abb. 160: Mirena®
a) Seitenarme; b) Hormonzylinder; c) Rückhol-
fäden; d) röhrchenförmiger Applikator; e) Mar-
kierung; f) Schieber; g) aufgerauhter Teil des
Schiebers; h) Ringteil des Schiebers

An ihre Stelle sind die Intrauterin-
Pessare (Abb. 159) und Produkte
wie lea® contraceptivum (Abb. 162) getreten.

Die durch Einschluss von Bariumsulfat
röntgenfähigen **Intra-Uterin-Pessare**
(Abb. 161) werden grundsätzlich vom
Arzt unter aseptischen Bedingungen eingesetzt und verbleiben ein bis fünf Jahre
in der Gebärmutter.

Die Vorteile der Intrauterinverhütung
liegen in der einfachen Anwendung. Allerdings bietet diese Methode im Vergleich
zur Pille eine etwas geringere Sicherheit
und die Intrauterinpessare werden nicht
von allen Frauen gut vertragen.

Mirena®

Mirena® (Abb. 160) ist wegen seiner
pharmakologischen Wirkung durch Abgabe von Levonorgestrel als Arzneimittel
eingestuft. Da die Wirkung aber offen-
sichtlich durch das IUP als solches mit
beeinflusst wird, haben wir es im Zusammenhang mit den Medizinprodukten aufgeführt.

Pharmakologische Eigenschaften

Mirena® vereint die Kontrazeption durch
Intrauterinpessare und die hormonale

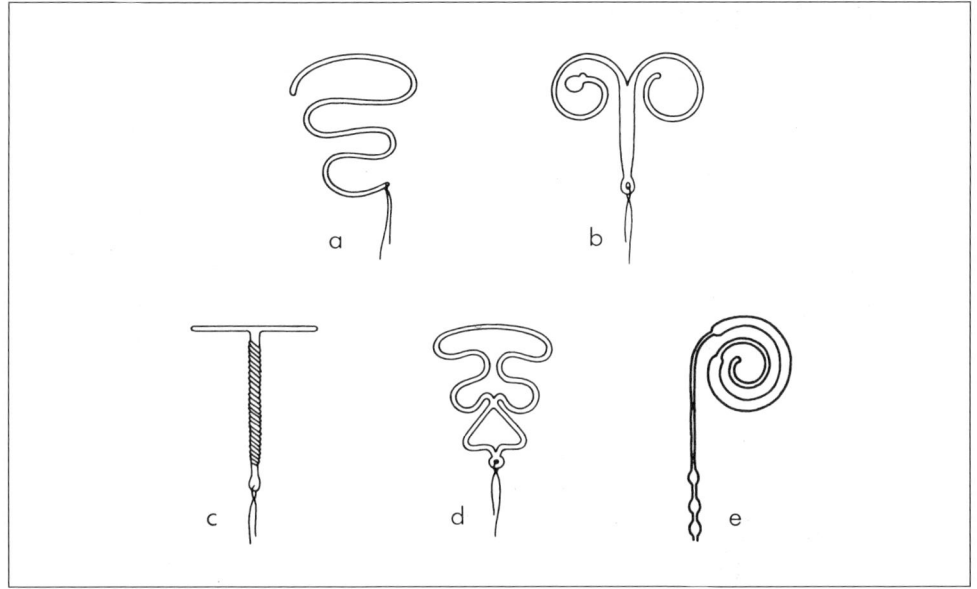

Abb. 161: Intra-Uterin-Pessar: a) Lippes-Schleife, b) Saf-T-Coil, c) Kupfer-T, d) Dana-Super und e) Margulies-Spirale

Kontrazeption durch die intrauterine Freisetzung eines Gestagens. Levonorgestrel ist ein Gestagen, das in der Frauenheilkunde auf verschiedene Weise Anwendung findet: als Gestagenkomponente oraler Kontrazeptiva, in der Hormon-Substitionstherapie sowie als einziger Bestandteil der reinen Gestagenpille (Minipille) und subdermaler Implantate. Levonorgestrel kann auch mit Hilfe eines Intrauterinpessars direkt in das Cavum uteri verabreicht werden. Diese Applikationsart erlaubt eine sehr niedrige tägliche Dosis, da das Hormon direkt am Zielorgan freigesetzt wird. Der kontrazeptive und therapeutische Effekt von Mirena® beruht auf der lokalen intrauterinen Wirkung des Levonorgestrels, indem:

- die Proliferation des Endometriums verhindert wird,
- und es zu einer Zunahme der Viskosität des Zervixsekretes kommt.

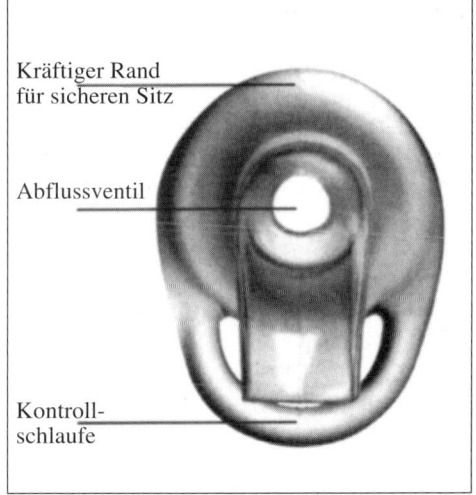

Kräftiger Rand für sicheren Sitz

Abflussventil

Kontroll-schlaufe

Abb. 162: lea® cotraceptivum. Durch das Ventil können Cervixsekret und Menstruationsflüssigkeit ablaufen, Spermien jedoch nicht aufsteigen. Die Kontrollschlaufe hilft beim Einsetzen und Entfernen sowie bei der Überprüfung der richtigen Position.

Dieses intrauterine Milieu beeinträchtigt die Motilität der Spermien und ihre Funktion, so dass eine Befruchtung verhindert wird.

lea® contraceptivum

lea® contraceptivum (Abb. 162) ist ein vaginales Barriereprodukt, das nach Aussage des Herstellers in klinischen Studien die Zuverlässigkeit der Minipille erreichte. Es besteht aus biologisch inertem, flexiblem Silikongummi und hat einen Durchmesser von 5,5 cm. Das Kontrazeptivum wird von der Vaginalwand und einem beim Einsetzen entstehenden leichten Unterdruck in Position gehalten. Seine tassenförmige Vertiefung umschließt die Portio, ohne aufzuliegen. Durch ein Ventil können Zervixsekret und Menstruationsflüssigkeit ablaufen, Spermien jedoch nicht aufsteigen.

lea® contraceptivum wird bei Bedarf von der Frau selbst eingesetzt und schützt dann bis zu 48 Stunden ohne Unterbrechung – wobei es nach dem Geschlechtsverkehr noch acht Stunden in der Vagina verbleiben muss. Nach der Reinigung mit Wasser und Seife ist es sofort wieder verwendbar, zwischen sechs und zwölf Monate lang.

MITTEL FÜR DIE SÄUGLINGSPFLEGE UND DIE MUTTER

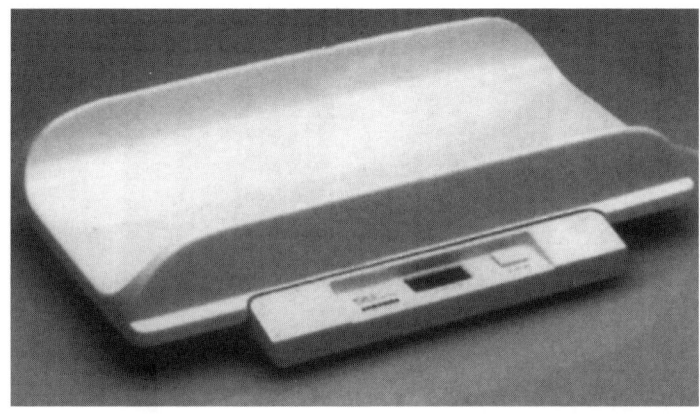

Abb. 163:
Digitale Säuglingswaage

1.1 Beißring

Es handelt sich um ringförmige Gebilde aus Weich- oder Hartplastik für zahnende Kinder. Eisbeißerle sind mit einer Glucoselösung gefüllt und können im Kühlschrank auf eine Temperatur von 5 – 10 Grad Celsius gebracht werden.

10.2 Säuglingswaage

Als Säuglingswaagen (Abb. 163) bezeichnet man Tischwaagen mit aufgesetzter Schale.

10.3 Brusthütchen

Bei Hohlwarzen oder schlecht fassbaren Warzen oder bei wunden Warzen soll man ein Saughütchen (Abb. 164) verwenden, das auf die Brust gelegt wird: So kann das Kind an der Brust saugen, der Kontakt von Mutter und Kind bleibt erhalten.

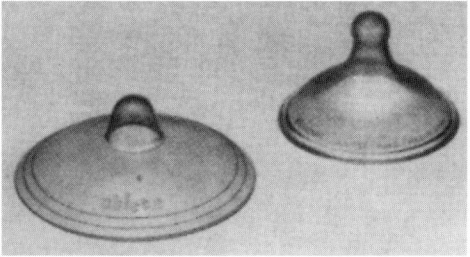

Abb. 164: Brusthütchen

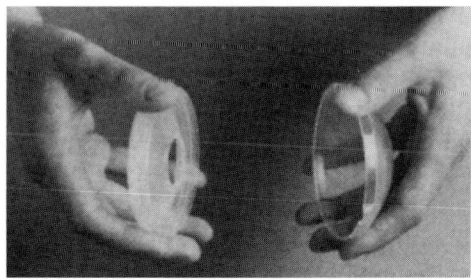

Abb. 165: Zur Reinigung werden die beiden Hälften des Milchauffängers auseinandergenommen, in Seifenwasser gründlich ausgewaschen und in kochendem Wasser keimfrei gemacht.

10.4 Milchauffänger (»Schildkröte«)

Milchauffänger sind Plastikhohlkörper zum Auffangen von unkontrolliert austretender Muttermilch (Abb. 165 und 166).

10.5 Milchpumpe

Als Milchpumpen (Abb. 167) bezeichnet man Glas- oder Plastikhohlkörper mit Gummipumpball zum Abpumpen der Muttermilch. Bei der elektrischen Milchpumpe wird die Muttermilch direkt in die Flasche gepumpt. Diese Pumpe kann von der Apotheke auch im Leihverfahren an stillende Mütter abgegeben werden.

Milchflasche und Brustansatzstück müssen jeweils käuflich erworben werden (Abb. 168).

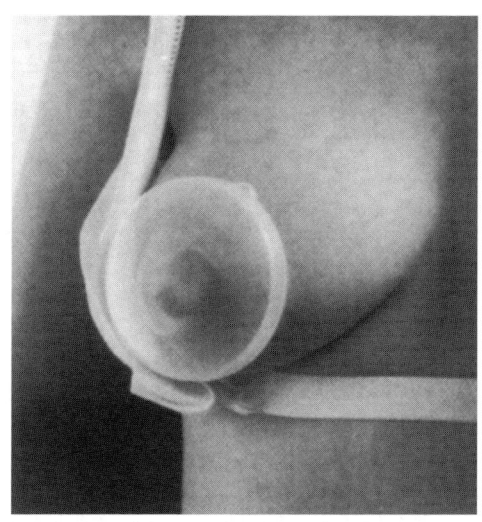

Abb. 166: Milchauffänger

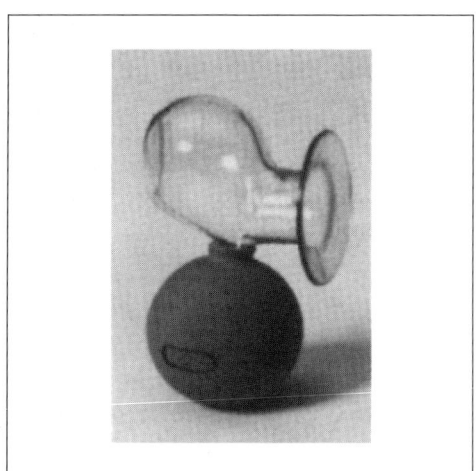

Abb. 167: Russka-Milchpumpe

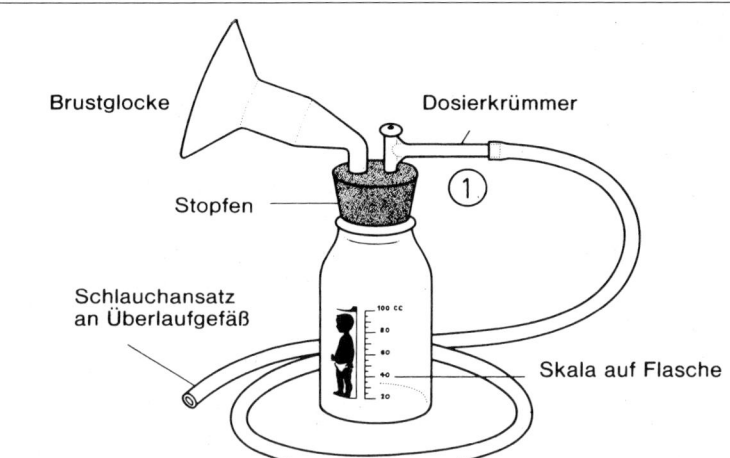

Vor Gebrauch Flasche, Stopfen mit Dosierkrümmer und Brustglocke komplett drei bis fünf Minuten in kochendes Wasser legen. – Abkühlen lassen. – Schlauch ca. 1 cm über das lange Ende des Dosierkrümmers schieben.①

Freies Schlauchende auf Saugstutzen des Überlaufgefäßes schieben.②

Netzschalter (EIN) betätigen – Pumpe läuft.

Mit rechter Hand Brust anheben. Brustglocke aufsetzen und mit linker Hand Flasche halten; gleichzeitig mit linkem Zeigefinger die Öffnung am Dosierkrümmer abschließen.③

Das Regulieren der Saugkraft kann durch längeres oder kürzeres Verschließen der Öffnung des Dosierkrümmers erreicht werden. Sie simulieren somit die natürliche Absaugung der Muttermilch. Abgesaugte Milch fließt durch die Brustglocke in die Flasche.

Achtung: Flasche nur bis ca. zur Höchstmarke der Skala füllen!

Stopfen mit Brustglocke usw. abnehmen und Gumminuck auf die Flasche stecken.

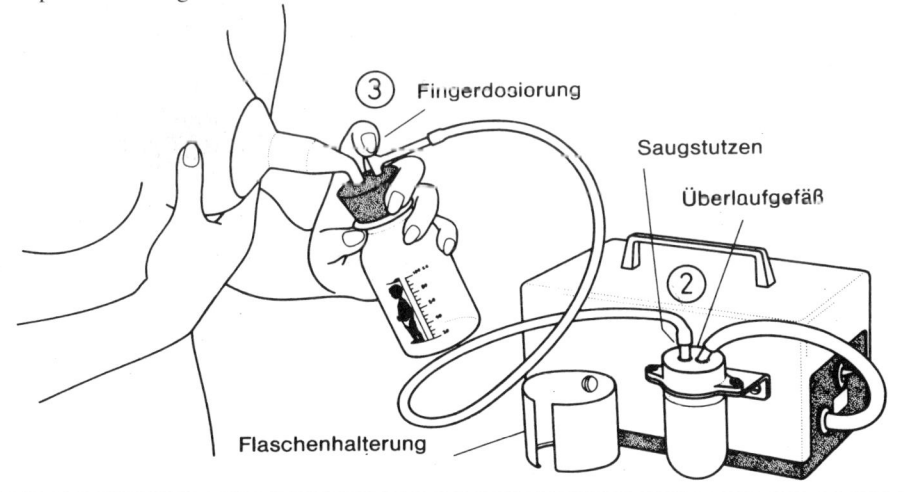

Abb. 168: Die Anwendung einer elektrischen Milchpumpe

MITTEL FÜR DIE ERSTE HILFE

11.1 Arterienabbinder

Ein Gurtband mit spezieller Schnalle wird zum Abbinden der Schlagader bei Verletzungen benutzt (Abb. 169).

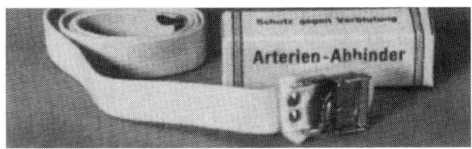

Abb. 169: Arterienabbinder

11.2 Beatmungstubus

Anatomisch geformte Plastikhohlkörper dienen der künstlichen Beatmung (Abb. 170).

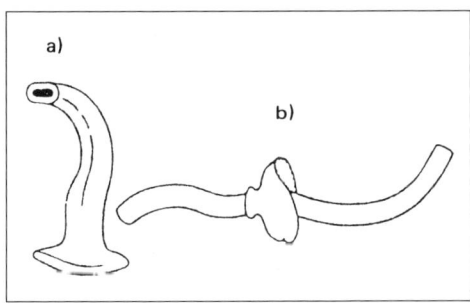

Abb. 170: Mundtuben; **a)** Tubus nach Guedel **b)** Doppeltubus

11.3 Schere

Es sind verschiedene Formen entsprechend ihrer Anwendung im Handel (Abb. 171). Als Scherenschloss bezeichnet man die Stelle, an der sich die beiden Scherenarme kreuzen. Am haltbarsten sind Schrauben oder Nietschlösser. Wo die Schere jedoch durch Blut oder Eiter verschmutzt wird, werden bei den auseinandernehmbaren aseptischen Scheren die beiden Hälften durch ein Stiftschloss verbunden. Speziell gebogene oder einseitig abgeflachte Verbandscheren (Cooper Schere, Listerschere) erlauben ein gefahrloses Zerschneiden des Verbandes.

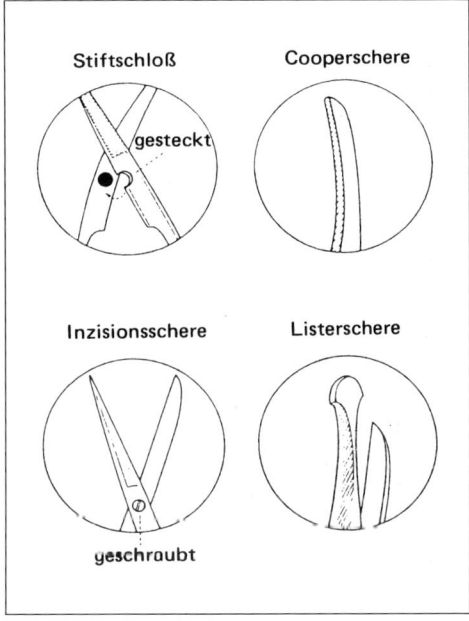

Abb. 171: Verschiedene Scherenformen

11.4 Pinzette (Abb. 172)

Anatomische Pinzette: vorn stumpf abgerundet, Innenseite quer geriffelt,

Chirurgische Pinzette: an den Enden ineinandergreifende Zähne,

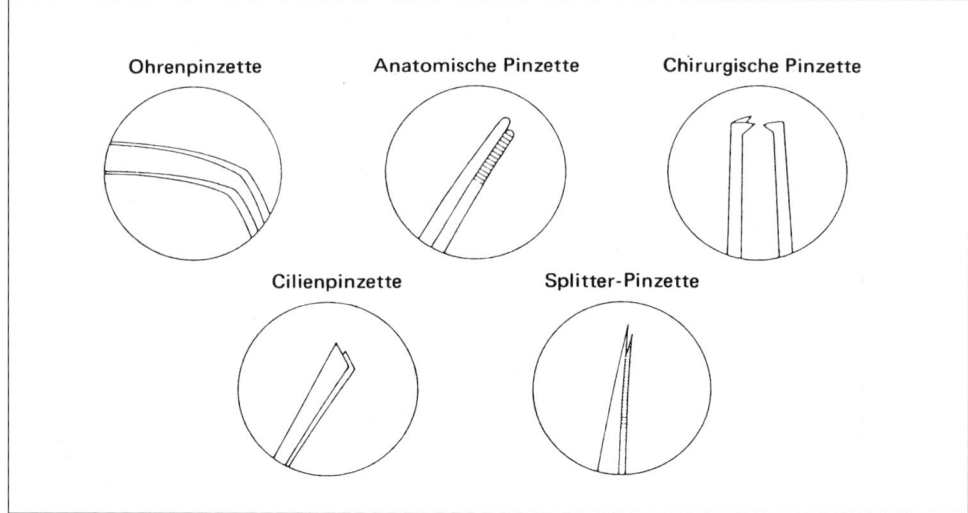

Abb. 172: Verschiedene Pinzettenenden

Chilienpinzette (Wimpernpinzette): vorn schräg abgeflacht, Cilienpinzette mit Automatik springt auf Druck automatisch zurück und zupft so die Wimper aus.

Ohrenpinzette: kniegebogen,

Splitterpinzette: an den Enden spitz auslaufend.

Anatomische Pinzetten sind durch ihre stumpfen Enden zum schonenden Greifen von Gewebe, sterilem Verbandstoff oder sterilen Kanülen geeignet. Chirurgische Pinzetten ermöglichen durch die ineinandergreifenden Zähne bei chirurgischen Eingriffen ein sicheres Fassen von Gewebe, Blutgefäßen, Sehnen usw.,

11.5 Handschuhe/Fingerlinge

In der Apotheke werden Handschuhe aus Gummi, Kunststoff oder Baumwolle vorrätig gehalten, die Verwendung finden als Schutzhandschuhe im Haushalt, bei Operationen, Untersuchungen und beim Verbandanlegen.

Fingerlinge/Untersuchungsfingerlinge (OP-Fingerlinge) werden aus Gummi oder Latex gefertigt.

12

BLUTDRUCKMESSGERÄTE

12.1 Allgemeines

In der Bundesrepublik leben schätzungsweise 6,5 Millionen Menschen mit zu hohem Blutdruck. Schwierigkeiten einer korrekten Erfassung möglicher Hypertoniker:

1. Zu Beginn des Bluthochdrucks sind keine oder nur sehr geringe Beschwerden vorhanden.
2. Blutdruckmessungen in der ärztlichen Praxis stellen ein diagnostisches Problem dar, da durch Aufregung und Erwartungsangst die Werte um 20 und mehr mmHg höher liegen können als diejenigen, die zu Hause in Ruhe bei der Selbstmessung festgestellt werden.
3. Der Blutdruck schwankt im Laufe des Tagesrhythmus, abhängig von inneren und äußeren Einflüssen, erheblich.

Aus all dem ergibt sich, dass erstens Blutdruckmessung zu Hause oder in der Apotheke sinnvoll ist, zweitens eine zuverlässige Diagnose nur aufgrund einer Vielzahl von Blutdruckmessungen (Blutdruckprofil) möglich ist, drittens die Messungen in Ruhe vorgenommen werden müssen.

Beim Blutdruckmessen wird der Druck des in den Arterien strömenden Blutes ermittelt. In der **Systole** zieht sich der Herzmuskel zusammen, und es wird eine gewisse Blutmenge (70 bis 100 ml, das so genannte Schlagvolumen) in die Arterien gepumpt. Dabei entsteht eine Druckwelle. In der **Diastole** (Herzmuskelerschlaffung) ziehen sich die großen Gefäße aufgrund ihrer Elastizität automatisch wieder zusammen und treiben so das Blut weiter in die peripheren Bereiche.

Die Höhe des Blutdrucks ist abhängig vom Schlagvolumen, vom Gefäßwiderstand und der Elastizität der Arterienwände.

Normalwert:
systolischer Druck bis 140 mmHg
diastolischer Druck bis 90 mmHg

Grenzwert:
systolischer Druck 140 bis 160 mmHg
diastolischer Druck 90 bis 95 mmHg

Hochdruck:
systolischer Druck mehr als 160 mmHg
und/oder
diastolischer Druck mehr als 95 mmHg

Ursachen des Bluthochdrucks:

In etwa 70 % der Fälle ist die Ursache der Hypertonie unbekannt, man spricht von einer »essentiellen« oder primären Hypertonie. Die essentielle Hypertonie gilt als multifaktoriell bedingte Störung der Blutdruckregulation infolge genetischer Disposition, Konstitution (Pykniker) sowie hormoneller Faktoren (häufiger Beginn der Hypertonie bei Frauen in den Wechseljahren). Man geht davon aus, dass ein erhöhter, peripherer Widerstand der Arteriolen der unmittelbare mechanische Faktor ist, der zur Erhöhung des diastolischen Drucks führt. Daneben dürften aber auch noch die Kontraktionskraft des Herzmuskels, die Herzfrequenz, das Blutvolumen und die Blutviskosität eine Rolle spielen. Es wurde beobachtet, dass diese Hochdruckform nicht selten gemeinsam mit erhöhter Harnsäure, Hyperlipidämie oder Diabetes auftritt.

Die häufigste Form der Hypertonie mit bekannter Ursache *(sekundäre* oder *organische Hypertonie)* ist die *renale Hypertonie*, bei der die Niere vermehrt Renin produziert, was eine Freisetzung von Angiotensin nach sich zieht. Dieses wirkt gefäßkontrahierend und dadurch blutdruckerhöhend. Etwa 15 % der Hypertonien sind auf diese Form infolge Nieren- oder Nierengefäßerkrankung zurückzuführen.

Bei 0,1 bis 0,2 % der Patienten ist eine Hypertonie hormonell bedingt (Cushing-Syndrom, Conn-Syndrom, Hyperthyreose).

Außerdem kann Bluthochdruck medikamentös induziert sein (Carbenoxolon, Corticosteroide, Estrogene).

Schwangerschaftshypertonie

Auch in der Schwangerschaft kann Bluthochdruck im Rahmen einer Gestose auftreten, insbesondere bei Erstgebärenden in der Spätschwangerschaft. Auch bei vorausgegangenen renalen Erkrankungen der Frau ist die Gefahr groß, dass sich während der Schwangerschaft ein Hochdruck entwickelt. Er muss besonders frühzeitig und intensiv behandelt werden, da er zu Komplikationen für Mutter und Kind führen kann. Aus diesem Grund ist die Blutdruckkontrolle bei den Vorsorgeuntersuchungen eine wichtige präventive Maßnahme.

12.2 Messvorgang

Beim Aufpumpen der Manschette des Blutdruckmessgeräts (Abb. 173) drückt diese auf die Oberarmmuskulatur, die Schlagader wird bei steigendem Druck so weit abgeklemmt, dass kein Blut mehr hindurchfließen kann. Wird durch Öffnen des Ventils der Manschettendruck langsam verringert, so beginnt das Blut wieder zu fließen, wenn der Arteriendruck gleich dem Druck in der Manschette ist. Gleichzeitig ist über das Stethoskop ein pulsierendes Geräusch zu hören (Korotkoffsches Geräusch: Wirbelbildung im verengten Gefäß). Das Messinstrument zeigt kleine pulsierende Ausschläge. Dies

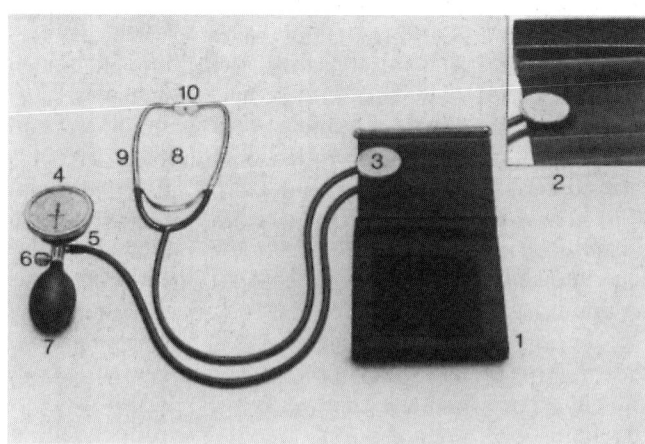

Abb. 173:
Blutdruckmessgerät
1   Ringmanschette mit
    Klettverschluss
2   Spezialmanschette
    mit Schnellverschluss
3   Stethoskopmembran
4   Manometer
5   Schlauchanschluss
    mit Luftschlauch
6   Ablassventil
7   Pumpball
8   Stethoskop
9   Ohrbügel
10 Ohroliven

ist der Punkt, an dem der **systolische Druck** auf dem Manometer abzulesen ist. Beim weiteren langsamen Luftablassen wird das Geräusch zunächst lauter, dann leiser: die Pulswelle kann nun fast ungehindert durch die Arterie strömen: **diastolischer Blutdruckwert.** Wird der diastolische Blutdruck erst bei völligem Verschwinden der Geräusche abgelesen, so ermittelt man Werte, die um 5 mm Quecksilbersäule zu niedrig liegen.

Blutdruckamplitude

Die Differenz zwischen systolischem und diastolischem Blutdruckwert nennt man Blutdruckamplitude. Sie ist abhängig vom Schlagvolumen: Ein großes Schlagvolumen bedingt eine große Amplitude, ein kleines Schlagvolumen eine kleine Amplitude (eventuell Hinweis auf einen Schock).

Fehlerquellen beim Blutdruckmessen

- Der Patient hat sich kurz zuvor angestrengt oder aufgeregt.
- Die Manschette ist nicht richtig angelegt.
- Der Arm ist durch beengende Kleidungsstücke gestaut.
- Die Schläuche sind verwickelt.
- Es befindet sich Restluft in der Manschette.
- Man hat zu lange gestaut.
- Man hat den Druck in der Manschette nicht ausreichend erhöht.
- Man hat den Druck zu rasch erniedrigt und konnte den Wert deshalb nicht exakt ermitteln (eine normale Pulswelle dauert 0,8 Sekunden, der Druck darf deshalb maximal um 2 bis 3 mmHg pro Sekunde gesenkt werden).

Gerätebeschreibung

① Manschette
② Verschlussbügel
③ Klettverschluss
④ Weiße Mikrofonmarkierung
⑤ Mikrofon
⑥ Pumpball
⑦ Ventil
⑧ Luftschlauch
⑨ Luftstecker
⑩ Anschlussbuchse
⑪ Mikrofonkabel
⑫ Mikrofonstecker
⑬ Anschlussbuchse Mikrofon
   (Mikro)
⑭ Ein/Aus-Schalter
⑮ Blutdruckanzeige (rote Lampe)
⑯ Batteriekontrolle (grüne Lampe)
⑰ Manometerskala/-zeiger
⑱ Batteriefach mit 4 Batterien
⑲ Eichmarke
   (kann auch an anderer Stelle auf dem
   Gerät platziert sein)
⑳ Typenschild

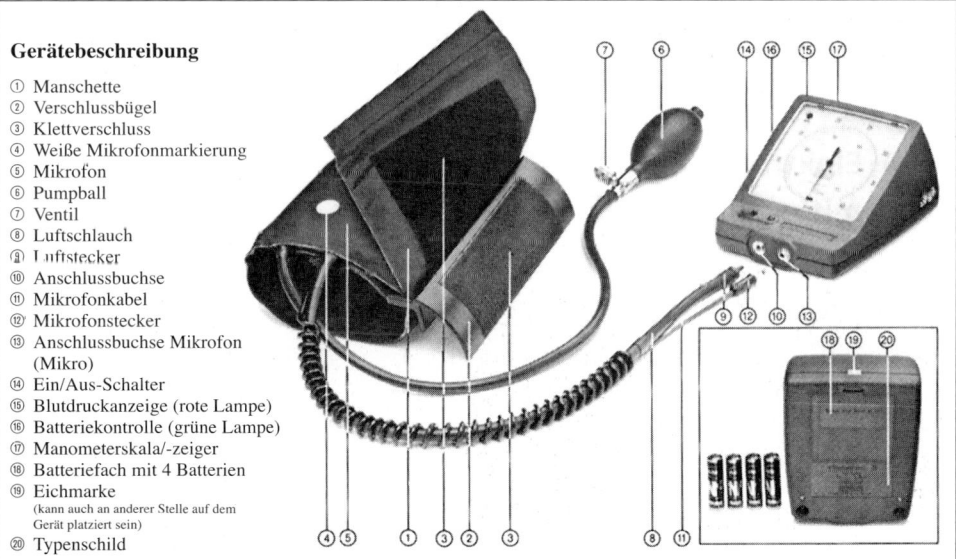

Abb. 174: Elektronisches Blutdruckmessgerät

12.3 Elektronisches Blutdruckmessgerät

Hier entfällt das Stethoskop. Auf einem Pult werden systolischer und diastolischer Wert optisch und akustisch angezeigt. Fehlerquellen der konventionellen Blutdruckmessung wie Variabilität des Beobachters in Konzentration, Reaktionszeit und Interpretation von Korotkoff-Tönen sowie systematische Fehler (Tendenz, höhere oder niedrigere Werte abzulesen) sind ausgeschlossen (Abb. 174).

Computergesteuertes Blutdruckmessgerät mit digitaler Anzeige

Als Vorteil dieses Gerätes wird die getrennte digitale Anzeige der beiden Blutdruckwerte auf einen Blick angegeben. Außerdem ist die Pulsfrequenz auf Tastendruck abrufbar.

12.4 Elektronische Geräte mit oszillometrischer Messmethode

Diese Geräte benötigen weder ein Mikrofon noch ein Stethoskop, da keine Geräusche, sondern die Volumenänderung der Arterie erfasst werden. Jede Pulswelle erzeugt in der Manschette eine Druckschwankung (Oszillation), die von einem Druckwandler des Gerätes registriert und in einem elektronischen Speicher abgelegt wird. Sobald der Druck in der Manschette geringer als der untere Blutdruck ist, verursacht die Pulswelle keine wahrnehmbaren Druckschwankungen mehr (Abb. 175). Der Mikroprozessor wertet nun die gespeicherten Druckkurven aus und errechnet nach einer programmierten

mathematischen Formel (Algorithmus) den systolischen und diastolischen Blutdruck.

Der Vorteil dieser Messmethode liegt darin, dass der gesamte aufblasbare Teil der Manschette als Drucksensor dient und beim Anlegen der Manschette das Suchen des genauen Messpunktes über der Schlagader entfällt. Messfehler ergeben sich bei zu schneller Ablassrate des Manschettendrucks. Die Oszillometer eignen sich weniger bei starken Herzrhythmusstörungen oder fortgeschrittener Arteriosklerose.

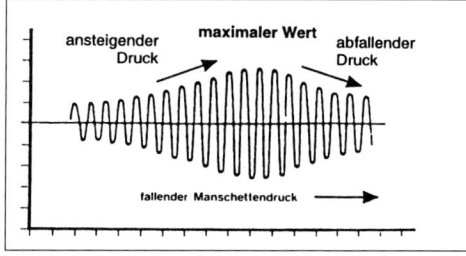

Abb. 175: Blutdruckoszillationen

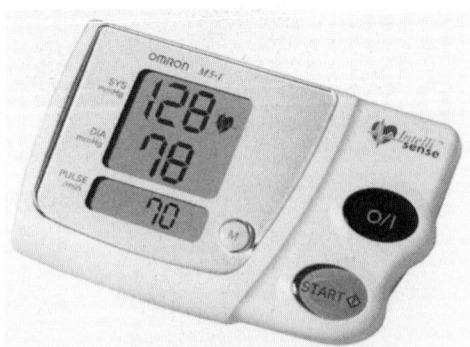

Abb. 176: Oszillatorischer Vollautomat

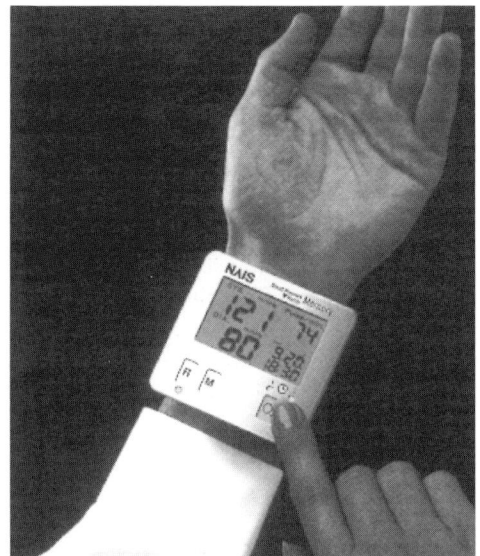

Als *Halbautomaten* werden elektrisch arbeitende Blutdruckmessgeräte bezeichnet, bei denen die Manschette noch manuell aufgepumpt werden muss, kein automatischer Impuls zum Luftablass der Manschette nach Beendigung des Messvorgangs erfolgt und die Messwerte elektronisch angezeigt werden.

Vollautomaten (Abb. 176) bieten dem Patienten einen optimalen Bedienungskomfort: Die Manschetten werden auf Knopfdruck automatisch aufgepumpt, und die Luft wird nach Beendigung der Messung automatisch aus der Manschette abgelassen. Die Anzeige des Messergebnisses erscheint wie bei den Halbautomaten elektronisch.

Abb. 177: Blutdruckuhr mit Datenspeicher und PC-Schnittstelle für den Arztcomputer. Nach dem Einstellen von Datum und Uhrzeit können die Messwerte gespeichert werden.

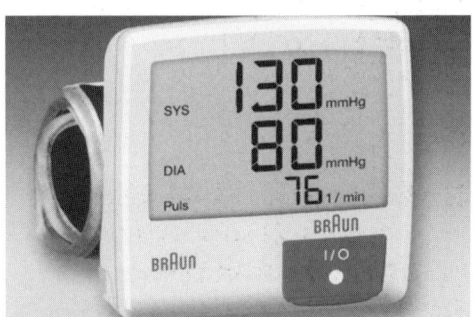

Abb. 178: Braun ORAL-B PrecesionSensor zur Blutdruckmessung

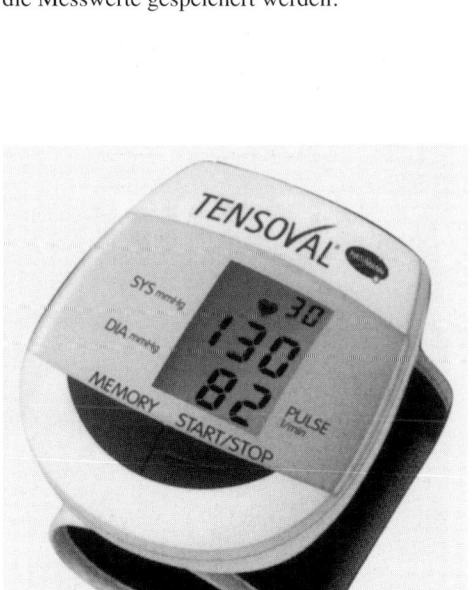

Abb. 177a: Blutdruck-Uhr

Tab. 2: Vergleich der Messmethoden bei Korotkoff- und oszillometrischen Geräten

Korotkoff-Geräte	Oszillometrische Geräte
Methode:	
Messung von Pulstönen Elektronische Erfassung des ersten und letzten Tones Störungen durch Töne und Bewegung	Messung von Druckwellen Erreichnung der Systole und Diastole mit dem mikroprozessorgesteuerten OZ-Rechnerprogramm. Störungen nur durch Bewegung
Technik:	
Mikrofonmessung Ringmanschette oder Patentmanschette Automatischer Luftablass mit individueller Handsteuerung	Ohne Mikrofon Praktische Schalenmanschette Vollautomatischer Luftablass – mit fester Ablassrate Schnellablass für Totalentlüftung Anzeige der Druckablasrate Piepton wähend der gesamten Messung
Piepton zwischen Systole und Diastole Anzeige von Systole und Diastole sofort nach Messwerterkennung	Systole und Diastole werden erst am Ende der Messung angezeigt Netzanschluss bei Automatikeräten möglich Große Digitalanzeige
Große Digitalanzeige	
Kundengruppen:	

Empfehlung für Kunden, die auf der
»Stethoskop-Methode« bestehen oder
spezielle Bedürfnisse haben:
– extremer Armumfang
– extreme Hochdruckpatienten
  (Ablassgeschwindigkeit regeln)
– extreme Lage der Arterie
  (Mikroempfindlichkeit)
	Empfehlung als Gerät für »Normalkunden«
	Empfehlung für Kunden, die Wert
	auf hohen Messkomfort legen
	(Automatikgeräte)

Oszillatorische Vollautomaten zur Messung am Handgelenk (Abb. 177/177a).

Es gibt Geräte, die die Manschette und die Messeinheit in einem Gerät vereinen, und Geräte mit einem Basistischgerät und einer Schlauchverbindung. Es werden nicht nur Stärke, sondern auch die Form der Pulswellen (Höhe, Breite, Art) gemessen. Bei schwachem oder instabilem Puls/Blutdruck wird die Zuverlässigkeit der Messung verbessert.

12.5 Hinweise

Die Blutdruckmessung in den Apothekenbetriebsräumen gegen eine Gebühr ist erlaubt. Bei Interpretation der ermittelten Werte ist jedoch äußerste Zurückhaltung geboten und bei kritischen Werten der Kunde unbedingt zum Arzt zu schicken.

Eichpflicht von Blutdruckmessgeräten siehe Einleitung Seite 156.

13

EINNEHMEHILFEN

13.1 Einnehmeglas

mit Graduierung, dient zum Einnehmen von Arzneimitteln (Abb. 179).

13.2 Einnehmelöffel

ist ein Messgerät mit Tee-, Kinder- und Esslöffelmaß (Abb. 180).

13.3 Schnabeltasse

aus Porzellan oder Kunststoff, erleichtert das Trinken im Liegen (Abb. 181).

13.4 Trinkbecher

dienen dem gleichen Zweck wie die Schnabeltasse (Abb. 182).

13.5 Bett-/Serviertisch

Zusammenklappbare Kunststoff-Tische, 4 cm hoch, erleichtern dem Kranken bzw. dem Pflegepersonal das Ess- und Trinkgeschirr abzustellen.

13.6 Tabletten-Dispenser

aus Kunststoff mit verschieden beschrifteten Fächern erleichtern dem Patienten die Einnahme von Tabletten, Kapseln oder Dragees zum richtigen Zeitpunkt.

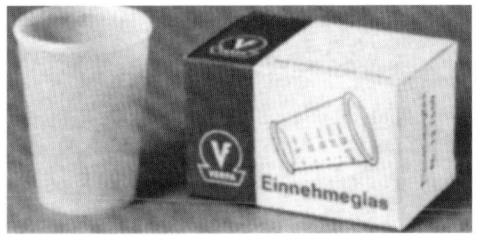

Abb. 179: Einnehmeglas

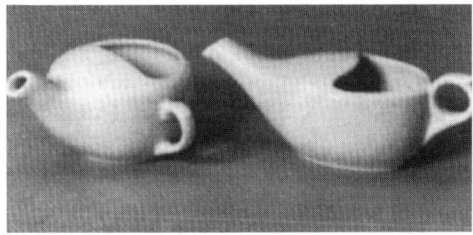

Abb. 181: Einnnehmetassen aus Porzellan

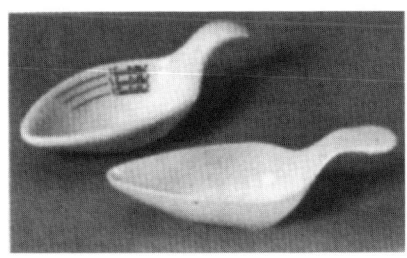

Abb. 180: Einnehmelöffel

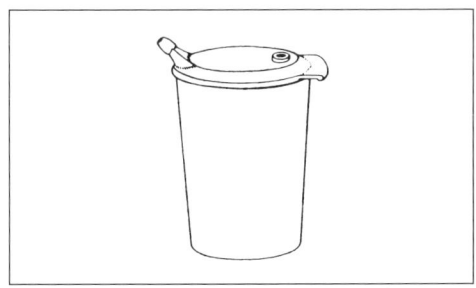

Abb. 182: Trinkbecher

ANHANG: FIRMENADRESSEN

A

Abbott GmbH
MediSense Produkte
Max-Planck-Ring 2
65205 Wiesbaden

Adamazek GmbH
Dillmannstr. 28
70193 Stuttgart

Astra GmbH
Tinsdalerweg 183
22880 Wedel

B

Bayer Vital GmbH & Co. KG
Diabetes Service Center
Welserstraße 5 – 7
51149 Köln

Baxter
Edisonstr. 3–4
85716 Unterschleissheim

Becton Dickinson GmbH
Tullastr. 8–12
69126 Heidelberg

Beiersdorf AG
Unnastr. 48
20245 Hamburg

Berner International
GmbH
Mühlenkamp 6
25337 Elmshorn

Bort-Sporflex
Ziegeleistr. 39
71384 Weinstadt

Bosch + Sohn GmbH & Co.
Bahnhofstr. 64
72417 Jungingen

B. Baun Petzold GmbH
Schwarzenberger Weg
73 – 79
34212 Melsungen

Büttner-Frank
Postfach 1266
91058 Erlangen

C

H. Caroli GmbH
Postfach 1260
77833 Lahr

Codan Vertriebs GmbH u.
Co. KG
Postfach 1220
23735 Lensahn

Coloplast GmbH
Postfach 70 03 40
22045 Hamburg

Convatec Vertriebs
GmbH
Volkartstr. 83
80632 München

D

Firma DELTA
Postfach 70 64
72783 Pfullingen

F

Fresenius AG
Postfach 1809
61440 Oberursel
Bereich Home Care
61343 Bad Homburg

G

Ganzoni GmbH
Dr. Karl-Lenz-Str. 35
87700 Memmingen

H

Paul Hartmann AG
Vertrieb Med. Fachhandel
Paul-Hartmann-Str. 12
89522 Heidenheim

Wilhelm Haselmeier
GmbH & Co.
Postfach 81 02 60
70567 Stuttgart

K. Hecht
Stettener Str. 22–24
97647 Sondheim/Rhön

Henke-Sass-Wolf GmbH
Postfach 42 59
78507 Tuttlingen

Hestia Pharma GmbH
Neckarauer Str. 152 – 162
68163 Mannheim

J

Johnson & Johnson
GmbH
Postfach 16 80
22844 Norderstedt

Dr. Junghans . medical
Käthe-Kollwitz-Str. 34
04651 Bad Lausick

K

KaWe Co GmbH
Gerlinger Straße 36–38
71254 Ditzingen

Kirchner & Wilhelm
Eberhardstr. 56
71679 Asperg

Kräckmann GmbH
Bruckenstr. 17
65719 Hofheim

Kreussler & Co. GmbH
Rheingaustr. 87–93
65176 Wiesbaden-Biebrich

L

Lohmann GmbH & Co. KG
Irlicher Str. 55
56567 Neuwied

M

Mapa GmbH
Industriestr. 21–25
27404 Zeven

MBO
Int. Electronic GmbH
& Co. KG
Goeschwitzer Str. 40
07745 Jena

Medic-Eschmann GmbH
Schnackenburgallee 116
22525 Hamburg
Medic-Eschmann hat das
Medizintechnik-Geschäft
der Boehringer Ingelheim
KG übernommen.

Medimex
Königsreihe 22
22041 Hamburg

Medisave GmbH
Merzhauser Str. 112
79100 Freiburg

Megro GmbH & Co. KG
Oststraße 29–31
46483 Wesel

3M Medica GmbH
Wilbecke 12–14
46325 Borken

Mepha Pharma
Bachmühlenweg 22
74366 Kirchheim/Neckar

Millipore GmbH
Hauptstr. 87
65760 Eschborn

Mölnlycke GmbH
Westring 17
40721 Hilden

MSP/Schmeiser
Siemensstr. 14
72160 Horb

N

Nais Wellnesslife GmbH
Matsushita Electric Works
Deutschland GmbH
Hansaallee 201 (Haus 2)
40549 Düsseldorf

NOVARTIS
Nutrition GmbH
Wasastr. 10
29229 Celle

Novo Nordisk Pharma
Brucknerstr. 1
55127 Mainz

O

Omron Medizintechnik
Handelsgesellschaft mbH
Windeckstraße 81a
68163 Mannheim

Oramon
Arzneimittel GmbH
88471 Laupheim

Ortho-Clinical Diagnostics
GmbH
Geschäftsbereich LifeScan
Karl-Landsteiner-Straße 1
69151 Neckargemünd

P

Param Großhandelsges.
mbH
Wilhelm-Stein-Weg 30
22339 Hamburg

Pfm Produkte für die
Medizin AG
Wankelstr. 60
50996 Köln

Pfrimmer-Nutrica
Am Weichselgraben 23
91058 Erlangen

Procter & Gamble GmbH
Sulzbacher Str. 40
65824 Schwalbach

R

Roche-Diagnostics
Sandhoferstraße 116
68298 Mannheim

Roland-Arzneimittel
GmbH
Bargkoppelweg 66
22145 Hamburg

Carl Roth
Postfach 21 11 62
76161 Karlsruhe

Rüsch Willy AG
Willy-Rüsch-Str. 4–10
71394 Kernen

S

Sanacorp eG
Semmelweisstr. 4
82152 Planegg

Sartorius AG
Postfach 32 43
37022 Göttingen

M. Sauer GmbH
Neurott 7
74931 Lobbach

Schi Wa
Kattenrenner Str. 32
49219 Glandorf

Schwarz Pharma GmbH
Alfred-Nobel-Str. 10
40789 Monheim

Searle Medical GmbH
Philipp-Reis-Str. 14
63303 Dreieich

Seca-Vogel & Halke
GmbH & Co.
Hammer Steindamm 7–25
22089 Hamburg

F. u. W. Schumacher
GmbH & Co. KG
Breiten Dyk 25
47803 Krefeld

Schwarzhaupt KG
Sachsenring 37–47
50677 Köln

Siemens & Co GmbH &
Co. KG
Arzbacher Straße 78
56130 Bad Ems

Speidel + Keller GmbH
& Co. KG
Zollernstr. 2
72417 Jungingen

Spring Medical
Wilhelm Spring
GmbH & Co.
Im Meißel 15–17
71111 Waldenbuch

Sterimed GmbH
Fasanerieweg 15–17
66121 Saarbrücken

T

Temca GmbH
Schoppershofstr. 80
90489 Nürnberg
Temca GmbH hat den
Vertrieb der Produkte
der Mapa GmbH
übernommen.

Wilh. Jul. Teufel
Neckarstr. 189–191
70190 Stuttgart

U

Uebe medical GmbH
Zum Ottersberg 9
97877 Wertheim

Unipath GmbH
An Lyskirchen 14
50676 Köln

Urban Verbandstoffe
GmbH
Postfach 15 23
73230 Kirchheim/Teck

V

VERFA GmbH
Römerstr. 21
89077 Ulm/Donau

W

Weihermüller und
Voigtmann
95448 Bayreuth

Abkürzungen

Au	Dr. Ausbüttel & Co., GmbH, 58453 Witten
B	Beiersdorf AG, 20253 Hamburg
BB	B. Braun Petzold GmbH (Wound Care u. a.), 34212 Melsungen
BB	B. Graun Medicare GmbH (Inkontinenz u. a.), 34212 Melsungen
Br	Brinkmann Verbandmittel GmbH, 45472 Mühlheim
BSN	BSN medical GmbH & Co. KG, 20253 Hamburg
Co	Coloplast GmbH, 22045 Hamburg
Cv	Concatec GmbH, 80809 München
DAB	Deutsches Arzneibuch 2002
DW	DEWE+C=, Dr. Wüsthoff GmbH & Co. KG, 42929 Wermelskirchen
Er	Erena Verbandsstoffe, 91257 Pegnitz
Ph. Eur.	Europäisches Arzneibuch 1997 bis Nachtrag 2001
Go	Gothaplast GmbH, 99867 Gotha
Hh	Holthaus Medical GmbH & Co. KG, 42899 Remscheid
HK	Hakle Kimberley GmbH, 55120 Mainz
J&J	Johnson & Johnson (Wound Management), / Deputy Casting (Orthopädie) / Ethicon GmbH, 22844 Norderstedt
LR	Lohmann & Rauscher GmbH & Co. KG, 56579 Rengsdorf
3M	3M Medica GmbH, 46325 Borken
Mi	Fritz Osk. Michallik GmbH & Co. KG, 75417 Mühlacker
Mö	Mölnlycke Health Care (Tendra), 40699 Erkrath-Unterfeldhaus
No	NOBA Verbandmittel, Danz GmbH & Co. KG, 58300 Wetter-Wengern
PH	Paul Hartmann AG, 89522 Heidenheim
SCA	SCA Hygiene Products, 49721 Hilden
S & n	Smith & Nephew GmbH, 34253 Lohfelden
Sö	W. Söhngen GmbH, 65232 Taunusstein
Te	W. Jul. Teufel GmbH & Co. KG, 73117 Wangen
Ty	Tyco Healthcare GmbH / Kendall, 93333 Neustadt/Donau
Ug	URGO GmbH, 66280 Sulzbach
We	Wero-medical, W. Michallik GmbH & Co. KG, 65224 Taunusstein

SACHREGISTER